# 臨床歩行計測入門

- ●監修　臨床歩行分析研究会
- ●編集　江原 義弘
  　　　　山本 澄子

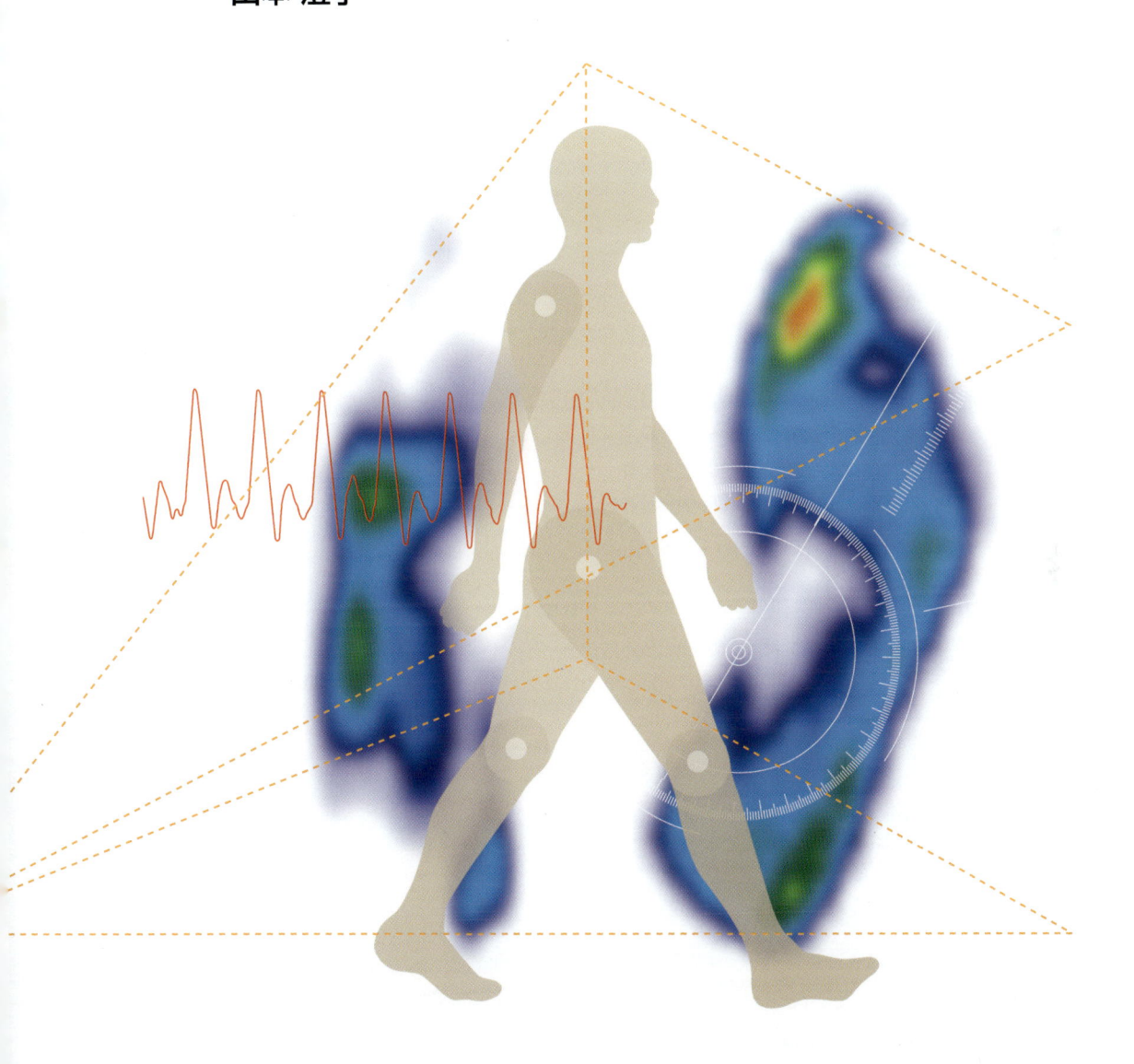

医歯薬出版株式会社

[監　修]
臨床歩行分析研究会

[編　集]
江原　義弘（えはら　よしひろ）　新潟医療福祉大学大学院医療福祉学研究科
山本　澄子（やまもと　すみこ）　国際医療福祉大学大学院福祉支援工学分野

[執筆者]　（執筆順）
根本　明宜（ねもと　あきのぶ）　横浜市立大学附属病院医療情報部
江原　義弘（えはら　よしひろ）　編集に同じ
金　承革（きん　しょうかく）　常葉大学健康科学部静岡理学療法学科
関川　伸哉（せきかわ　しんや）　東北福祉大学総合福祉学部
倉林　準（くらばやし　じゅん）　杏林大学保健学部理学療法学科
畠中　泰彦（はたなか　やすひこ）　鈴鹿医療科学大学保健衛生学部理学療法学科
黒田　篤（くろだ　あつし）　㈱ジースポート
勝平　純司（かつひら　じゅんじ）　新潟医療福祉大学医療技術学部義肢装具自立支援学科
殷　祥洙（いん　しょうしゅ）　湖山リハビリテーション病院院長
大橋　正洋（おおはし　まさひろ）　元・神奈川リハビリテーション病院リハビリテーション科
相馬　俊雄（そうま　としお）　新潟医療福祉大学医療技術学部理学療法学科
石黒　圭応（いしぐろ　けいおう）　東京工科大学医療保健学部理学療法学科
阿部　薫（あべ　かおる）　新潟医療福祉大学大学院医療福祉学研究科
櫻井　愛子（さくらい　あいこ）　国際医療福祉大学三田病院リハビリテーション室
山本　澄子（やまもと　すみこ）　編集に同じ
才藤　栄一（さいとう　えいいち）　藤田保健衛生大学医学部リハビリテーション医学Ⅰ講座
大塚　圭（おおつか　けい）　藤田保健衛生大学医療科学部リハビリテーション学科

This book was originally published in Japanese under the title of :

RINSHOU HOKOU KEISOKU NYUUMON
(Introduction to Clinical Gait Measuring)

Editors :
EHARA, Yoshihiro
　Professor, Graduate School
　Niigata University of Health and Welfare
YAMAMOTO, Sumiko
　Professor, Graduate School
　International University of Health and Welfare

©2008 1st ed.

ISHIYAKU PUBLISHERS, INC.
　7-10, Honkomagome 1 chome, Bunkyo-ku,
　Tokyo 113-8612, Japan

第 8 章 口絵　iii

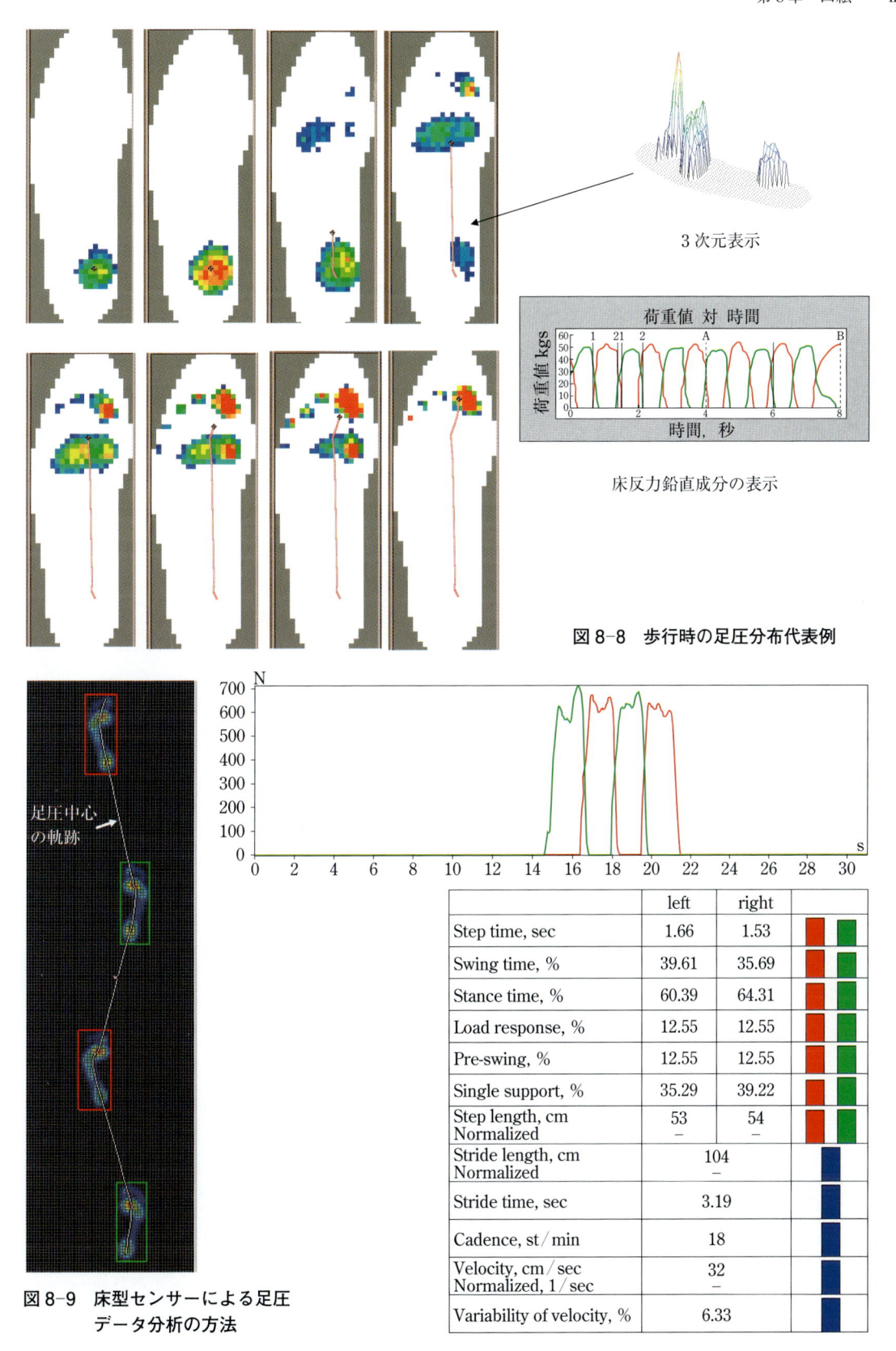

3次元表示

床反力鉛直成分の表示

図 8-8　歩行時の足圧分布代表例

足圧中心の軌跡

|  | left | right |  |  |
|---|---|---|---|---|
| Step time, sec | 1.66 | 1.53 | | |
| Swing time, % | 39.61 | 35.69 | | |
| Stance time, % | 60.39 | 64.31 | | |
| Load response, % | 12.55 | 12.55 | | |
| Pre-swing, % | 12.55 | 12.55 | | |
| Single support, % | 35.29 | 39.22 | | |
| Step length, cm Normalized | 53 — | 54 — | | |
| Stride length, cm Normalized | 104 — | | | |
| Stride time, sec | 3.19 | | | |
| Cadence, st/min | 18 | | | |
| Velocity, cm/sec Normalized, 1/sec | 32 — | | | |
| Variability of velocity, % | 6.33 | | | |

図 8-9　床型センサーによる足圧データ分析の方法

iv　第8章　口絵

健常者の足圧分布

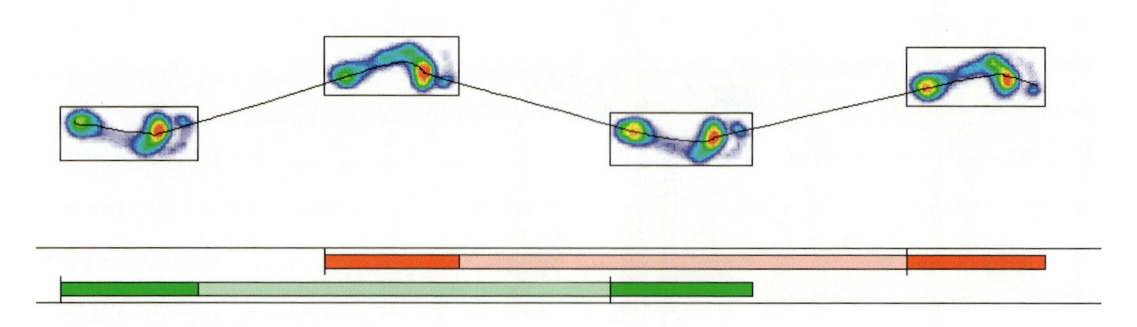

麻痺側
非麻痺側

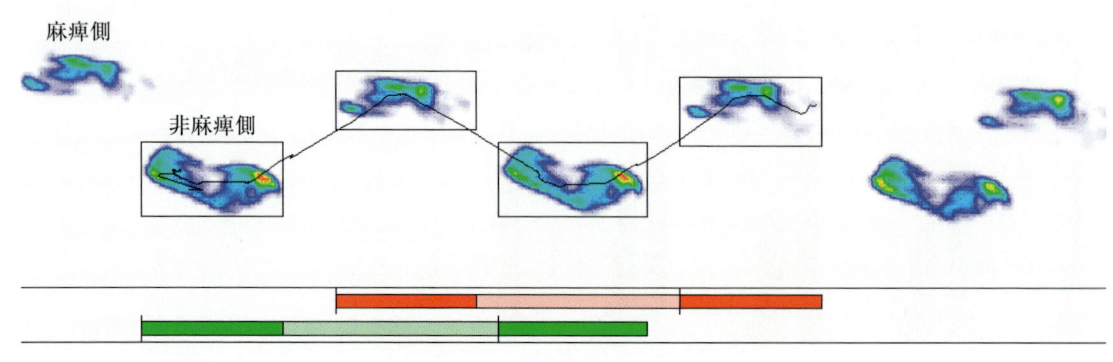

片麻痺者の足圧分布

**図 8-11　健常者と片麻痺者の足圧分布の比較（複数歩）**

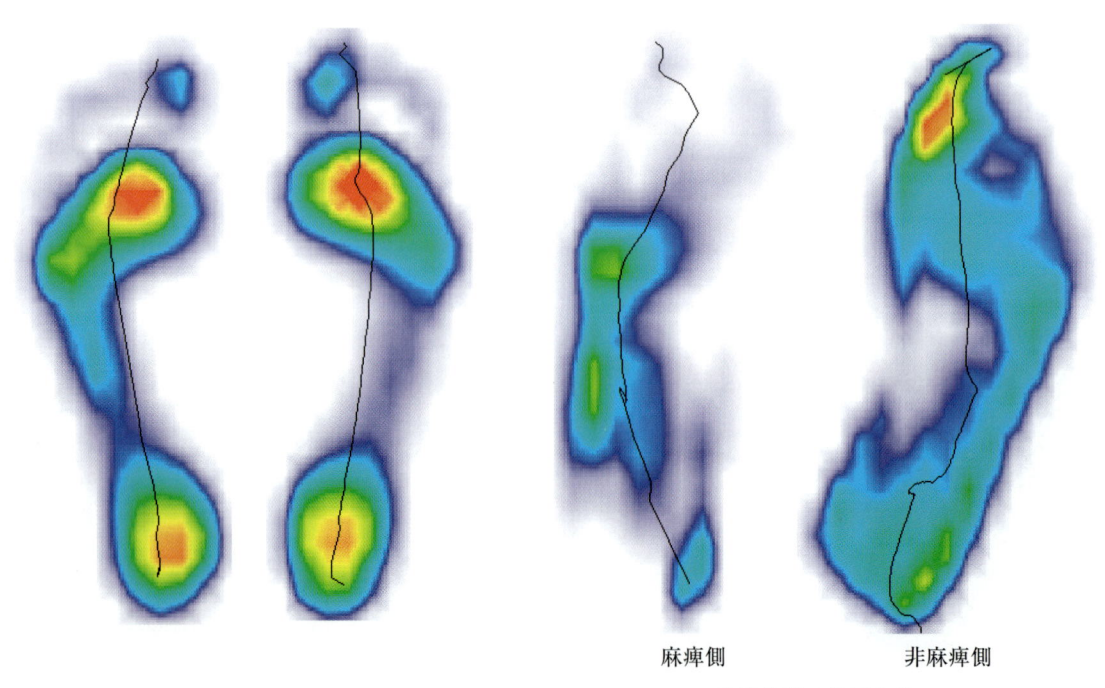

麻痺側　　非麻痺側

健常者の足圧分布　　　　　片麻痺者の足圧分布

**図 8-12　健常者と片麻痺者の足圧分布の比較（左右1歩ずつ）**

# 序

　歩行分析の歴史は古く，臨床応用についても多くの研究が行われてきました．しかし今，「歩行分析は臨床に役立っていますか」という問いに対して，ほとんどの方が自信をもって「はい」と答えられないのではないでしょうか．自信をもって答えられない理由は何でしょう．計測器が高くて買えない，使い方がわからない，高級な計測器を使ってみたけれどデータが多すぎて何をみたらよいかわからないなど，いろいろな理由があると思います．

　歩行分析の計測器は，数千円のストップウォッチから数千万円の3次元動作分析装置までさまざまなものがあります．多くの方が，高級な計測器を使えばいろいろなことがわかるはず，わからないことがわかるかもしれないと考えているのではないでしょうか．しかしこれは間違いです．簡単な計測器も高級で複雑な計測器も，目で見たことを確かめる道具でしかありません．患者さんの動きを観察して現象を理解できなければ，計測器を使っても意味のある結果を出すことはできません．それでは計測器は何のためにあるかというと，目で見たことを確かめるため，観察でわかったことを客観的なデータとして自分以外の人を納得させるためにあるといっても過言ではないでしょう．このように考えると，歩行分析が臨床で役立たないというのは計測器に過大な期待をかけているためではないかと考えられます．

　計測器の役割を知ったうえで，役に立つ計測をするためのキーポイントは「狙いを定めて計測する」ことです．手術後に歩行が改善したからどうなったか計測してみようではなく，術後に股関節の伸展が出てきたので立脚後期の股関節伸展角度がどのくらい変化したか計測で確認してみようという具合です．さらに考えれば，歩幅はどのくらい増えたのか，体幹の前傾は本当に減ったのか，股関節屈曲モーメントが増えたのではないだろうか，などいろいろな考えが出てきます．このように調べたいことがわかったら，これをデータとして数値化するにはどんな計測器を使ってどのように計測したらよいかを理解しなければなりません．

　本書は最適な計測器の選定と適切な計測法を理解するための解説書です．本書では，現在，歩行分析で使用されているほぼすべての計測器についてそれぞれの特性と正しい使い方が述べられています．もちろん高級な計測器ほどたくさんのことがわかります．しかし，計測の狙いが決まっていれば簡単な計測器でも意味のある結果が得られるはずです．反対に高級な計測器であっても漠然とした計測では役に立つ結果を得ることはできません．計測器を使用した歩行分析の意味を考えたうえで，本書を活用して役に立つ臨床歩行分析が行われることを期待しています．

　なお，本書は1989年に発行された「臨床歩行分析入門（臨床歩行分析懇談会編，医歯薬出版）」をもとに内容を全面的に見直したものですが，特に計測器を使用した計測に重点をおいたため，「臨床歩行計測入門」の書名の下に新たに発行されたものです．

2008年10月

山本澄子　江原義弘

# 目　次

　　　序……………………………（山本澄子・江原義弘）v
　　　計測項目別計測器探索表……………………（江原義弘）xvii
　　　計測器別計測項目探索表……………………（江原義弘）xviii

## 第1章　歩行分析概説　……………………………（根本明宜・江原義弘）1

1. 歩行分析の歴史 ……………………………………………………（根本明宜）1
   1) 観測と推理による分析の時代 ………………………………………………… 1
   2) 客観的運動記録法による分析 ………………………………………………… 1
   3) コンピュータ以前の近代的歩行分析の発達 ………………………………… 2
   4) コンピュータを活用した近代的な3次元動作解析装置の登場 …………… 3
   5) 日本における動作解析の歴史 ………………………………………………… 4
2. 歩行分析の方法論 …………………………………………………（江原義弘）6
   1) 歩行分析関連の用語を理解する ……………………………………………… 6
   　（1）矢状面，前額面，水平面／6　（2）歩行周期／6　（3）歩行速度／6　（4）立脚期，遊脚期，単脚支持期，両脚支持期／6　（5）PerryやNeumannらの相分け／6　（6）ケイデンス／7　（7）ステップ長，ストライド長／7　（8）歩隔／7　（9）歩行角／7
   2) 健常歩行のメカニズムを知る ………………………………………………… 7
   　（1）筋の名前，骨の名前を覚える／7　（2）機能解剖を学習する／7　（3）運動力学を理解する／8　（4）健常歩行のメカニズムを理解する／9
   3) 計測の目的を明らかにする …………………………………………………… 9
   　（1）計測の目的を具体的に文章に書いてみる／9　（2）活用できる計測器を選択する／10　（3）計測の日程を決める／10
   4) 計測器の性質を理解する ……………………………………………………… 12
   　（1）直線性／12　（2）ヒステリシス／12　（3）分解能／12　（4）周波数帯域／12　（5）干渉／12　（6）計測周波数／13　（7）データ演算と誤差／14　（8）キャリブレーション／14
   5) データを計測する ……………………………………………………………… 14
   　（1）座標系を確認する／14　（2）健常者でリハーサルする／14　（3）何歩目のデータをとるか／14　（4）対象者のデータを計測する／14　（5）何回データをとるか／14　（6）計測チャートに記録する／14
   6) データを処理する ……………………………………………………………… 16
   　（1）その日のうちにデータを処理する／16　（2）データをアニメーション化する／16　（3）データを表にする／16　（4）データをグラフ化する／17　（5）時間を正規化してグラフ化する／17　（6）周期ごとのデータを重ね合わせてグラフ化する／18　（7）1周期のデータを平均化してグラフ化する／18　（8）データを正規化してグラフ化する／18　（9）静止時のデータを意識してグラフ化する／18　（10）縦軸基準を意識してグラフ化する／18　（11）グラフ中

に位相を表示する縦線を入れる／19

7）グラフを読む ……………………………………………………………………………… 19
(1) 健常データを確認する／19　(2) 健常データを頭に入れておく／19　(3) ビデオで把握しておく／19　(4) スティックピクチャーなどの動画を再生して全体の動きを把握しておく／19
(5) グラフの読み方／20

8）特徴量を抽出する ………………………………………………………………………… 20
(1) 歩行周期時間／20　(2) ステップ長／20　(3) 歩行速度／20　(4) その他の特徴量／20

9）特徴量を統計解析する …………………………………………………………………… 21
(1) 有効数字について理解する／21　(2) データに差があるかどうかを調べるには複数回のデータが必要であることを理解する／22　(3) 統計処理を行う／22

10）データを分析する ………………………………………………………………………… 22
(1) 力学の基本をマスターしておく／22　(2) 健常データが分析できるまで学習する／22
(3) ビデオ，動画データを最大限に活用する／22　(4) データ分析を図学として行ってはならない／22　(5) 2つのデータを波形として比較してはならない／23　(6) できない動作を探す／23　(7) できない動作と，してしまう動作を区別する／23　(8) できない動作は本人にとって不利か？／23　(9) 異常をどう改善するかを考察する／23　(10) データは自分の考えを第三者に説明するために使う／23

# 第2章　ストップウォッチによる歩行計測 （金　承革） 25

## 何が計れるか （江原義弘） 25
1. 歩行速度の計測 …………………………………………………………………………… 25
　1）歩行区間の設定 ………………………………………………………………………… 25
　2）時間の計測 ……………………………………………………………………………… 25
　3）データの信頼性を増す工夫 …………………………………………………………… 25
2. 歩行速度で何がわかるか ………………………………………………………………… 26
3. 歩行周期時間とストライド長の計算 …………………………………………………… 26
4. 比較できるデータに加工する …………………………………………………………… 26

# 第3章　フットスイッチによる歩行計測 （関川伸哉） 27

## 何が計れるか （江原義弘） 27
1. フットスイッチとは ……………………………………………………………………… 27
2. 信号処理回路 ……………………………………………………………………………… 28
3. 計測システム ……………………………………………………………………………… 29
4. フットスイッチの動作原理 ……………………………………………………………… 29
5. セッティングと計測 ……………………………………………………………………… 30
　1）計測器の準備 …………………………………………………………………………… 30
　2）スイッチの貼り付け …………………………………………………………………… 31
　3）試歩行（練習） ………………………………………………………………………… 31
　4）計測（本番） …………………………………………………………………………… 31

## 6. 数値データの整理と統計処理 ……… 31
  1) データの表示 ……………………………………………… 31
    (1) グラフ表示／32　(2) 数値データ表示／34
  2) 数値データ処理（統計） ………………………………… 36
    (1) 2群間の差の検定（対応がない場合）／36　(2) 2群間の差の検定（対応がある場合）／36
## 7. 臨床応用例 …………………………………………………… 37
  1) 計測方法 …………………………………………………… 37
  2) データ処理 ………………………………………………… 37
  3) 結果および考察 …………………………………………… 38
  4) 失敗談 ……………………………………………………… 38
    (1) 理由／38　(2) 原因およびトラブル対処法／39

# 第4章　電気角度計による歩行計測 （倉林　準）41

### 何が計れるか （江原義弘）41
## 1. センサー部の構造 ………………………………………… 41
  1) 1軸型電気角度計（ポテンショメーターを使用するタイプ） … 41
  2) フレキシブル電気角度計 ………………………………… 42
## 2. キャリブレーション ……………………………………… 43
## 3. どのように計測するか …………………………………… 44
  1) 電気角度計の身体への取り付け ………………………… 44
  2) 計　測 ……………………………………………………… 44
  3) データの表示 ……………………………………………… 46
## 4. 3次元の計測ができる電気角度計の例 ………………… 46

# 第5章　ビデオカメラとVTRによる歩行計測 （畠中泰彦）49

### 何が計れるか （江原義弘）49
## 1. どのように計測するか（1台のカメラによる簡易計測） … 49
  1) ビデオ解析の特徴 ………………………………………… 49
    (1) ビデオカメラ1台の計測の留意点／49　(2) サンプリングレート（取り込み周波数）／49
  2) より正確なデータを得るための撮影のポイント ……… 50
  3) ビデオから動画ファイルの作成 ………………………… 50
  4) ビデオ再生ソフトウェアによる歩行周期の計測 ……… 51
## 2. どのように定量化するか（手作業による処理の方法） … 52
  1) フリーソフト［Image-J］を用いた分析の手順 ………… 52
  2) 歩行周期中の膝関節角度変化の分析手順 ……………… 52
  3) 関節点の座標を計測し，歩幅，ストライド長，歩行速度などを分析する方法 … 53
  4) 身体重心位置を計算する方法 …………………………… 54
## 3. どのように定量化するか（市販ソフトの活用） ……… 55
  1) 2次元計測と3次元計測の違い ………………………… 55
  2) 3次元計測の手順 ………………………………………… 55

(1) 3次元標点位置計測システムの計測処理手順／55　　(2) アナログ信号との同期／57
　　　(3) ビデオ解析の精度／57
　3) 各社のビデオカメラによる標点位置計測システム …………………………………………… 58
　　　(1) オフラインかオンラインか／58　　(2) 操作の容易さも重要な性能／58
4. 臨床応用例―変形性股関節症患者の水中歩行分析 ………………………………………………… 58
　1) 対　象 …………………………………………………………………………………………… 58
　2) 方　法 …………………………………………………………………………………………… 60
　3) 結　果 …………………………………………………………………………………………… 60
　4) 考　察 …………………………………………………………………………………………… 61

## 第6章　加速度計による歩行計測　……………………………（根本明宜）69

**何が計れるか** ……………………………………………………………………（江原義弘）69
1. 加速度計による計測の原理 …………………………………………………………………………… 69
2. 加速度計の種類 ………………………………………………………………………………………… 69
　1) ピエゾ抵抗型 …………………………………………………………………………………… 69
　2) 歪みゲージ型 …………………………………………………………………………………… 71
　3) 静電容量型 ……………………………………………………………………………………… 71
　4) 熱検出型 ………………………………………………………………………………………… 71
　5) FET型 …………………………………………………………………………………………… 71
　6) サーボ型 ………………………………………………………………………………………… 71
3. 加速度計の選択 ………………………………………………………………………………………… 72
4. どのように計測するか，計測上の留意点 …………………………………………………………… 73
5. 床反力と重心加速度の関係 …………………………………………………………………………… 76
6. 臨床応用例 ……………………………………………………………………………………………… 77

## 第7章　ジャイロセンサーによる歩行計測　………………………（黒田　篤）79

**何が計れるか** ……………………………………………………………………（江原義弘）79
1. ジャイロセンサーとは ………………………………………………………………………………… 79
2. コリオリの力 …………………………………………………………………………………………… 79
3. 計測原理 ………………………………………………………………………………………………… 79
4. どのように計測するか ………………………………………………………………………………… 80
5. 動作分析で用いられる角度定義への変換 …………………………………………………………… 81
6. 臨床応用例（骨盤角度の計測例） …………………………………………………………………… 84

## 第8章　圧力センサーによる歩行計測　……………………………（勝平純司）85

**何が計れるか** ……………………………………………………………………（江原義弘）85
1. どのように計測するか ………………………………………………………………………………… 85
　1) 靴のなかに入れるセンサーの場合 …………………………………………………………… 85
　　　(1) インソール型圧センサーの仕組み／85　　(2) インソール型圧センサーによる計測方法／86

(3) インソール型圧センサーにおける留意点／87
　2) 床型足圧センサー（床に置くタイプの足圧センサー） ……………………………………………… 87
　　　(1) 床型足圧センサーの種類と仕組み／87　　(2) 床型足圧センサーの留意点／90
2. データの再生と分析 ………………………………………………………………………………………… 90
　1) インソール型圧センサーのデータ再生と分析 ……………………………………………………… 90
　2) 床型足圧センサーのデータ再生と分析 …………………………………………………………… 90
3. 臨床応用例 ………………………………………………………………………………………………… 91
　1) 先行研究における臨床応用例 ……………………………………………………………………… 91
　　　(1) 変形性股関節症患者の歩行分析／91　　(2) 筋ジストロフィー症の歩行分析と靴型装具開発への応用／91　　(3) 小脳性運動失調に対する新しい靴型装具の開発／91　　(4) 糖尿病性足壊疽の予防と対策—F-scan を用いた足圧分布測定／91　　(5) 糖尿病性足壊疽の予防と対策—糖尿病性足病変患者に対する整形外科靴の作製／91　　(6) 義足ソケット内における圧分布計測／91
　2) 片麻痺者を対象とした臨床応用例 ………………………………………………………………… 92
　　　(1) 足圧分布の比較／92　　(2) 床反力鉛直方向成分／92　　(3) 基本的な歩行パラメーター／93　　(4) 杖にかかる荷重／93

# 第9章　床反力計による歩行計測　　　　　　　　　　　（殷　祥洙・大橋正洋）95

**何が計れるか** ……………………………………………………………………（江原義弘）95
1. 床反力計とは ……………………………………………………………………………………………… 95
　1) 床反力計の特性 …………………………………………………………………………………… 95
　2) 床反力作用点の位置の算出 ……………………………………………………………………… 96
　3) 鉛直軸周りの回旋モーメントの計測 ……………………………………………………………… 97
2. 床反力データの計測 ……………………………………………………………………………………… 98
　1) どのように床反力計を踏ませるか ………………………………………………………………… 98
　2) 椅子からの立ち上がりの計測 …………………………………………………………………… 99
　3) ステップ台を使用した計測 ……………………………………………………………………… 100
　4) サンプリング周波数の決定 ……………………………………………………………………… 100
3. 床反力データの表示方法 ……………………………………………………………………………… 101
　1) 床反力波形の表示 ……………………………………………………………………………… 101
　　　(1) 時間・距離因子／101　　(2) 力学的因子／103
　2) 床反力特性値の表示 …………………………………………………………………………… 106
　　　(1) ピーク値とピーク時間／106　　(2) 積分値／106　　(3) フーリエ変換による分析／106
4. 床反力の読み方 ………………………………………………………………………………………… 106
　1) 床反力と重心の加速度との関係 ………………………………………………………………… 106
　2) 体重心速度と変位の位相 ……………………………………………………………………… 110
　3) 躍度（jerk） ……………………………………………………………………………………… 110
　4) 水平方向の床反力 ……………………………………………………………………………… 110
5. 臨床応用例 ……………………………………………………………………………………………… 110
　1) 脳血管障害 ……………………………………………………………………………………… 110
　　　(1) 症例と計測条件／111　　(2) 結果および考察／111
　2) 大腿義足 ………………………………………………………………………………………… 114

3）床反力のフーリエ変換による応用例 ················································· 114
　　　　（1）対称指数／114　　（2）再現指数／116　　（3）円滑指数／116　　（4）床反力スペクトル解析による脳卒中片麻痺患者の短下肢装具処方効果／116　　（5）考　察／117

## 第10章　筋電計による歩行計測 ················· （相馬俊雄）119

### 何が計れるか ················································· （江原義弘）119
1. 筋電計測の概要 ················································· 119
2. 計測と処理の方法 ················································· 119
　1）電極の種類 ················································· 119
　2）導出方法 ················································· 120
　3）筋電図の確認 ················································· 122
　4）筋電図の処理 ················································· 123
　5）各筋の最大筋力による正規化 ················································· 123
　6）各筋の動作中の最大筋活動時による正規化 ················································· 126
3. 臨床応用例 ················································· 126
　1）歩行中の下肢筋活動 ················································· 126
　2）通常歩行と速い歩行の下肢筋活動の比較 ················································· 127

## 第11章　呼気ガス分析装置による歩行計測 ··· （石黒圭応・阿部　薫）129

### 何が計れるか ················································· （江原義弘）129
1. どのように計測するか ················································· 129
　1）呼気ガス取り込み方法 ················································· 129
　2）センサーとガス定量の原理 ················································· 130
　3）測定機器の種類 ················································· 130
2. 計測の方法 ················································· 131
　1）計測実験の準備 ················································· 131
　2）運動負荷方法の選択 ················································· 131
　　　（1）段階的漸増負荷法（incremental multistage 法）／131　　（2）連続的漸増負荷法（ramp 法）／131
3. 計測の手順 ················································· 131
　1）計測機器の構成 ················································· 132
　2）装置のセットアップ ················································· 132
　3）キャリブレーション ················································· 132
　4）負荷の設定 ················································· 133
　5）被験者の準備 ················································· 133
　6）被験者へのオリエンテーション ················································· 133
　7）計測開始 ················································· 134
　8）解析パラメーター ················································· 134
　　　（1）最大酸素摂取量／134　　（2）嫌気性代謝閾値／134
　9）計測機器のメインテナンス ················································· 134

4. 研究応用例—ダイエットウォーキング用サンダルの開発と効果検証 ……………………… 134
   1）緒　言 ………………………………………………………………………………… 134
   2）対象と方法 …………………………………………………………………………… 135
     （1）サンダルの設計／135
   3）計測実験 ……………………………………………………………………………… 135
   4）結　果 ………………………………………………………………………………… 135
   5）考　察 ………………………………………………………………………………… 136
   6）結　語 ………………………………………………………………………………… 137

# 第12章　大規模な歩行計測システムによる歩行計測 …（櫻井愛子）139

**何が計れるか** ……………………………………………………………（江原義弘）139
1. 関節モーメントとは何か ………………………………………………………………… 139
   1）力のモーメント ……………………………………………………………………… 139
   2）関節モーメント ……………………………………………………………………… 140
   3）関節モーメントのパワー …………………………………………………………… 140
2. どのように計測するか …………………………………………………………………… 141
   1）計測システム ………………………………………………………………………… 141
     （1）動作計測システム／141　（2）計測空間とカメラの配置／142
   2）3次元化に必要な原理と方法 ……………………………………………………… 143
     （1）座標系とは何か／143　（2）位置データの3次元化／143　（3）キャリブレーションの方法／143　（4）座標系の一致の確認／146
3. 計測の方法 ………………………………………………………………………………… 146
   1）計測の準備 …………………………………………………………………………… 146
     （1）計測順序の決定，被験者情報の聴取／146　（2）機器の設定／146　（3）マーカーの貼り付け／148　（4）計測動作の練習／148
   2）計　測 ………………………………………………………………………………… 149
     （1）静止立位の計測／149　（2）動作の計測／149
4. データ処理の方法（DIFFプログラムを使用した処理）と読み方 …………………… 150
   1）DIFF変換 ……………………………………………………………………………… 150
   2）DIFFプログラムを使用した処理 …………………………………………………… 150
     （1）DIFFプログラムを使用した処理の概要／150　（2）計算処理プログラム「DIFF Gait」／150　（3）データ表示プログラム「Wave Eyes」／151
5. データ処理（市販のソフトを活用した処理）の方法と読み方 ……………………… 153
   1）VICONデータ処理の概要 …………………………………………………………… 153
   2）関節中心点と関節モーメントの算出 ……………………………………………… 153
   3）データの表示 ………………………………………………………………………… 153
6. 臨床応用例—片麻痺者の非対称な動きを引き起こしている原因の推察と検証 …… 155
   1）症例紹介 ……………………………………………………………………………… 155
   2）裸足歩行の分析 ……………………………………………………………………… 155
     （1）計測方法／155　（2）裸足歩行における関節角度，関節モーメント／155　（3）仮　説／155

3）裸足歩行と装具歩行の比較 …………………………………………………………… 158

# 第13章　装具の開発に歩行分析を活用した事例 ………（山本澄子）159

1. はじめに ………………………………………………………………………………… 159
2. 装具の機能を知る ……………………………………………………………………… 159
3. 装具歩行の分析 ………………………………………………………………………… 161
4. 装具の開発 ……………………………………………………………………………… 164
5. 歩行分析による装具の効果 …………………………………………………………… 166
6. おわりに ………………………………………………………………………………… 168

# 第14章　臨床指向的トレッドミル歩行分析 …（才藤栄一・大塚　圭）171

1. 研究と臨床の深い溝 …………………………………………………………………… 171
2. なぜ機器による歩行分析が臨床で活用されていないのか？ ……………………… 172
　1）計測・解析に長時間かけられない …………………………………………………… 172
　2）専有の大きな空間が確保できない …………………………………………………… 172
　3）低歩行能力者の計測が困難 …………………………………………………………… 172
　4）得られる情報の治療上の有用性が低い ……………………………………………… 173
3. トレッドミル歩行分析による3次元解析の利点 …………………………………… 173
4. トレッドミル歩行と平地歩行の関係 ………………………………………………… 174
5. 新しい3次元解析システムの開発 …………………………………………………… 175
6. リサージュ図形表現 …………………………………………………………………… 176
7. おわりに ………………………………………………………………………………… 179

# 第15章　脳性麻痺患者の歩行分析 ………………………（金　承革）181

1. はじめに ………………………………………………………………………………… 181
2. どのパラメーターで何を判断できるかを知る ……………………………………… 181
3. どのように計測するか ………………………………………………………………… 182
　1）関節角度の表現（カルダン角） ……………………………………………………… 182
　2）標点マーカーの貼付 …………………………………………………………………… 182
　　（1）骨盤座標系の決定と股関節中心点の推定のための条件／183　（2）大腿座標系の決定と膝関節中心点の推定のための条件／183　（3）下腿座標系の決定と足関節中心点の推定のための条件／186　（4）足部座標系の決定／186
　3）歩行計測時の条件 ……………………………………………………………………… 186
4. 計測後のデータ処理 …………………………………………………………………… 187
5. 計測結果，症例データの供覧 ………………………………………………………… 187
　1）被験者情報と計測前準備 ……………………………………………………………… 187
　2）骨盤姿勢と関節角度データ …………………………………………………………… 188
　3）関節モーメントデータ ………………………………………………………………… 191
　4）まとめ，留意点，展望 ………………………………………………………………… 191

# 付録1　統計・微分・積分・時間正規化 ……………………（勝平純司）193

## 1. 統　計 …………………………………………………………………… 193
### 1）統計検定とは ………………………………………………………… 193
### 2）正規分布と等分散 …………………………………………………… 193
（1）正規分布／193　（2）等分散／193
### 3）パラメトリック検定とノンパラメトリック検定 ………………… 193
### 4）2群の検定 …………………………………………………………… 193
（1）パラメトリック検定／193　（2）対応のある$t$検定と対応のない$t$検定／195　（3）ノンパラメトリック検定／195
### 5）3群以上の検定 ……………………………………………………… 195
（1）パラメトリック検定／195　（2）多重比較検定／195　（3）二元配置分散分析／195　（4）ノンパラメトリック検定／196
### 6）相関と回帰—2変数間の関係を知る ……………………………… 197
（1）回帰分析／197
## 2. エクセルによる微分 …………………………………………………… 197
## 3. エクセルによる積分 …………………………………………………… 199
## 4. 時間正規化の方法 ……………………………………………………… 202

# 付録2　特殊な計算の例 ……………………………………（江原義弘）203

## 1. 電気角度計で関節座標位置を推定する ……………………………… 203
## 2. 電気角度計でステップ長（歩幅）を推定する ……………………… 203
## 3. ビデオで歩行角を推定する …………………………………………… 204
## 4. 加速度計で重心位置を推定する ……………………………………… 204
## 5. 加速度計で歩行速度を推定する ……………………………………… 204
## 6. 加速度計で位置エネルギーを推定する ……………………………… 204
## 7. 加速度計で運動エネルギーを推定する ……………………………… 204
## 8. 床反力で歩行角を推定する …………………………………………… 205
## 9. 床反力計で重心位置を推定する ……………………………………… 205

# 付録3　用語集 ………………………………………（江原義弘・山本澄子）207

# 索　引 …………………………………………………………………… 215

■**コラム目次**■

| | | |
|---|---|---|
| ステップ長とストライド長 | （江原義弘） | 9 |
| フィルター・平滑化 | （金　承革） | 65 |
| 筋電データと関節モーメントデータの比較 | （相馬俊雄） | 120 |
| DLT（Direct Linear Transformation）法 | （金　承革） | 144 |
| オイラー角，カルダン角 | （金　承革） | 184 |

## 計測項目別計測器探索表

| 計測項目 | 計測器 | 推奨度 | 計測項目 | 計測器 | 推奨度 |
|---|---|---|---|---|---|
| 歩行速度 | ストップウォッチ<br>加速度計<br>ビデオ<br>圧力分布計測装置（床設置型）<br>床反力計<br>3次元動作分析装置 | ○<br>△<br>○<br>○<br>○<br>○ | 関節角加速度 | 電気角度計<br>ビデオ<br>3次元動作分析装置 | ○<br>□<br>○ |
| | | | 体節の角速度 | ジャイロセンサー<br>ビデオ<br>3次元動作分析装置 | ○<br>□<br>○ |
| 歩行周期 | ストップウォッチ<br>フットスイッチ<br>電気角度計<br>ビデオ<br>加速度計<br>圧力分布計測装置（床設置型）<br>圧力分布計測装置（中敷型）<br>床反力計<br>3次元動作分析装置 | ○<br>○<br>○<br>○<br>○<br>○<br>○<br>○<br>○ | 体節の絶対角度 | ジャイロセンサー<br>ビデオ<br>3次元動作分析装置 | □<br>○<br>○ |
| | | | 1点の加速度 | 加速度計<br>ビデオ<br>3次元動作分析装置 | ○<br>□<br>○ |
| | | | 圧力分布 | 圧力分布計測装置（中敷型）<br>圧力分布計測装置（床設置型） | ○<br>○ |
| 立脚・遊脚時間 | フットスイッチ<br>ビデオ<br>圧力分布計測装置（床設置型）<br>圧力分布計測装置（中敷型）<br>床反力計<br>3次元動作分析装置 | ○<br>○<br>○<br>○<br>○<br>○ | 床反力鉛直方向成分 | 圧力分布計測装置（中敷型）<br>圧力分布計測装置（床設置型）<br>床反力計 | ○<br>○<br>○ |
| | | | 床反力3分力 | 床反力計 | ○ |
| 歩幅・ストライド長 | 電気角度計<br>ビデオ<br>圧力分布計測装置（床設置型）<br>床反力計<br>3次元動作分析装置 | △<br>○<br>○<br>○<br>○ | 床反力作用点 | 圧力分布計測装置（床設置型）<br>圧力分布計測装置（中敷型）<br>床反力計 | ○<br>○<br>○ |
| | | | 左右合成床反力作用点 | 圧力分布計測装置（床設置型）<br>床反力計 | ○<br>○ |
| ストライド長 | ストップウォッチ | □ | 鉛直軸周りのモーメント | 床反力計 | ○ |
| 歩行角 | ビデオ<br>圧力分布計測装置（床設置型）<br>床反力計<br>3次元動作分析装置 | △<br>○<br>△<br>○ | 関節モーメント | 3次元動作分析装置＋床反力計 | ○ |
| | | | 関節モーメントによる仕事量 | 3次元動作分析装置＋床反力計 | ○ |
| 重心位置 | 加速度計<br>ビデオ<br>床反力計<br>3次元動作分析装置 | △<br>○<br>△<br>○ | 関節モーメントのパワー | 3次元動作分析装置＋床反力計 | ○ |
| | | | 位置エネルギー | ビデオ<br>加速度計<br>3次元動作分析装置 | ○<br>△<br>○ |
| 重心速度 | 加速度計<br>ビデオ<br>床反力計<br>3次元動作分析装置 | □<br>□<br>○<br>○ | 運動エネルギー | ビデオ<br>加速度計<br>3次元動作分析装置 | ○<br>△<br>○ |
| | | | 筋活動 | 筋電計 | ○ |
| 重心加速度 | 加速度計<br>床反力計<br>ビデオ<br>3次元動作分析装置 | ○<br>○<br>□<br>○ | 時間当たりの消費エネルギー | 呼気ガス分析装置 | ○ |
| 関節座標位置 | ビデオ<br>電気角度計<br>3次元動作分析装置 | ○<br>△<br>○ | 距離当たりの消費エネルギー | 呼気ガス分析装置 | ○ |
| 関節角度 | 電気角度計<br>ビデオ<br>3次元動作分析装置 | ○<br>○<br>○ | | | |
| 関節角速度 | 電気角度計<br>ビデオ<br>3次元動作分析装置 | ○<br>□<br>○ | | | |

○：推奨される方法．直接計測できる，あるいは確立した計算方法がある．
□：計算で求められるが，精度はあまり高くない．
△：推奨はしないが特別の工夫をすれば推定は可能．付録2にその方法を示すので遊び心でやってほしい．

## 計測器別計測項目探索表

| 計測器 | 計測項目 | 推奨度 | 計測器 | 計測項目 | 推奨度 |
|---|---|---|---|---|---|
| ストップウォッチ | 歩行周期 | ○ | 圧力分布計測装置（床設置型） | 圧力分布 | ○ |
| | 歩行速度 | ○ | | 床反力鉛直方向成分 | ○ |
| | ストライド長 | □ | | 床反力作用点（合成・各足） | ○ |
| フットスイッチ | 歩行周期 | ○ | | 歩幅 | ○ |
| | 立脚・遊脚時間 | ○ | | 歩隔 | ○ |
| 電気角度計 | 関節角度 | ○ | | 歩行角 | ○ |
| | 関節角速度 | ○ | | 歩行周期 | ○ |
| | 関節角加速度 | ○ | | 立脚・遊脚時間 | ○ |
| | 関節座標位置 | △ | | 歩行速度 | ○ |
| | 歩行周期 | ○ | 床反力計 | 床反力3分力 | ○ |
| | 歩幅・ストライド長 | △ | | 床反力作用点 | ○ |
| ビデオ | 歩行速度 | ○ | | 鉛直軸周りのモーメント | ○ |
| | 重心位置 | ○ | | 歩行速度 | ○ |
| | 重心速度 | □ | | 歩行周期 | ○ |
| | 重心加速度 | □ | | 立脚・遊脚時間 | ○ |
| | 1点の加速度 | □ | | 歩幅 | ○ |
| | 歩行周期 | ○ | | 歩隔 | ○ |
| | 立脚・遊脚時間 | ○ | | 歩行角 | △ |
| | 歩幅・ストライド長 | ○ | | 重心加速度 | ○ |
| | 歩隔 | ○ | | 重心速度 | □ |
| | 歩行角 | △ | | 重心位置 | △ |
| | 関節座標位置 | ○ | 筋電計 | 筋活動 | ○ |
| | 関節角度 | ○ | 3次元動作分析装置 | 歩行速度 | ○ |
| | 関節角速度 | □ | | 重心位置 | ○ |
| | 関節角加速度 | □ | | 重心速度 | ○ |
| | 体節の絶対角度 | ○ | | 重心加速度 | ○ |
| | 体節の角速度 | □ | | 1点の加速度 | ○ |
| | 位置エネルギー | ○ | | 歩行周期 | ○ |
| | 運動エネルギー | ○ | | 立脚・遊脚時間 | ○ |
| 加速度計 | 重心加速度 | ○ | | 歩幅 | ○ |
| | 重心速度 | □ | | 歩隔 | ○ |
| | 重心位置 | △ | | 歩行角 | ○ |
| | 体節の加速度 | ○ | | 関節座標位置 | ○ |
| | 歩行周期 | ○ | | 関節角度 | ○ |
| | 歩行速度 | △ | | 関節角速度 | ○ |
| | 位置エネルギー | △ | | 関節角加速度 | ○ |
| | 運動エネルギー | △ | | 体節の絶対角度 | ○ |
| ジャイロセンサー | 体節の角速度 | ○ | | 体節の角速度 | ○ |
| | 体節の絶対角度 | ○ | | 位置エネルギー | ○ |
| 圧力分布計測装置（中敷型） | 圧力分布 | ○ | | 運動エネルギー | ○ |
| | 床反力鉛直方向成分 | ○ | 3次元動作分析装置+床反力計 | 関節モーメント | ○ |
| | 床反力作用点（各足） | ○ | | 関節モーメントのパワー | ○ |
| | 歩行周期 | ○ | | 関節モーメントによる仕事量 | ○ |
| | 立脚・遊脚時間 | ○ | 呼気ガス分析装置 | 距離当たりの消費エネルギー | ○ |
| | | | | 時間当たりの消費エネルギー | ○ |

○：推奨される方法．直接計測できる，あるいは確立した計算方法がある．
□：計算で求められるが，精度はあまり高くない．
△：推奨はしないが特別の工夫をすれば推定は可能．付録2にその方法を示すので遊び心でやってほしい．

# 第1章　歩行分析概説

## 1. 歩行分析の歴史

### 1）観測と推理による分析の時代

　ヒトのヒトたる所以として，2足歩行があげられる．サルがヒトになる過程で前足が手になり，手を使うことで脳が大きくなり，余計なことも考えるようになったともいわれている．ヒトがどうして他の動物と異なり，2本の足で歩けるかということに疑問をもつことは，大きな脳をもつようになったヒトとしては当然のことである．

　また，歩行の異常と原因となる疾病との関係についても考察されてきた．古くは紀元前1800年頃の古代エジプトのパピルスに残された外科医の記録に，頭部外傷による異常歩行の記載があるといわれている[1]．Plato（438〜348BC）が歩行について哲学的な思考を巡らせ[2]，Aristotles（384〜322BC）が歩行運動に着目し，2足歩行するヒトと鳥，4つ足の動物，足のない魚などについて考察している．科学的な実証が行われるようになると，Leonardo da Vinci（1452〜1519）やその他の人たちにより解剖学的な所見も含めた研究がなされた[3]．さらに1680年のGiovani Alfonso Borelliの動物の歩行に関する研究[4]に端を発し，Weber兄弟による医学的な研究[5]の流れが続いていろいろな研究が行われたという．しかしこれらは，ほとんど観察による推論が行われたと見るべきであり，客観的なデータはなく一種のモデル思考が行われてきたといえる．

### 2）客観的運動記録法による分析

　科学的な手段を用いて歩行を写真に記録したのは19世紀末のEadweard Muybridgeであるとされている[6]．彼は写真機が発明された直後に，これを何台も並べて順次シャッターをきり，連続する写真で運動を克明に記録した．当時は馬が走ったときに交互に足を動かしているか否かが議論になっていたが，彼が撮影した1872年の馬の歩行（走行）の連続写真が馬の足の運びに関する論議に終止符を打った．ヒトの歩行に関しても記録を行っており，図1-1にその一例を示す．これが装置を使った客観的な運動学的歩行分析の初めであろう．

　ちょうど同じ頃，フランスのCarletとAmparが垂直成分だけではあるが，床反力の計測を行った[7]．その後，床反力計が改良されDemenyとMareyが空圧式の床反力計を開発し[8]，Jules Amarが3分力の計測に成功している[9]．その後，米国のコロンビア大学で1938年に3分力が計測可能な機械式の床反力計が開発され，研究が進められた[10]．

　3次元での動作解析を初めて行ったのがWilhelm BrauneとOtto Fischerであり，1891年に初めて3次元での解析を行った．自発光する特殊なスーツを着用して歩行を記録し，18 cm×24 cmの大きさに記録された写真上の標点を0.001 mmの精度で計測し，1 mmの誤差で3次元化された．また，彼らは身体の3次元的形状も配慮し，体節の重心などについての考察も注意深く行っている[11]．

　異常歩行に名を残す整形外科医であるFriedrich Trendelenburgが，異常歩行と筋力の関係について報告したのがこのころである[12]．電気生理学の開祖とされ，やはり異常歩行に名を残すDuchenneが活躍したのもこの頃である[13,14]．しかしまだ，kineticsとkinematicsを結びつけるには至っておらず，計測機器の開発の時代といえる．

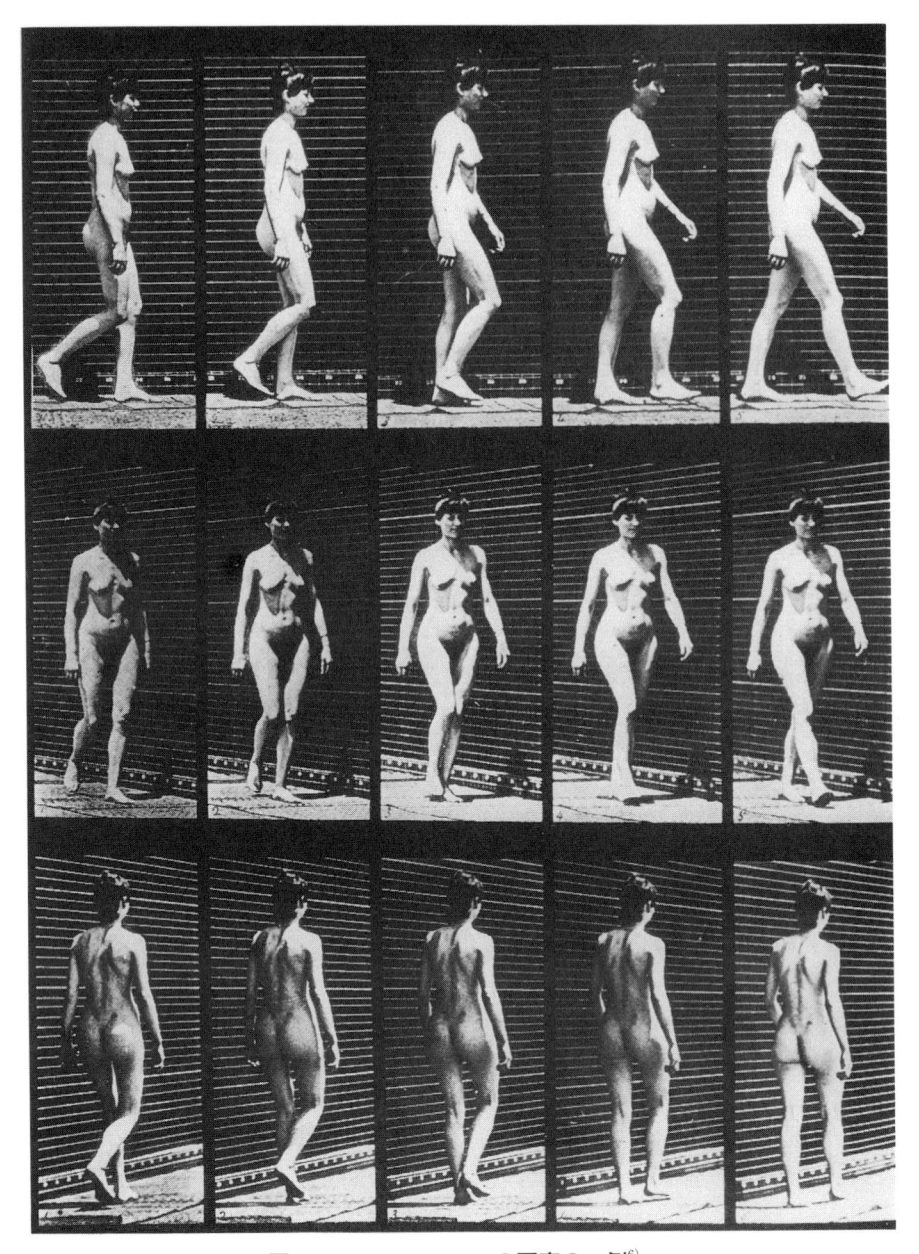

図1-1　E. Muybridge の写真の一例[6]

## 3) コンピュータ以前の近代的歩行分析の発達

　3次元動作解析の基礎は第一次大戦後にフランスで確立されたが，第二次世界大戦を機に動作解析に大きな進歩がもたらされた．運動学データと運動力学的データを組み合わせて，世界で最初に生体力学の立場から歩行分析が行われたのは，米国が第二次世界大戦中，傷痍軍人の社会復帰を促進するため，科学アカデミーのなかに医学者と工学者とで義肢・装具を改善するプロジェクトを設けたことに始まる．すなわち，UCBL装具の名称の由来となっているカリフォルニア州立大学 Berkeley 校の Biomechanics Laboratory に40名以上の科学者が集められ，研究が進められた．Klopsteg と Wilson の著書にプロジェクトの詳細が記載されている[15]．

　このチームの中心となったのが整形外科医であ

るVerne T. Inmanとエンジニアの Howard D. Eberhartである．研究チームは正常歩行を多面的な技術を駆使して研究した．Mareyらが発達させたシネフィルムによる3次元化，皮膚の動きを排除するデバイスやfine-wireによる侵襲的な筋電計測がボランティアを使って行われた[16]．

また，彼らは計測結果をモデルを用いて明快に示した．このInmanらの正常歩行に関する成果は，古典となっている"Human Walking"[17]でわれわれも読むことができる．研究方法に批判がないわけではないが，現在の動作解析の基礎となる多くの成果があったことは否定できない．正常歩行の理論，現在でも用いられているPTBソケットやSACH足部の開発に大きな役割を果たしたことは紛れもない事実である．

彼らの研究では1歩行周期について14,000の手計算がなされ，72の曲線が描かれ，24のグラフが得られている．この仕事には当初は500人/時を要し，効率化されても250人/時を要した．歩行分析の最終的な目標として，臨床応用が試みられたが，実用的な時間で処理するためには強力なコンピュータの登場を待たねばならなかった．

Inmanの研究は彼に師事した2人の整形外科医，Jacquelin PerryとDavid Sutherlandに引き継がれた．彼らは別々の時期にInmanの下で働いたが，2人ともアナログデータである筋電図と3次元動作解析のデータを結びつけることで大きな仕事をし，近代的な3次元動作解析の実用化に大きな役割を果たし，3次元動作解析を臨床応用することを実現した．

PerryはRancho Los Amigos National Rehabilitation Centerに1968年にPathokinesiology Laboratoryを設立し，筋電図と力の関係を臨床応用に結びつけたことが最大の功績である[18]．また，fine-wireによる筋電計測を臨床応用したことも大きな功績である．Perryは現在に至るまで，臨床歩行分析の指導的な立場にあり，Rancho Los Amigosは臨床歩行分析のメッカとなっている．最近でも，1998年にはObservational gait instructor group（OGIG：観察による歩行インストラクターグループ）がRancho Los AmigosとUSC（University of South California）が中心となって組織され，またPerryに師事したドイツ人理学療法士のKirsten Götz-Neumannを中心に「観察による歩行分析」の手法が確立されている[19]．

Sutherlandは多チャンネル筋電図とシネフィルムを同期させて解析することでポリオ患者に対し，膝屈筋を伸筋として移行することが有効なことを明らかにした．動作解析の結果を整形外科手術に応用した一人である．また，床反力計の臨床への応用を実現させたことでも名を残している[20]．Kistler社製の3分力計を用いて床反力計を作成し，現在のKistler社が市販している床反力計の元となるモデルとなった．1976年にSan Diego Children's Hospitalに動作分析室を開設し，現在の3次元動作解析の開祖の一人とされている[21]．Sutherlandの機器は3台のカメラで5つの関節を半自動で3次元化するものであったが，計測に20分かかり，解析にさらに2時間を要するものであった．

### 4）コンピュータを活用した近代的な3次元動作解析装置の登場

近代的な3次元動作解析装置は，1981年James R. Gageによる米国コネチカット州のNewington小児病院の動作解析室が最初とされている．コンピュータにより標点の3次元化をリアルタイムで可能とし，床反力計と連動し関節モーメントの計測も可能な歩行分析室を立ち上げた．また，膝の硬さによる屈み歩行に対しPerryが着想した大腿直筋の移行術を初めて行った小児整形外科医としても知られている．歩行分析の臨床応用を進め，脳性麻痺児の整形外科手術において新たな術式の開発・評価を行った．その後，ミネソタ州のGillette Children's Specialty Healthcare（ジレット小児病院）に移り，3次元動作解析を駆使して脳性麻痺の整形外科治療で指導的な立場を確立した[22,23]．

この頃はコンピュータといってもミニコンクラスのコンピュータを必要とした．1990年代に入るまではDECのVAXなど，アプリケーションを操作し，データを臨床的に解析可能な状態に出力するためにはエンジニアによる操作と処理が必須であった．日本でもこのころの動作解析装置が導

入され，独自のプログラムも開発され臨床応用が少しずつ行われた．

1990年代にPCに汎用的なOSが搭載され，PCの性能が向上した．ハードの進歩を受けて臨床歩行分析のソフトの改善も進み，臨床レポートの出力までサポートするソフトが開発された．少数のエンジニアでも運用が可能で，場合によっては臨床医が片手間でも簡単な計測なら可能なシステムが入手可能となった．また，大がかりなシステムに比して導入経費も現実的なものとなり，3次元動作解析装置が普及した．

また，臨床応用においてもPerry，Gageとも毎年，臨床家を対象としたセミナーを継続して開催しており，脳性麻痺治療，とくに整形外科的な介入においてはデファクトスタンダードとしてのフォーマットが形成された．遠隔地からの患者紹介などにも用いられ，臨床で治療に結びつくものとして臨床歩行分析が普及した．米国における寄付文化が，小児病院における動作解析装置の普及に一役買ったことは疑いないが，歩行分析室の事務スタッフ，エンジニア，専属PTまでまかないうる診療報酬が保証されていることも大きい．もっとも，保険会社の契約による差があるのも事実で，恩恵を受ける層がどこまでかという問題はあるが，診療の一部として歩行分析が位置づけられていることは間違いない．

動作解析機器の進歩はさらに進み，筋をモデルに含み，歩行を表現するソフトが開発されモデルによる解析も進歩した．ハードウエアも同時使用可能なカメラの台数が増え，カメラの解像度が上がり，モデルマッチングの手法でマーカーの自動認識を行うといった技術が追加され，一度に扱える標点が爆発的に増え，サンプリング周波数も高くなった．標点が増えたことがさらにモデルを精緻化させ，サンプリングの高速化は計測可能な動作を広げていった．また，モデル計算を容易にするソフトも開発され，モデルの構築がエンジニア以外にも可能になってきている．バイオメカニクス以外でも，モーションキャプチャーの技術が映画などで多用されるようになったことも動作解析装置の進歩，普及に一役買ったことも事実である．

義肢研究所彙報

第一號

義足及ビ履物ノ改良ヲ目的トスル
人體歩行狀態ノ力學的測定

（第一報）

渡邊政德

昭和十三年八月

◇

財團法人
義肢研究所發行

**図1-2　わが国最初と思われる歩行分析の文献**

### 5）日本における動作解析の歴史

Inmanに先立つこと30年，日本では客観的運動記録が行われていた．渡邊が水晶のピエゾ効果を用いた床反力計を物理学者の協力を得て製作し，これと写真技術を駆使して歩行を分析していたばかりか，その結果を用いて義足と履き物の改良に関する文献をすでに1938年に発表している[24]．引用文献があげられていないので，Weber兄弟の研究との関連性は不明であるが，Inmanよりはるかに早く着手していたことだけは確かである．この文献の表紙を**図1-2**に示す．戦争中の研究であったため，敗戦時に焼却処理されたものの残りと思うが，現在でも立派に通用するハイテク技術や消費エネルギーの計算も含めて導入した研究であった．飯野らによる独創的な歩行分析法“バゾグラム”の研究[25]につながったとの指摘もあるが，文献が後年再発見されたことからもわかるように研究の継続性は絶たれていた．

その後，戦後の混乱を切り抜け，高度経済成長がピークに達した1960年頃からようやく研究が再開し，1960年に厚生省が国立補装具研究所，国立身体障害者リハビリテーションセンター研究所を開設した．1966年，労災義肢センターに労

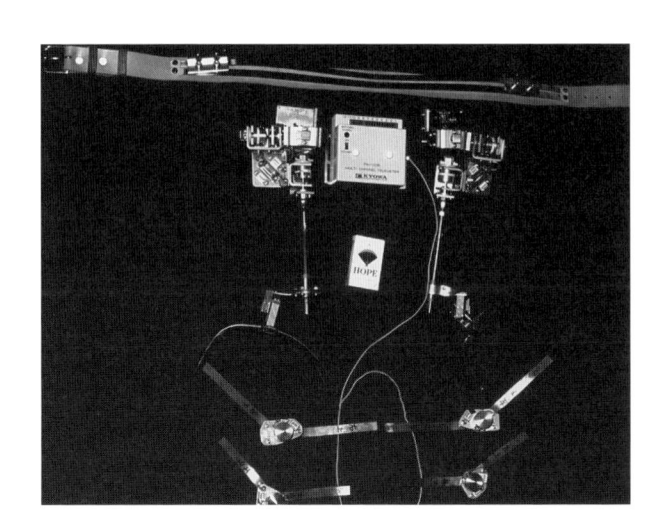

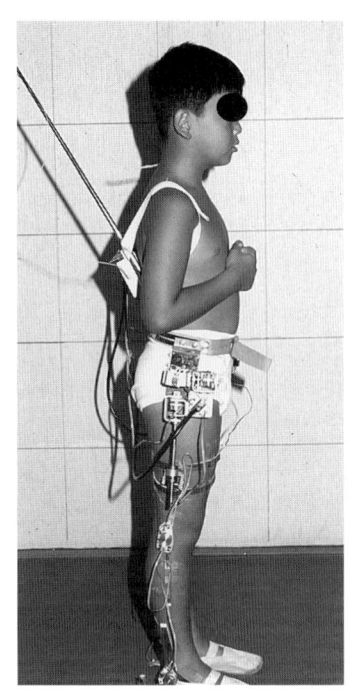

図1-3　東京都補装具研究所におけるゴニオメーター（左）と装着例（右）

災リハビリテーション工学センター，1971年には東京都補装具研究所（1997年閉鎖），1972年に神奈川県リハビリテーションセンターが相次いで開設された．これらのリハセンターや研究所には，リハビリテーションエンジニアといわれる工学系の職員が確保されていた．これらのエンジニアが中心となり，まず歩行分析システムを開発して歩行のメカニズムと義肢・装具の設計に必要な力学的なデータを求めることを目的とし，上記米国のシステムを参考にして出発した．東京都補装具研究所で当時行われていたゴニオメーターの装置・装着例を図1-3に示す．その後，筋電記録（とくに積分筋電位）を運動筋の収縮信号として取り上げてテレメーターでデータ処理したり，代謝エネルギーとして$O_2$や$CO_2$の計測法を導入したりして生理学的データを含めた分析法も開発された．これらの研究施設の活動が臨床歩行分析の発展に大きく寄与した．

学会活動としては，臨床系の学会では日本整形外科学会，日本リハビリテーション医学会など，工学系ではバイオメカニズム学会などが研究発表や論議の場であったが，全体のなかでは小さな部分であり，臨床歩行分析の議論という観点では限られたものであった．

研究が臨床応用に結びつき，研究者が増えるなかで，1982年11月のバイオメカニズム学会学術講演会で臨床歩行分析をテーマとし，工学系から臨床にわたる多職種が議論する場の必要性が検討された．1983年2月，「臨床歩行分析懇談会」の第1回の定例会が行われ，全国から38名の参加があった．その後，1997年に「臨床歩行分析研究会」に改称され，2008年現在まで30回の研究会が開催されている．

研究会の活動で特筆すべきこととしては，臨床歩行分析に関する多職種の研究発表，議論の場になったのみならず，DIFFフォーマットの規定による国内での計測結果の流通を実現したこと，動作解析機器の比較を公開の場で行ったことは機器の機能向上に果たした役割は無視できない．また，各種セミナーを行い，臨床歩行分析の裾野を拡げることにも大いに役立った．また，点数としては不十分ではあるが，医療費削減の圧力のなかで新たな検査項目として，実際の臨床で歩行分析を行った際に保険請求ができるようになったことも研究会の取り組みの成果である．

また，わが国における歩行分析の普及のなかで

無視できない点として，療法士の養成校の設置条件として動作解析装置の整備が定められていることがある．わが国には約300台の3次元動作解析装置があるといわれており，世界でもっとも多い国である．それらは民間の研究所にも多く設置されているが，療法士の養成校に整備されていることには留意する必要がある．しかし検査の点数が250点（2500円）と低く，機器や人件費を含めた採算性を確保することが困難であることもあり，病院での整備がまだまだ少ないのも事実である．一方で，養成校で臨床歩行分析を専門とする教員がいるところはよいが，学生の卒業研究で使われる程度の利用にとどまっていることも多く，設置台数に比して臨床研究がまだまだ寂しいのも事実である．

いずれにしても，医療の世界でEBMがいわれ，根拠を示すことが新たな医療技術の開発，またこれまで当り前に行われてきた治療法についても求められている．臨床歩行分析はヒトの運動についてレベルの高い根拠を示しうる技法である．また，動物の動作解析などを行うことで行動学を計量的に扱うことも可能にする技術である．今後の医療の発展に動作解析は欠かせない技術であり，今後も動作解析が進歩を続け，医療の発展に貢献すると考えられる．

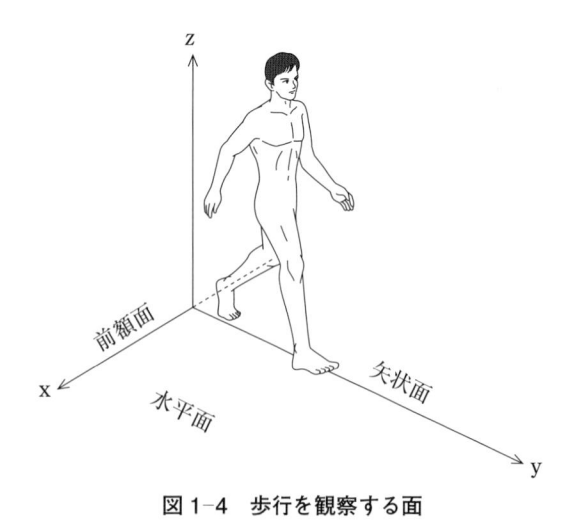

## 2．歩行分析の方法論

これから歩行分析を始めたいと考える理学療法士・医師・作業療法士・看護師・義肢装具士・エンジニアなど，どの職種にも共通な手順を基礎的な部分から示す．

### 1）歩行分析関連の用語を理解する

#### (1) 矢状面，前額面，水平面

歩行を側面から観察したときの平面を矢状面，前方ないしは後方から観察したときの面を前額面，上方ないしは下方から観察したときの面を水平面と呼ぶ（図1-4）．

#### (2) 歩行周期

歩行のある状態（たとえば足の接地）から次の同じ状態（たとえば同じ足の接地）までの経過時間を歩行周期時間あるいは単に歩行周期という．単に歩行周期という場合には歩行のある状態（たとえば足の接地）から次の同じ状態（たとえば同じ足の接地）までの「期間」のことを指す場合もある．

#### (3) 歩行速度

進行方向の移動距離を経過時間で割ったものを歩行速度という．厳密にいえば歩行速度は時々刻々と変化するが，進行方向の移動距離を経過時間で割ると，その経過時間における平均速度が求まる．歩行分析では，歩行速度といえば1周期における平均移動速度を指す場合が多い．

#### (4) 立脚期，遊脚期，単脚支持期，両脚支持期（図1-5）

足部と床との接触状態に着目した各相の名称を示す．右脚の遊脚期は左脚の単脚支持期である．

#### (5) PerryやNeumannらの相分け

観察による歩行分析がしやすい相分けを図1-6

**図1-4 歩行を観察する面**

| 右足 | 右立脚期 ||| 右遊脚期 |
|---|---|---|---|---|
| | 両脚支持期 | 単脚支持期 | 両脚支持期 | |
| 左足 | 左立脚期 | 左遊脚期 || 左立脚期 |
| | 両脚支持期 || 両脚支持期 | 単脚支持期 |

**図1-5 足部と床の接触状態からみた歩行の相分け**

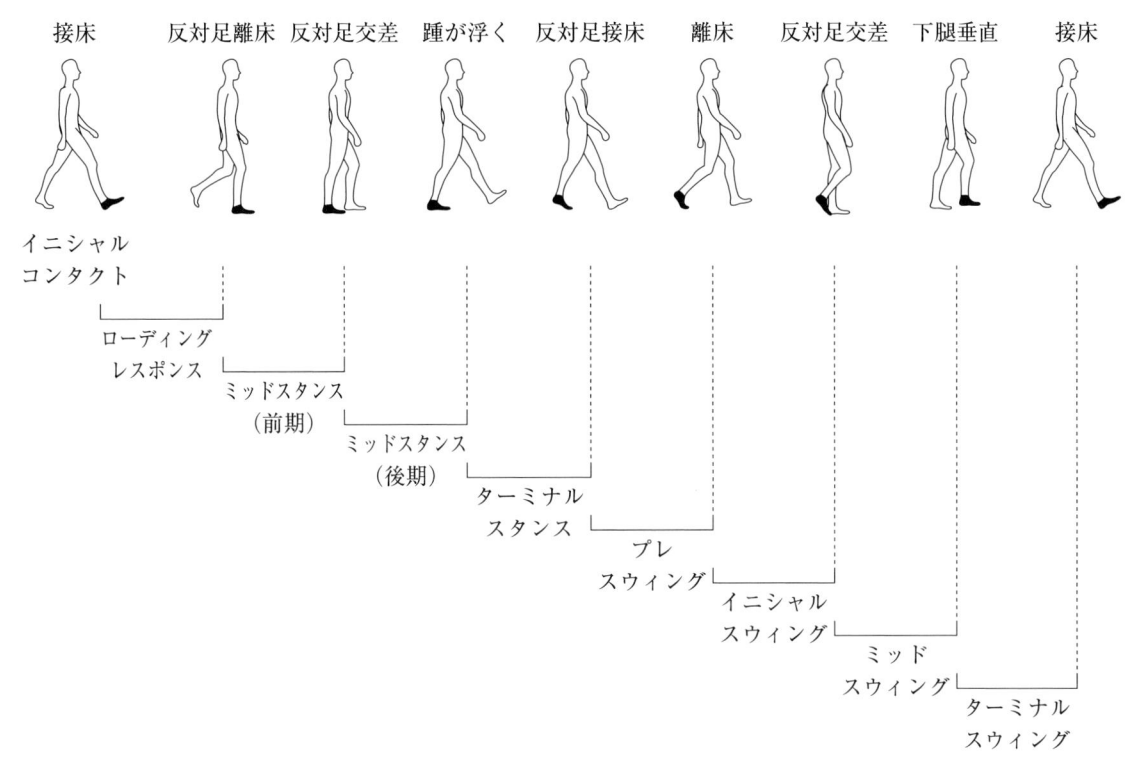

接床　反対足離床　反対足交差　踵が浮く　反対足接床　離床　反対足交差　下腿垂直　接床

イニシャル
コンタクト

ローディング
レスポンス

ミッドスタンス
（前期）

ミッドスタンス
（後期）

ターミナル
スタンス

プレ
スウィング

イニシャル
スウィング

ミッド
スウィング

ターミナル
スウィング

図1-6　歩行1周期の相（OGIG方式）

に示す．

相とは：歩行のような繰り返し運動について，ある一定の状態が続く期間を「相」という．時間に着目して「位相」という用語も用いられる．

立脚期 vs 立脚相：立脚期のかわりに立脚相という用語も用いられる．「相」はどちらかといえば概念的・抽象的に用いられ，「期」は具体的なデータを前にして使用されることが多いが，基本的には両者は同等である．

(6) ケイデンス

1分間当たりの歩数をケイデンスという．1周期時間（単位＝秒）を2で割ると，1歩当たりの平均時間が求まり，1をこの時間で割ると，1秒当たりの歩数がわかる．これを60倍するとケイデンスが計算できる．つまり120を1周期時間で割るとケイデンスになる．たとえば1周期時間が1秒なら，ケイデンスは120である．

(7) ステップ長，ストライド長

右足の踵から左足の踵までの進行方向距離を左足のステップ長（歩幅）という．右足のステップ長はこの逆である．右足のステップ長と左足のステップ長の和をストライド長という（図1-7）．

(8) 歩　隔

右足の踵から左足の踵までの左右方向距離を歩隔という（図1-7）．

(9) 歩行角

左右の足跡が進行方向に対してそれぞれ何度外側に傾いているかを表す角度を歩行角という（図1-7）．爪先開き角ともいう．

## 2) 健常歩行のメカニズムを知る

(1) **筋の名前，骨の名前を覚える**

解剖学のテキスト（例：骨単（ホネタン）[31]，肉単（ニクタン）[32]）で骨と筋の名称を覚える．

(2) **機能解剖を学習する**

機能解剖学などのテキスト（例：基礎運動学[33]，身体運動の機能解剖[34]）で関節角度の表現名称を学習する（屈曲・伸展・内転・外転・内旋・外旋など）．次に筋の付着部を覚える．これを覚えると，どの筋が活動するとどの関節の角度がどのように変化するかが理解できる．さらに筋への神経刺激，発生する筋張力，収縮速度の関係

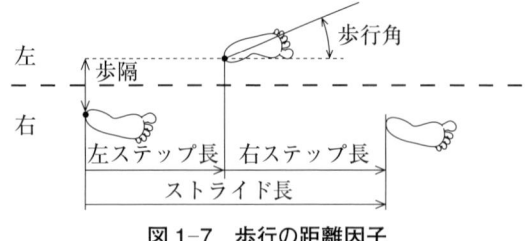

**図1-7 歩行の距離因子**

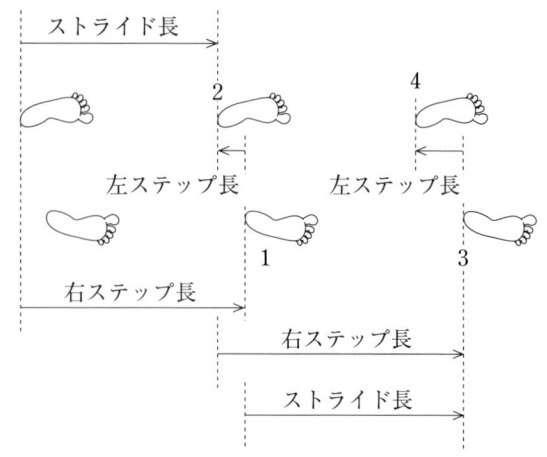

**図1-8 ステップ長が負（マイナス）になる例**
番号は着地の順序を表している．矢印が進行方向と逆の場合にはステップ長を負と考える．

について学習する（例：基礎運動学[33]）．

**(3) 運動力学を理解する**

　機能解剖学で学ぶ筋活動と関節運動の関係は，あくまである関節を単体として着目した状態について考えている．実際の身体運動では，重力が作用している環境で身体全体がある姿勢を保って動きが生じている．このような状態では，関節運動は機能解剖学で学習する内容とは異なった様相を帯びる．たとえばスクワットで膝を屈曲すると，膝の屈筋群でなく伸筋群が活動する．この状態では伸筋群は神経刺激を受けても短縮せずに逆に重力によって伸張される．したがって膝関節は屈曲する．これを伸張性収縮（遠心性収縮）と呼ぶ．これを学習するのが運動力学（例：ボディダイナミクス入門・立ち上がり動作の分析[35]）である．

　神経から筋に刺激がいく際，「筋活動の大きさ」を指示する指令しかない．筋収縮速度を指示したり，求心性収縮・等尺性収縮・遠心性収縮を区別して指令がいくわけではない．これらは，そのときの姿勢などに応じて結果として決まる量である．ただし，ほとんどの身体運動では，「結果として決まる」というよりも，「結果としてそうなるように，筋張力をそのような大きさにコントロール」している．これができるためには，そのときの姿勢や，結果がどうなっているかを感覚器で正しく評価し，かつ結果の予測も含めて筋活動をコントロールできる身体機能が必要である．

　この他の重要事項としては，筋が活動すると必ず筋が付着している2つの体節に影響を与えるこ

---

**■コラム■**

**ステップ長とストライド長**

　健常歩行ではステップ長は**図1-7**に示したとおりである．ここでは着目足が反対足から何cm前に出たかを示す数値になる．しかしながら，たとえば片麻痺者ではしばしば非麻痺足が麻痺足よりも前に出ない歩行をする．この場合にはどのように表現したらよいのだろうか．そのために健常歩行のステップ長の定義を厳密に考えてみよう．進行方向を正として次のように考える．

　左ステップ長（あとに出した足が左）＝左足の踵の位置－右足の踵の位置

　前にある足の位置から後ろの足の位置を引くのではなくて，あとに出した足の位置から先に出した足の位置を引くのである．このように考えると，健常歩行ではあとに出した足は常に先に出した足よりも前方にあるのでステップ長は正になる．しかし，片麻痺の後型歩行では最後に出した足が最初に出した足の後方になるので，ステップ長は負（マイナス）になる（**図1-8**）．このとき右足のステップ長はストライド長よりも大きな正の値となるが，

　ストライド長＝右ステップ長＋左ステップ長

という関係は健常歩行でも片麻痺歩行でも保たれている．

とである．たとえば，足関節背屈筋群は足部と下腿部に付着している．踵接地直後のローディングレスポンスの時期に背屈筋群は遠心性収縮するが，このとき足部の底屈にブレーキをかけるだけでなく，下腿部を前傾させる働きをもつ(図1-9)．

### (4) 健常歩行のメカニズムを理解する

健常者の特徴としては，①速く歩ける，②速度の加減が自由にできる，③左右対称に歩ける，④衝撃を上手に吸収できる，⑤体幹を直立に保って歩ける，があげられるが，以上がデータを用いて説明できるようになるまで理解をしてほしい．次に健常データの数値を覚える．図1-10に各相の終了の時点で健常者の関節角度がどのような値になるかを示す．これらを暗記する．

## 3) 計測の目的を明らかにする

### (1) 計測の目的を具体的に文章に書いてみる

「片麻痺の歩行を分析する」などと書いても役に立たない．次にどんな行動をとるべきかがわかるように具体的に書く．たとえば「片麻痺者が装具を装着すると健足の歩幅が増大することを証明する」，「脳性麻痺児に筋力増強練習を施行するとミッドスタンスの股関節内転角が減少することを証明する」などである．ここまで書くと次は「健足の歩幅を計測すればよい」，「股関節の内転角を計測すればよい」ことがただちにわかる．

「片麻痺者に装具を装着すると何が変化するかを分析する」のは上手な研究計画ではない．片麻痺者に装具を装着するとすべてのものが変化するからである．あえて極端な例をあげれば，装具を装着すれば体温も脈拍も心電図も知能指数も人生観も変化する可能性がある．しかしすべてを計測するのは不可能であるし，無意味である．そうではなくて，まず装具を装着すると何が変化するはずであるか仮説を立てることが必要であり，重要なのである．この仮説はあてずっぽうや単なる思いつきであってはならない．同職種や他職種の専門家が納得できるものでなくてはならない．そのために自分の専門知識や経験や過去の文献が必要である．

上記の仮説は具体的でなくてはならないのと同時に証明可能でなくてはならない．「片麻痺者に

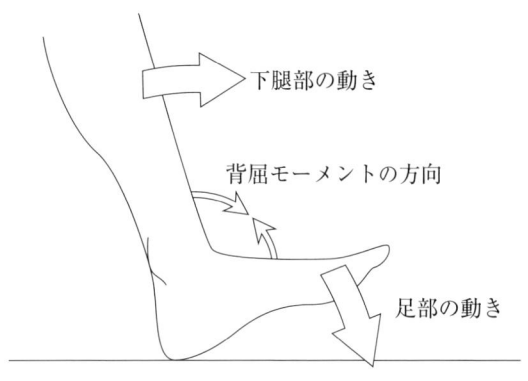

**図1-9 筋活動と身体の動きの関係**

装具を装着すると歩容が良くなるはずである」，「片麻痺者に装具を装着すると歩行が楽になる」，「片麻痺者に装具を装着すると歩行が安定する」などは具体的でないだけでなく，証明ができない．「歩容が良くなる」，「楽になる」，「歩行が安定する」などは万人が認めた共通基準がない．この際，自分勝手に「歩容が良い」とは「関節角度の左右差がないこと」と定義しても，第三者を納得させることはできない．これは単に自分でそのようにいい張っているだけだからである．それなら初めから，「片麻痺者が装具を装着すると関節角度の左右差が減少することを証明する」とすればよい．

ある対象者の歩行上の問題点をデータから探し出すことを研究目的としてはいけない．計測とは，ある対象の行動の一部を切り出すことだからである．したがって，運が良ければデータのなかに問題点が埋まっているかも知れない．しかし，それよりもっと大きな問題点がそのデータ以外のところにあるかも知れない．このように考えると，「計測」という行為は問題点を「探す」という目的にはそぐわないことがわかる．問題点を探すには，対象を生のままでじっくり観察する．この際，ビデオ撮影が有効なことが多い．この段階で推測も何も思い浮かばないのであれば，研究そのものを断念する．推測ができたら，その推測を確認するためにデータ計測をするのである．

データそのものには，良い悪いの価値判断が含まれていない．通常，歩行機能が低い人の機能が改善すると歩行速度が大きくなるが，だからといって歩行速度が大きければ良い歩行で，歩行速度が小さければ悪い歩行というわけではない．歩

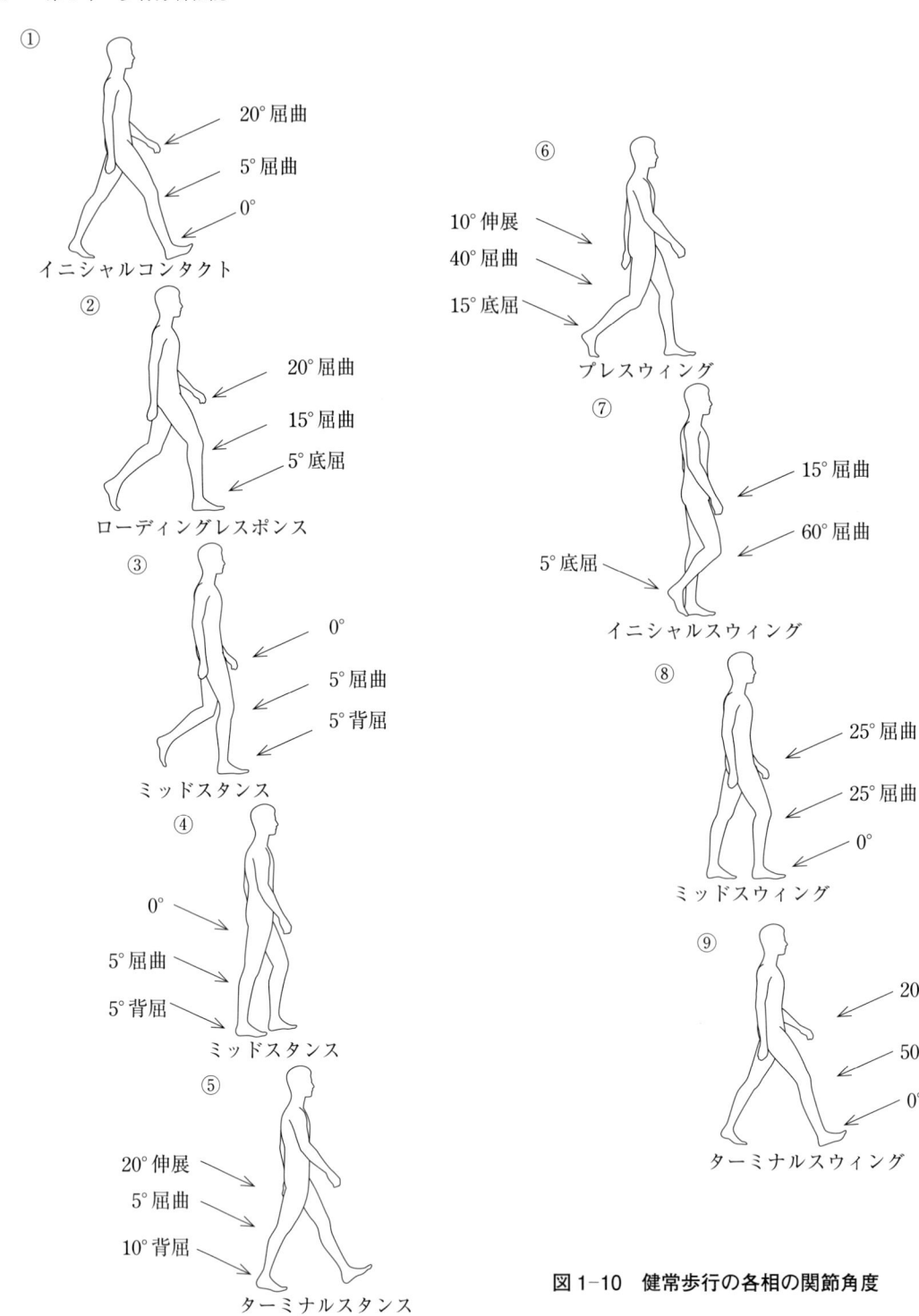

① 20°屈曲 / 5°屈曲 / 0°
イニシャルコンタクト

② 20°屈曲 / 15°屈曲 / 5°底屈
ローディングレスポンス

③ 0° / 5°屈曲 / 5°背屈
ミッドスタンス

④ 0° / 5°屈曲 / 5°背屈
ミッドスタンス

⑤ 20°伸展 / 5°屈曲 / 10°背屈
ターミナルスタンス

⑥ 10°伸展 / 40°屈曲 / 15°底屈
プレスウィング

⑦ 15°屈曲 / 60°屈曲 / 5°底屈
イニシャルスウィング

⑧ 25°屈曲 / 25°屈曲 / 0°
ミッドスウィング

⑨ 20°屈曲 / 50°屈曲 / 0°
ターミナルスウィング

図 1-10　健常歩行の各相の関節角度

行の善し悪しでなく，あくまで歩行速度が「大きい」「小さい」と表現すべきである．

以上を頭に入れて，研究計画を具体的な文章にまとめる．

(2) 活用できる計測器を選択する
巻頭に示したチャートで計測器を決める．

(3) 計測の日程を決める
被験者を選択し，日程を決める．必ず健常者を

# 同意書

私は下記の「○○○研究」について，その研究目的，研究内容，倫理的配慮について十分な説明を受け，その必要性について理解をしたので研究協力に同意をいたします．

平成　　年　　　　　月　　　　　日

氏名　　　　　　　　　　　　　　　　　　　　　　　　　

研究の内容

　理学療法士や義肢装具士は患者さんの歩行の様子を観察して，それまでの経験を元に患者さんに最適な装具を製作する．これは多くの場合に頭の中で行う論理的な推論によると思われる．この推論過程は担当者によって異なると考えられる．もしこの推論過程が明確になれば，多くの担当者の経験が集積され，より適切な装具がより早く処方できるようになると考えられる．本研究の目的は理学療法士や義肢装具士が頭の中で行っている推論過程を，目に見えるように明らかにすることである．

　理学療法士と義肢装具士が○○病院にて患者さんの歩行を観察する．この際，カルテにより医学的な評価を参照し，かつ患者さんからの問診によって必要な情報を収集する．担当者間のディスカッションによって装具を処方し，装具を製作する．装具が完成したら，適合調整し，歩行の様子を評価する．

　この討論に客観的な裏付けをするために，装具完成時に患者さんの歩行を動作計測室の3次元動作計測装置で計測する．歩行は，装具無し，装具A，装具Bの3種類で行う．

　研究室に到着したら身体にぴったり合わさるシャツを装着．下半身はスパッツ．身体関節部に直径9 mmの反射球を装着．10 mの歩行路上を計9試行して頂く．拘束時間は70分程度である．身体への悪影響を与えるものはいっさいない．

倫理的配慮
　（1）お名前がわからないようにします．
　　収集する個人情報は体重・身長など分析に直接必要な数種の情報のみとします．
　（2）参加は自由意志であり，不参加によって何らの不利益も受けません．
　（3）何か不都合があればいつでも協力の中止を言っていただけます．
　（4）データは専門誌などに投稿予定です．それ以外には使用しません．
　（5）学会等で発表しますが発表時は個人名がわからないようにします．
　（6）歩行計測に要する時間は70分ほどです．
　（7）休み時間を十分に考慮しながら行うので過大な身体的負担はありません．
　（8）計測は動作計測室で行いますが，交通費実費をお支払いします．
　（9）病院を出てから病院に戻るまでの間の保険をかけます．
　（10）車には担当の理学療法士が同乗し，動作計測室には医師が待機をします．
　（11）2本目の装具は終了後は無料で差し上げます．

図1-11　同意書の例

### 4) 計測器の性質を理解する

計測に先立って，計測器の性質と計測器のキャリブレーション（較正）について理解しておく必要がある．

#### (1) 直線性

計測器とは，計測項目となる物理量（たとえば力）に比例した出力（たとえば電圧）を表示するものである．このとき，該当する項目には想定される範囲があり，この最大値を定格負荷という．計測器はこの定格負荷以内で使用する．定格負荷以上の物理量が加わると計測器が破壊されることがある．定格負荷が加わったときの出力値を定格出力という．この範囲では出力は物理量に比例するという想定であるが，現実には比例せず図1-12のようになる．このときの直線からの隔たりを非直線性という．あるいはこの数値が小さいことを直線性が良いという．

#### (2) ヒステリシス

計測項目となる物理量と出力との比例関係を考えるとき，物理量を増加させながら出力を記録したときと，物理量を減少させたときの出力は異なることが多い．この性質をヒステリシスと呼ぶ（図1-13）．フレキシブル電気角度計などではヒステリシスが目に見えるくらいに大きい場合があるので，あらかじめ確認しておく．

#### (3) 分解能

どれくらい細かい時間間隔で計測できるかという時間分解能に言及する場合もあるが，通常で分解能といえば出力の細かさに言及したものである．たとえばテレビカメラの例では画素数によって見えるものの大きさは限定されてしまい，それ以下のものは計測できない．計測できる最小の大きさを分解能という．とくにテレビカメラなどの場合は空間分解能と呼ぶ．また場合によっては電圧値をコンピュータのA/Dコンバーターで取り込む際の数値の細かさについて言及する場合もあるが，最近はA/Dコンバーターの分解能（ビット数）は向上しており，気にしなくてよい．

#### (4) 周波数帯域

計測項目となる物理量（たとえば力）と出力（たとえば電圧）は比例関係にあると述べたが，これはあくまで物理量を徐々に増加あるいは減少した場合である．この増減を徐々に速くする（すなわち増減の周波数を高める）と，比例関係が成立しなくなってくる．多くの場合は比例係数がある周波数を過ぎると急激に減少する．このように，すべての計測器には計測が可能な周波数の上限がある．たとえば，体重計の上で上下動をすると，ゆっくりした動きでは体重計の針が動きに追随するが，動きが速くなると針が追いつかなくなることでこのことが理解されるであろう．これを周波数帯域という．

周波数に上限がある要因にはいろいろあるが，たとえば床反力計では床板とセンサーの性質とで決まる固有振動数があり，この振動数の振動が加わると床板が共振現象を起こし，計測が不能となる．さらにこれより高い振動数の振動にはセンサーが追従しないために計測ができない．加速度センサーなどでも同様な共振現象を起こす．振動に限らず，すべての物理量の変化は無数の波の重畳として考えることができる．ゆっくりした変動は低い周波数（振動数）の波の重畳で表すことができ，急激な変動は高い周波数の波の重畳で表される．このように考えると，急激な変動は低い周波数帯域の計測器では正しく計測ができない．計測される対象の変動の大きさによって十分な周波数帯域をもつ計測器を使用する必要がある．

#### (5) 干渉

たとえば床反力計の上に50 kgの重りをおいた場合に，理論的には鉛直方向の成分の値しか出力されないはずであるが，センサーの構造などの原因で前後・左右方向の成分に出力が現れることがある．これを干渉（クロストーク）という．また筋電計測の場合には，ある筋の活動電位が隣の電極に混入することがある．これもクロストークである．

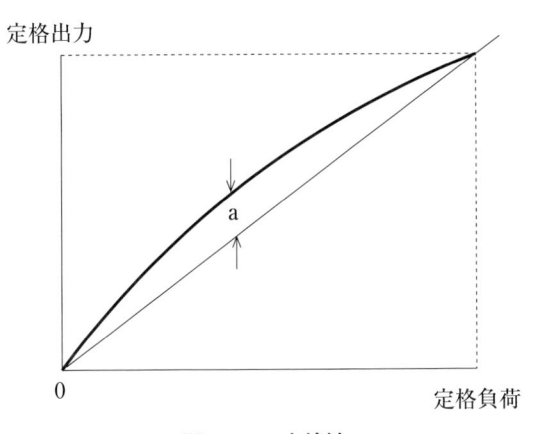

**図1-12 直線性**
aの値を定格出力の％で表現したもので直線性を表す．

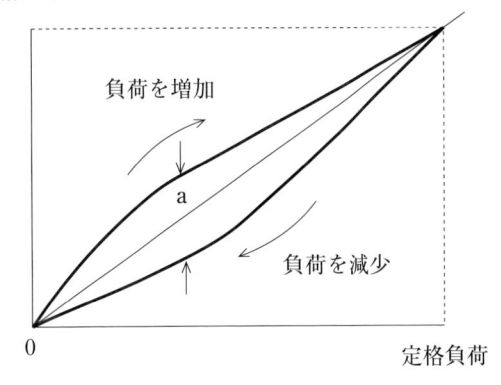

**図1-13 ヒステリシス**
負荷を増加した場合と減少した場合で出力が異なる現象をヒステリシスという．aの値を定格出力の％で表現したものでヒステリシスの大きさを表す．

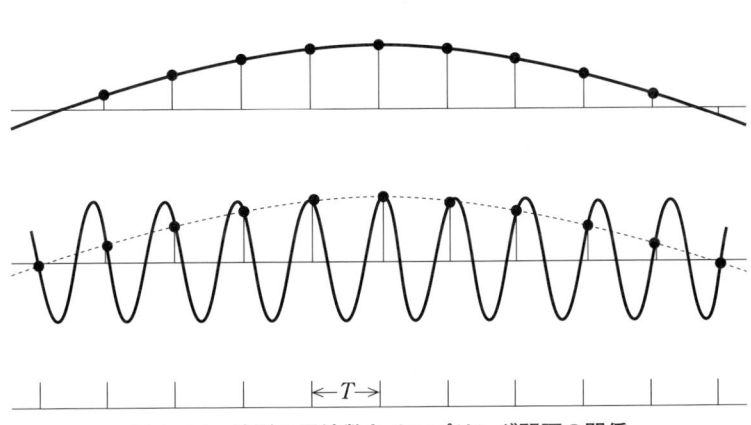

**図1-14 波形の周波数とサンプリング間隔の関係**
上段の波形はゆっくりした動きで周波数が低いため，適切にサンプリングすることができる．下段の波形には速い動きが含まれていて周波数が高いため，サンプリングが粗すぎると正しく計測することができない．

### (6) 計測周波数

計測器からの出力は通常，コンピュータのA/Dコンバーターで数値化（デジタル化）される．このとき1秒間に何回データを取り込むかを計測周波数（サンプリングレート）という．たとえば10 Hzの計測周波数ではデータを1秒間に10回取り込む．すなわち0.1秒に1回のデータを取り込む．このとき対象となる物理量が100 Hzで振動していた場合に0.1秒に1回のデータ取り込みでは対象の変動を正しく記載できない（図1-14）．理論的には対象の周波数の2倍の計測周波数が必要である．現実には対象となる物理量が100 Hzである保証はないので，対象の周波数の5倍程度の計測周波数で計測するのが望ましい．たとえばヒトの歩行現象の最高周波数が20 Hzなら計測周波数は100 Hzとする．

現実には，たとえば加速度計のデータを計測周波数100 Hzで計測することを決めたら，A/D変換をする以前に計測器の出力を増幅器のローパスフィルターで50 Hz以下に限定するのが望ましい．

### (7) データ演算と誤差

得られた生データに演算処理を施して必要なデータとして加工する．このとき数値の桁数に注意する必要がある．たとえば，得られた生データが195だとして，これにたとえば係数0.783を掛ければ152.685となって6桁の数字になる．しかし6桁になったからといって正確性が増したわけではない．もとの数値の正確性が3桁だとすると，演算した結果の正確性は3桁である．これを有効数字の考え方という．つまり152.685についていうと正確さは152という3桁までの数値である．割り算でもまったく同じで，結果の桁数がいくら大きくなっても正確さはもとの生の数字と変わらない．通常の計測器の正確性は3桁か4桁なので，結果を表に表す場合には吟味をして欲しい．通常は4桁目ないしは5桁目を四捨五入して表示する．微分・積分をする場合も操作をするたびに信頼性は低下する．

また，関節モーメント計算のように複数の計測器のデータを複合して演算する場合には，必ず結果は不正確な方の計測器よりも良い値にはならない．

### (8) キャリブレーション

対象の物理量と出力との関係を比較して適正な係数を求め，適正に調整する作業をキャリブレーション（較正）という．キャリブレーションには3段階ある．1段階は工場出荷時，2段階は計測室設置後，3段階は毎回の計測開始前である．第1段階は計測器のメーカー，第2段階はメーカーあるいはユーザー，第3段階はユーザーの責任である．とくに計測室設置後は説明書に基づいて念入りに慎重に行う．

### 5) データを計測する

ここでは主に3次元動作計測装置での計測を想定して記載するが，他の計測器でも注意事項はほぼ同じである．

#### (1) 座標系を確認する

3次元動作計測装置の場合では計測に先立って，計測室の座標系（x, y, z）を確認する．これは任意であるが，臨床歩行分析研究会では左右方向をx軸（右向きが正），前後方向をy軸（進行方向を正），上下方向をz軸（上向きを正）とすることを推奨している．座標系の原点位置を確認する．必要に応じて較正作業を行う．

#### (2) 健常者でリハーサルをする

歩行路として10 mは確保したい．健常者を被験者として計測練習を繰り返す．前方に目印を置き，それを目標になるべくまっすぐに歩いてもらう．床反力計を使用する場合は，左右に分けた床反力計を左右足で踏み分けて歩いてもらうことが多いが，「踏み分ける」ことを意識させすぎると不自然な歩行になってしまうので，「まっすぐ歩くこと」という指示程度にする．どうしても踏み分けができない場合には「中央の線を踏み越えないように」などという指示を与える．そして健常者でリハーサルをするだけでなく，実際に健常者データを計測する．

#### (3) 何歩目のデータをとるか

通常，歩行開始時には徐々に歩行速度が上昇し，4歩目くらいから最高速度に達し，以後はその最高速度の近辺で速度が上下する．この状態を定常歩行という．したがって定常状態のデータが必要なのであれば，4歩目以降のデータを採取する．

#### (4) 対象者のデータを計測する

まず対象者に歩行計測の内容をよく説明し，計測の同意書に署名をもらう（図1-11）．やって欲しい動作を具体的に説明する．必要があれば，自ら模範を見せて動作の内容を理解してもらう．この際，動作を誘導してしまう危険性もあるが，自然な状態で歩いてもらうことよりも，計測の内容をよく理解してもらって，分析しやすいデータを採取することを優先する．この意味では歩行計測は自然科学と考えるよりも「歩行検査」と割り切った方がよい．計測者が習熟してくれば，より自然に近い状態のデータを採取しやすくなる．

#### (5) 何回データをとるか

データ回数は多いほどよいが，対象者が疲れない程度で，しかも統計分析ができる回数という観点から10～20周期分のデータがとれることを目安とする．

#### (6) 計測チャートに記録する

あらかじめ計測チャートを用意して，計測をしながらメモに記録しておく（図1-15）．とくに，

2. 歩行分析の方法論　　15

# 動作計測チャート　　計測　　年　月　日

生年月日 =　　　　年　月　日
年齢 =
被験者名 =
体重 =
身長 =
性別 =

カメラ　sampling(Hz) =
アナログ sampling(Hz) =
mkr file =

data ID =
プロジェクト名
記録フォルダー

| trial No | direction | plate 2 | 4 | 6 | 1 | 3 | 5 | FP CODE | diff 出力 | diffgait | WaveEyes | 備考 |
|---|---|---|---|---|---|---|---|---|---|---|---|---|
| 1 | | | | | | | | | | | | |
| 2 | | | | | | | | | | | | |
| 3 | | | | | | | | | | | | |
| 4 | | | | | | | | | | | | |
| 5 | | | | | | | | | | | | |
| 6 | | | | | | | | | | | | |
| 7 | | | | | | | | | | | | |
| 8 | | | | | | | | | | | | |
| 9 | | | | | | | | | | | | |
| 10 | | | | | | | | | | | | |
| 11 | | | | | | | | | | | | |
| 12 | | | | | | | | | | | | |
| 13 | | | | | | | | | | | | |
| 14 | | | | | | | | | | | | |
| 15 | | | | | | | | | | | | |
| 16 | | | | | | | | | | | | |
| 17 | | | | | | | | | | | | |
| 18 | | | | | | | | | | | | |
| 19 | | | | | | | | | | | | |
| 20 | | | | | | | | | | | | |
| 21 | | | | | | | | | | | | |
| 22 | | | | | | | | | | | | |
| 23 | | | | | | | | | | | | |
| 24 | | | | | | | | | | | | |
| 25 | | | | | | | | | | | | |
| 26 | | | | | | | | | | | | |
| 27 | | | | | | | | | | | | |
| 28 | | | | | | | | | | | | |
| 29 | | | | | | | | | | | | |
| 30 | | | | | | | | | | | | |
| 31 | | | | | | | | | | | | |
| 32 | | | | | | | | | | | | |
| 33 | | | | | | | | | | | | |
| 34 | | | | | | | | | | | | |
| 35 | | | | | | | | | | | | |
| 36 | | | | | | | | | | | | |
| 37 | | | | | | | | | | | | |
| 38 | | | | | | | | | | | | |
| 39 | | | | | | | | | | | | |
| 40 | | | | | | | | | | | | |

CODE
| L L L R R R | 1 | 正歩行 |
| R R R L L L | 2 | 逆歩行 |
| _ L _ _ R _ | 3 | 正中央 |
| _ R _ _ L _ | 4 | 逆中央 |
| D L _ D R _ | 5 | 椅子 |

筋電　□ あり
　　　□ なし

プレート配置:
| P2 | P4 | P6 |
| P1 | P3 | P5 |
PC サイド

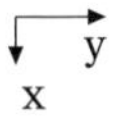

→ y
↓ x

図 1-15　動作計測チャートの例

生データを記録した場所（たとえばパソコンのフォルダー）を忘れずに記録しておく．

### 6）データを処理する

#### (1) その日のうちにデータを処理する

必ず生データのバックアップデータを残す．記憶が薄れないうちにデータを処理する．処理のステップごとに不備がないことを確認しながら先に進む．健常データを頭に入れておき，それと比較して不良データかどうかを判断する．不良データとは，たとえば床反力計の踏み分けができていない，マーカーが計測途中で外れているなどである．異常データや不備なデータが発見されたら，計測チャートにその旨を記載する．

#### (2) データをアニメーション化する

スティックピクチャーなど，データをアニメーション（動画）で再生できる場合にはこれを最大限活用する．

#### (3) データを表にする

データは大きく分けて2種類ある．歩行周期時間，ステップ長，ストライド長，歩行速度など，おのおの1個の数値で表現できるデータで，本書ではこれを歩行の特徴量と呼ぶ．これらは通常，1歩行周期中に1個，ないしはステップ長のように左右に分けて考えるものは1周期中に2個のデータとなる．これらをわかりやすく表にまとめる（表1-1）．特徴量については項を改めて記述する．

#### (4) データをグラフ化する

特徴量とは別に，関節角度変化・関節モーメント変化・床反力変化などは1個の数値で表現できるものではなく，時間とともに連続して変化する量である．時間とともに変化することに着目してこれらを時系列データと呼ぶ．

グラフ化する際にグラフの横軸と縦軸の内容に着目すると，グラフは大きく分けて3種類に分類される．

① 横軸を時間でグラフ化する

もっとも一般的な時系列データのグラフである（図1-16上）．

② 点の動きを軌跡としてグラフ化する

たとえば横軸に頭頂位置の進行方向データを選

表1-1 歩行の特徴量の表示例

|  | 右 | 左 | 和 |
|---|---|---|---|
| 歩行周期 | — | — |  |
| ステップ長 |  |  |  |
| 歩行速度 | — | — |  |
| 股最大伸展角 |  |  | — |
| 股最大屈曲角 |  |  | — |
| 膝最大屈曲角 |  |  | — |
| 足最大背屈角 |  |  | — |
| 足最大底屈角 |  |  | — |

（—は記入しない箇所）

択し，縦軸に頭頂位置の上下方向のデータを選択して散布図を描画すると，頭頂の動きを矢状面で観察したときの動きの曲線がグラフ化できる（図1-16下）．これを頭頂の「軌跡」と呼ぶ．飛行機が飛んだ後にできる飛行機雲と同じである．あるいはロケットが飛んだ後の弾道をイメージしてもよい．軌跡のデータでは横軸・縦軸は同じ点の位置データとなる．図1-16で上下のグラフがよく似ているのは，時間に対する頭頂の前後方向位置がほぼ一定に増加していくためであり，2つのグラフは意味が異なることに注意が必要である．上のグラフには，両脚支持期の表示をすることができるが，下のグラフではできない．

横軸・縦軸に左右方向データ・上下方向データを選択すれば前額面の軌跡となる．この際，座標軸の正負の取り方によって歩行を正面から観察した前額面にもなるし，後面から観察した前額面にもなるので，わかりやすく表示をする．後面から観察したデータのほうが，右脚が右，左脚が左となるので混乱を生じにくい．

横軸に重心の左右方向データ，縦軸に重心の上下方向データを選択すると健常者では蝶々の図形ができることがよく知られている．横軸・縦軸に左右方向データ・進行方向データを選択すれば水平面の軌跡ができる．座標系の正負によって上面から観察した軌跡にもなるし，下面から観察した軌跡にもなる．常識的には上面から観察した軌跡のほうがわかりやすい．

③ 横軸・縦軸に別のデータを入れて関係をみる

時間と位置データ以外の時系列データを選択して散布図を描画したものを位相平面グラフあるい

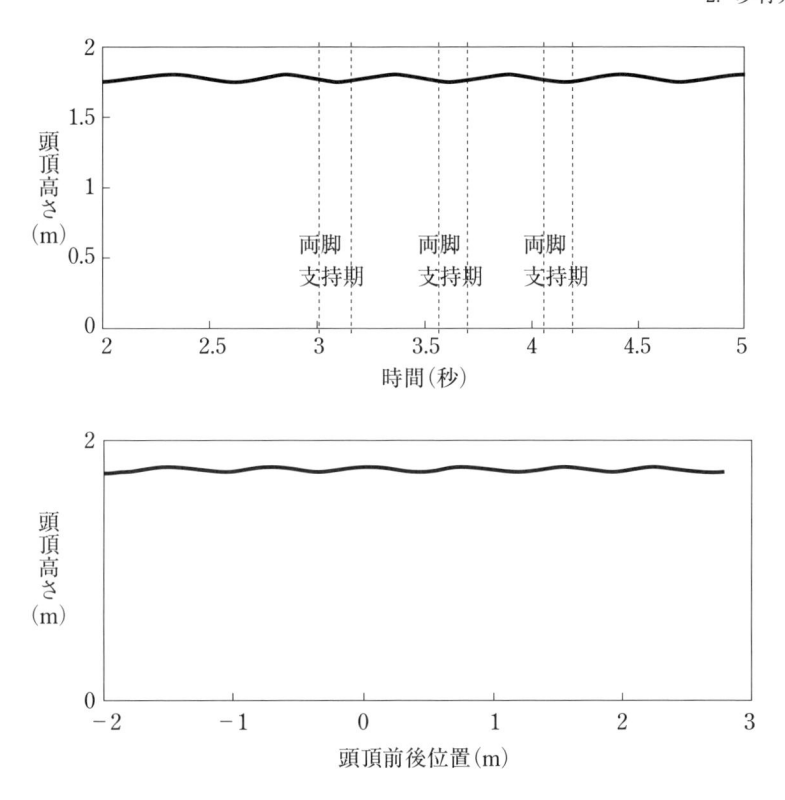

図1-16　頭頂の時間変化のグラフ（上）と軌跡表示（下）

はリサージュ図形などと呼ぶ．たとえば，横軸に右足の膝関節角度を選択し，縦軸に右足の足関節角度を選択して散布図を描画すると両者の関連が観察できる．横軸に床反力の進行方向成分，縦軸に上下方向成分を選択すると健常者ではハート型の図形ができることがよく知られている．横軸・縦軸にはどんなものを選択してもよい．右足のデータと左足のデータを組み合わせてもよいし，関節角度と関節角速度を組み合わせてもよい．関節モーメントと関節角度を組み合わせてもよい．定常歩行のような繰り返し運動では1周期後に1周期前とほぼ同じ状態に戻るから，位相平面グラフではほぼ閉じた図形として描画される．たとえば円とか楕円とか蝶々とかハート型とかの図形になる（図1-17左）．そして，繰り返し時にばらつきが少ないと，重なった波形として観察されるので直感的にばらつきの評価ができる．また，このことを利用して異常データの検出もできる．

位相平面グラフを描画する場合，隣り同士の点と点を線で結ぶ場合と，点のみで線で結ばない場合がある．線で結んだグラフは横軸・縦軸の関係がよくわかり，ばらつきの評価もしやすいので一般的であるが，時間の情報が生かされない．点のみで描画すると変化が激しい場合には点の間隔があき，ゆっくり変化する場合には点が重なってくるので，時間の要素を知ることができる（図1-17右）．これらを上手に使い分ける．

(5) **時間を正規化してグラフ化する**

時間を横軸として選択する際には，計測した時間データをそのまま描画する場合と，時系列データから1周期のデータのみを切り出して描画する場合がある．その際，1周期の開始は着目した足が床に接地した瞬間（イニシャルコンタクト）とすることが多い．つまり，イニシャルコンタクトから同じ足の次のイニシャルコンタクトまでを描画する．この際，生のままの時間を表示する場合と，グラフ原点の座標をゼロ秒で表示する場合と，1周期時間を100％として表示する場合がある．1周期を100％として表示する場合は，時間を1周期で正規化して表示したという（図1-18）．

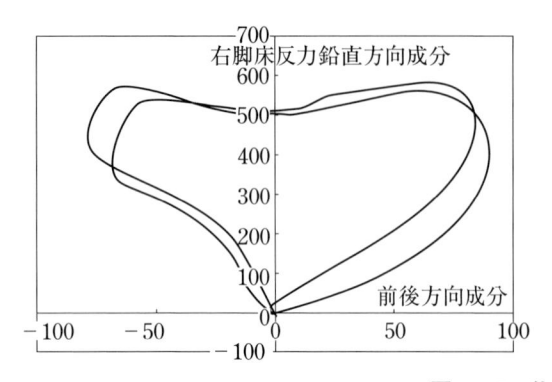

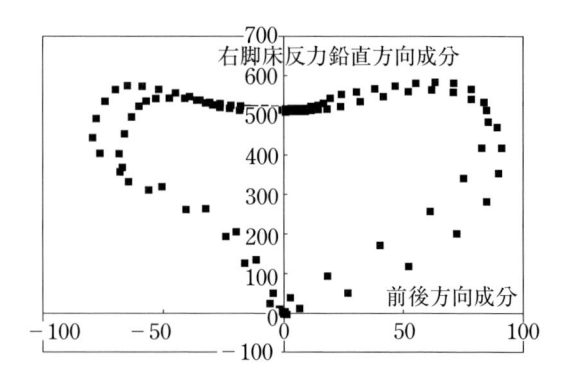

**図1-17 位相平面グラフの例**
データを線で結んだ場合（左）と線で結ばない場合（右）．

1周期のデータを切り出すのは鉛直方向の床反力データを参照するのがもっとも正確である．あるいは正確ではないが，データをスティックピクチャーなどのアニメーションが再生できる場合にはこれを活用する．ビデオデータも活用できる．フットスイッチのデータも利用できるが，フットスイッチは一般論としては意外と信頼性がない．床と靴底の接触が電子的な工夫で精密に計測できるものでない限り過信してはならない．機械式のスイッチの場合は，一般論としてはビデオ再生から目視するよりも信頼性が劣ると考えたほうがよい．

(6) 周期ごとのデータを重ね合わせてグラフ化する

1周期のデータの切り出しができると，これらを重ねてグラフ化できる．生の時間のままで重ね合わせると時間のばらつきがよくわかるし，時間で正規化したデータを重ね合わせれば，各相の%時間のばらつきがよくわかる（図1-19）．

(7) 1周期のデータを平均化してグラフ化する

時間で正規化したデータを複数個並べ，位相の各%ごとに平均を計算して時系列とすることができる．たとえば，10周期についてイニシャルコンタクト時の膝関節角度の平均を計算し，次に1%の時点における10個のデータから平均値を求め，これを100%まで繰り返すのである．同様にして各位相における標準偏差値を計算する．このようにして各位相において平均値，平均値＋標準偏差値，平均値－標準偏差値の3つの値を求めると，3つの時系列データとなる．これらをグラフ表示する（図1-20）．先の(6)で重ね書きしたデータに，さらにこれらの3つの時系列データを重ねてもよい．平均値，平均値＋標準偏差値，平均値－標準偏差値のデータを用いて，軌跡や位相平面グラフを描画してもよい．

(8) データを正規化してグラフ化する

データを描画するにあたって，生データのままの物理量で表示する場合と，何かの量で割り算して%表示する場合がある．割り算する作業を「正規化」という．床反力データでは体重（正確にいうと身体にかかる重力）で正規化するのが一般的である．このときの単位は%表示になる．関節モーメントでは体重と身長の両方で割り算する場合がある．このときの単位はNm/(kg・m)とすることが多い．筋電図データでは各筋で意識的に最大筋力を発揮させたときのデータで割り算して%表示するのが一般的である．

(9) 静止時のデータを意識してグラフ化する

関節角度については静止時の関節角度データを基準ゼロ度として表示する場合もある．またすべての時系列データについて，静止時のデータをグラフ中に重ね書きすると状態が把握しやすくなることが多い．

(10) 縦軸基準を意識してグラフ化する

床反力データでは，グラフ中に体重（静止時の両足床反力）を表示するとわかりやすくなる．関節モーメントとパワーではデータの正負が重要なので，データのゼロラインが太く表示されているとわかりやすくなる．

図1-18 時間のグラフ化

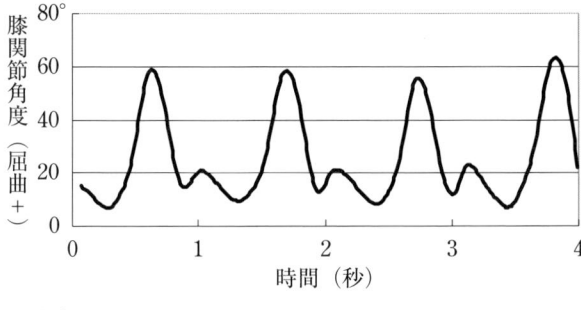

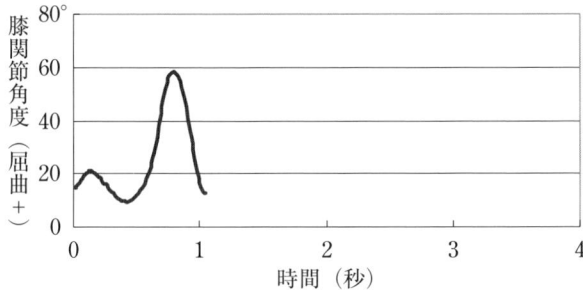

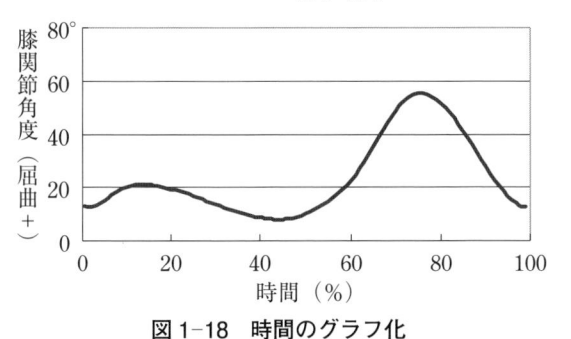

(11) グラフ中に位相を表示する縦線を入れる

イニシャルコンタクト，ローディングレスポンス，プレスウィングなど歩行の位相がわかる縦線を入れるとわかりやすくなる．

### 7) グラフを読む

(1) 健常データを確認する

対象者を計測する装置で，同じ手順で同じ処理をした健常データを確認する．とくに最初にデータ分析を手がける人の場合は，間違った操作によって間違ったデータのグラフを読もうとする例が実際にたくさん見受けられるので，慣れた人にその装置で収集した健常データに一度目をとおしてもらうように心がける．

(2) 健常データを頭に入れておく

健常データと照らし合わせて，データの計測・処理に誤りがないかを確認する．

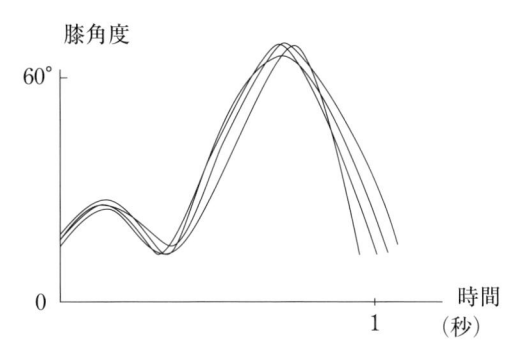

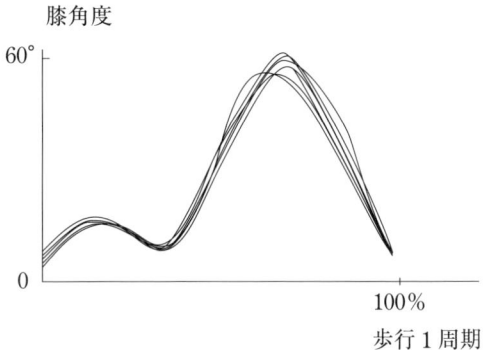

図1-19 重ね合わせデータのグラフ化

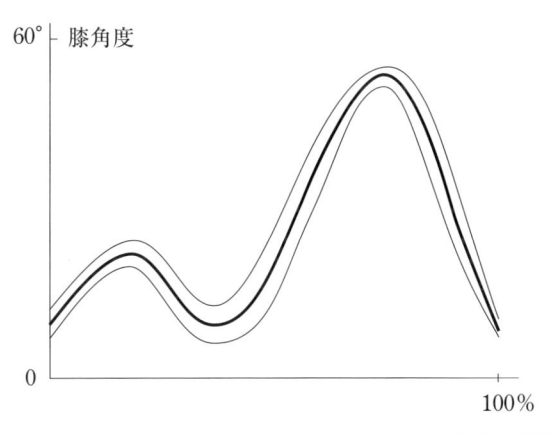

図1-20 平均化データのグラフ化

(3) ビデオで把握しておく

ビデオがあれば再生して，全体の動きを把握しておく．

(4) スティックピクチャーなどの動画を再生して全体の動きを把握しておく

データから動画が再生できるときわめて効果的である．これによってデータ処理の不都合の大部分は確認できる．一時停止・コマ送り・逆転再生・スロー再生などを駆使して全体像を確認す

(5) グラフの読み方

まず座標系を確認する．座標軸の正負と原点位置を確認する．関節角度であれば，空間角度なのか相対角度なのか，相対角度であれば何を基準にした相対角度であるのかを確認する．たとえば，ジャイロシステムで計測した角度は通常は空間角度であるし，電気関節角度計（ゴニオメーター）であれば相対角度である場合が多い．また，股関節角度は骨盤ないしは体幹からの相対角度である場合もあるし，鉛直線基準である場合もある．

前項のグラフの書き方を参考にして，横軸・縦軸が時間なのか，どの変化量なのかを確認する．位相平面グラフは理解に時間がかかると思うが，ゆっくり吟味する．横軸・縦軸について正規化されているのか，正規化されていれば何で正規化されているのか確認する．

グラフ中に縦線が引かれていれば，何を意味するのか確認する．

静止時のデータを参考にしながら，関節角度であればどのように増減するか，関節モーメント・関節モーメントのパワーであればどのように増減し，どのようなタイミングで正負が入れ替わるかを読んでいく．常に前項(3)のビデオや(4)のスティックピクチャーを参照しながら総合的に読む．

## 8) 特徴量を抽出する

(1) 歩行周期時間

もっとも簡便な方法は10歩に要する時間を計り，その値を5で割ることである．1周期時間は2歩に要する時間だからである．この場合は5周期の時間の平均値が求まることになる．1周期ごとのばらつきも計測したい場合は，1周期ごとに計測する必要がある．この場合は床反力のデータを参照して，イニシャルコンタクトから次の同側のイニシャルコンタクトまでの時間を読み取る方法が基本である．論理的には，どのような時系列データからも1周期時間が読み取れる．また必ずしもイニシャルコンタクトでなくとも，同じ位相となる時刻間の時間差がわかればよい．たとえば右足の底背屈角度データを用いて，目視によって最大底屈角度から次の周期の最大底屈角度までの時間差が1周期時間になる．この際，データが最大値をとる時刻の他，同じ位相でゼロとなる時刻なども利用できる．

(2) ステップ長

たとえば，右のミッドスタンスの右踵の進行方向位置と左のミッドスタンスの左踵の進行方向位置の差が左足のステップ長になる．右足のステップ長も同様に求める．両方のステップ長を合計するとストライド長になる．

(3) 歩行速度

もっとも簡便な方法は10 m歩行に要する時間を計り，10 mをこの時間で割り算することである．この場合はこの間の平均歩行速度が求まることになる．

1周期ごとのばらつきも計測したい場合は，1周期ごとに計測する必要がある．前項(1)歩行周期時間，(2)ステップ長で1周期ごとの1周期時間とストライド長が計算できている場合は，ストライド長を1周期時間で割り算すれば，その1周期の歩行速度が求まる．

歩行速度を計算するには必ずしもストライド長でなくともよい．身体のどの部位でも1周期中の進行方向の移動量がわかっていればよい．たとえば頭頂の位置データでも右足の股関節の位置データでも同様に活用できる．

工学的にもっとも厳密なのは，体重心の進行方向速度データの1周期データの平均値を求めることであろう．

(4) その他の特徴量

たとえば，足関節最大底屈角，膝関節最大伸展モーメントなどの特徴量はおのおのの時系列データよりグラフから読み取るか，エクセルの関数を活用して抽出する．データが臨床歩行分析研究会推奨のDIFF形式であれば，研究会のライブラリソフトであるMODFを利用して，エクセルを用いるよりは簡便に特徴量を読み取ることができる．

特徴量は時系列データから直接読み取るほか，適当な期間の面積（時間積分値）として計算することが考えられる．たとえば力を時間で積分すれば「力積」という力学量になるし，パワーを時間

で積分すれば「エネルギー」になる．

## 9）特徴量を統計解析する

### (1) 有効数字について理解する

床面に何らかの方法で足跡を残し，物差しでステップ長を測定する場面を考える．物差しの最小目盛りは通常 1 mm である．このような場合に足跡に物差しをあてて目盛りの数値を読むわけだが，目盛りの 1/10 までを目分量で読む慣わしになっている．そうするとたとえばステップ長 63 cm 2.1 mm（すなわち 632.1 mm）などという測定値が得られる．通常の物差しではこれ以上細かい数値を読むことはできない．この場合，これを有効数字は 0.1 mm までであり，632.1 mm は有効数字 4 桁の数であると表現する．長さの単位を m に変換すると 0.6321 m となるが，この場合でも有効数字は 4 桁であるという．これが一般論としての有効数字の考え方である．

しかし，この場面でよく考えてみると，足跡の輪郭は曖昧なものであり，体重のかけ方や床面の箇所ごとの素材のばらつきなどによって輪郭が変わってしまうであろうことは容易に想像がつく．したがって，物差しの目盛りを 0.1 mm まで読んだとしても，その値がステップ長を表しているとはいい難い．この場合であればステップ長は 632 mm とすべきであろう．このとき有効数字は 3 桁であるという．もっと厳格な人であれば，とても mm 単位が表現できる測定方式でないので，ステップ長は 63 cm であるというであろう．この場合には有効数字は 2 桁である．このとき「ステップ長は 63 cm」とは，「ステップ長は 62.5 cm から 63.4 cm の間である」という意味を表している．つまり cm の位までは自信があるが，それ以下の桁については自信がないので表記しませんでした，という意味になる．もし mm の単位までは自信があって，ぴったり 63 cm なのであれば，63.0 cm という表記とする．この場合には有効数字は 3 桁である．このように同じ 63 という数値であっても，63 と表記する場合と 63.0 と表記する場合には中身がまったく違うのでよく理解して欲しい．これが有効数字の考え方である．

さて，右足のステップ長を物差しで計測して 63 cm であったとして，左足のステップ長を何か超精密な装置で測定して 63.153 cm であったとする．両者の合計のストライド長は 126.153 cm といえるであろうか．右足のステップ長の mm の位は曖昧なものだったので，それに精密な値を足しても結果は曖昧なものになってしまう．このように加減算では一方の有効数字が多くても，他方の有効数字が少ない場合には，結果は有効数字の少ないほうになってしまい，両者の有効数字の桁数が一致していないと損をすることになる．

別の例では体重計で体重を測ったら 54 kg だった人に 3.1 g の水を飲ませたら体重が 54.0031 kg になるかというと，そうはならずに 54 kg となると考えるのが常識的である．この場合には両方の有効数字は 2 桁であるが，加減算の場合は桁数そのものよりも，数値の位どりが重要である．片方が kg の単位の有効数字しかないので，これよりも細かい数字を加減算しても意味がないのである．このように考えると有効数字の考え方は実は常識的な考え方のはずなのだが，歩行分析で数値を扱うとうっかり誤った取り扱いをしてしまう．

さてステップ長の話に戻ろう．ストライド長が 126 cm で，1 周期時間が 1.10 秒と測定されたとしよう．ストライド長は有効数字 3 桁，1 周期時間は有効数字 3 桁である．ストライド長を 1 周期時間で割り算すれば，1 周期の間の平均速度が求められる．計算すると，114.54545 cm/秒となる．多くの人が，これをこのままレポートに載せてしまうが，これは誤りである．114.54545 cm/秒と書いてしまうと，書いた桁までは測定値に自信があります，という意味になってしまう．この数値は単に割り算が割り切れなくて桁が増えただけなので，「自信」が増えるはずはないのである．分母，分子が有効数字 3 桁なら，乗除演算の結果も有効数字 3 桁になる．すなわち歩行速度 115 cm/秒と表記する．

平均値の計算では以下のようにする．たとえばステップ長を 10 回計測したところ，63.2 cm，63.9 cm，63.5 cm…であったとする．このデータについて電卓やエクセルで平均値を計算して，結果が 63.866666 cm となったとすると，平均値は有効数字を 1 つ増やして平均ステップ長は

63.87 cm と表記するのが一般的である．

**(2) データに差があるかどうかを調べるには複数回のデータが必要であることを理解する**

Aの装具歩行でステップ長が 32.1 cm，Bの装具歩行でステップ長が 32.15 cm であったとする．Bの装具歩行のステップ長が長いと判断してよいだろうか．常識的に考えれば，目の前のデータで判断する限りBのほうがステップ長が長い．しかし「目の前のデータではBが大きい」ことがわれわれの判断したいことなのだろうか．われわれの究極的に知りたいのは日常生活に使ったとしてABどちらの装具がよりステップ長が長いのか，ということである．つまるところ，目の前のデータが，われわれが知りたいステップ長を代表しているのかどうか，代表しているという根拠が欲しいのである．通常は，すぐには「代表している」とは考えないで，統計検定をして有意差があれば「代表している」と考えるのである．もし統計検定をしなくても「代表している」ことが確実なのであれば，数字が大きい方が大きいに決まっているのである．しかし，目の前のデータはたまたま得られたデータなのかも知れず，2回目にデータを取ってみたら，大小関係が逆転するかも知れないのである．この大小関係が逆転する可能性が少ないことを保証するのが統計検定である．

大小関係が逆転する要因は，1つには測定器の信頼性や精度がある．測定器には必ず誤差が混じるので，対象は変化しなくても測定のたびにデータは変化するのである．もう1つの要因は，対象自身がそのたびに変化することである．健常被験者では変化は少ないが，障害者や高齢者では歩くたびに対象自体が変化をする．

変化するデータを用いて，それがわれわれが知りたいステップ長を代表しているかどうかを判断（検定）するには，測定のたびにどれくらいデータが変化するのかわからなくてはならない．そこで，データに差があるかどうかを調べるには複数回のデータが必要なのである．歩幅，歩行周期など歩行特徴量の比較であれば，健常者の場合で1条件につき6個から10個，健常でない場合には10個から20個のデータがないと，明らかな差があるとはいえない場合が多い．統計検定ではデータ数が多いほど，小さな差でも「差がある」という結果が得られる．

**(3) 統計処理を行う**

特徴量から平均値・標準偏差（ばらつき）を求める．標準偏差も重要な特徴量である．必要に応じて左右差，特徴量間の相関を求める．他の試行データとの間で平均値の差の検定を行って仮説を証明する．統計手法の詳細については付録（p.193）を参照していただきたい．

## 10）データを分析する

**(1) 力学の基本をマスターしておく**

統計検定によって仮説を証明したら，その理由について納得のいく説明を探す．これが分析である．多くの場合，その理由は運動力学のなかに隠されていることが多い．したがって，運動力学の基本・身体運動のバイオメカニクスをよく知っておく必要がある．参考書としてはボディダイナミクス入門[35, 36]など，また臨床歩行分析研究会や国際医療福祉大学，新潟医療福祉大学で主催される「歩行分析実習セミナー」で学習することを勧める．

**(2) 健常データが分析できるまで学習する**

身体障害者のデータが分析できるためには健常データの分析が必須である．

**(3) ビデオ，動画データを最大限に活用する**

対象の動作を総合的にとらえるにはビデオや動画データがもっとも適している．これらを最大限に活用しながら，特徴量・時系列データを観測する．

**(4) データ分析を図学として行ってはならない**

重心の前額面での軌跡を描画すると蝶の型ができる．矢状面で床反力の進行方向成分と上下方向成分で位相平面グラフを描画すればハート型になる．しかしこれらの図形を，図形として分析してもそれ自体はほとんど意味がない．これらは分析のきっかけやヒントを得るために利用すべきであって，これを分析の対象としてはならない．分析は図学ではない．運動がそうなる意味を考察すべきである．

(5) **2つのデータを波形として比較してはならない**

Aの装具装着時のデータと，Bの装具装着時のデータを見比べて，あそこが違う，ここが違うと比較してはならない．そうすると「比較」することに意識がいってしまい，なぜ違うかの考察がおろそかになってしまうからである．比較するのではなく，それぞれの状態での歩行をじっくり力学的に考察することから始める．そうすると，両者の違いばかりでなく，同じところがよく見えてくる．違う装具なのに同じ状態になることを考察することは分析のよいきっかけになる．個々の状態がよく把握できれば，両者の違いは自ずから浮かび上がってくる．

(6) **できない動作を探す**

健常者では当然できるはずの動作が，対象者でできているかどうかをデータで観察する．イニシャルコンタクト時に踵から踏み込んでいるか？ ローディングレスポンスで衝撃が吸収できているか？ ターミナルスタンスで前足部に十分に体重がかかっているか？ これが分析できるためには健常データが頭に入っていなければならない．健常者ができるはずの動作が対象者でできていない場合，これは「異常」であると考えられる．この異常がなぜ起きるのかを考察するのが分析である．

(7) **できない動作と，してしまう動作を区別する**

ターミナルスタンスで踵が異常に高い（異常に足関節底屈角度が大きい）のは，「できない動作」ではなく，しなくともよい動作をしてしまうのである．これは「異常」と呼ばずに「代償運動」として区別して扱うのがよい．代償運動は何かの異常の波及効果として本人がせざるを得ない運動なので，その異常がなくなれば自然に消滅するものだからである．「異常」は改善すべきものであり，「代償運動」はとりあえず無視すべきである．

(8) **できない動作は本人にとって不利か？**

異常と代償運動が把握できたら，その異常は本人にとって不利かどうかを考察する．そのためには本人と対話が必要である．不利かどうかは本人の価値判断も関わるからである．

(9) **異常をどう改善するかを考察する**

不利であるならば，異常をどう改善するかを考察する．代償運動はとりあえず無視する．どうしたら改善できるかには，解剖学・機能解剖学・運動学・運動力学の知識が必須である．とくに身体運動はすべての体節が重力のもとで連鎖しており，加速度を含む動的なものなので，身体全体を総合的に意識する態度が必要である．

(10) **データは自分の考えを第三者に説明するために使う**

データ分析とは，異常の状態を把握する，異常の原因を考察する，改善法を考察する，それらを自分自身に納得させ，第三者を納得させる作業である．最終的には自分の考えをデータを用いて他の医療スタッフと対象者本人に説明し，納得させ，その結果を確認する作業といえる．

## 文献

1) Breasted, J.H.：The Edwin Smith Surgical Papyrus. University of Chicago Press, Chicago, 1930.
2) Plato：Timaeus 360 B.C.E Translated by Benjamin Jowett NuVision Publications.
3) Aristotle：On the Gait of Animals 350 B.C.E Translated by A. S. L. Farquharson.
4) Giovani Alfonso Borelli：On the Motion of Animals (De Motu Animalum). 1680.
5) Emst Heinrich (1795-1878), Wilhelm Eduard (1804-1891) & Eduard Friedrick Wilhelm Weber (1806-1871)：Die Mechanik Der Menschlichen Gerverzeuge.1836.
6) E. Muybridge：Complete Human and Animal Locomotion. Dover Publishers, 1887.
7) G.Carlet：Essai experimental sur la locomotion humanie, etude de la marche. Annales des Sciences Naturelles：Zoologie, 1872, p.15.
8) E.-J. Marey：De la mesure dans les differents acts de la locomotion, Comptes Rendues de l'Academie des Sciences de Paris 97, 1883, pp.820-825.
9) J. Amar：Trottoir dynamographique, Comptes rendus hebdomadaires des seances de l, Academie des Sciences 163, 1916, pp.130-133.
10) H.Elffman：The measurement of the external force in walking. *Science*, 88：152-153, 1938.
11) Wilhelm Braune and Otto Fischer：Der Gang des Menschen (1895-1904). W. Braune & O. Fisher：The human gait. Translated by Maquet,P., Furlong, R., Springer-Verlag, Berlin, 1987.
12) F. Trendelenburg：Ueber den Gang bei angeborener Huft-gelenksluxation [On the gait [of people] with congenital dislocation of the hip]. Deutsche medizinische wochenschrift 2 ,1895, pp. 21-24.

13) G.B. Duchenne：Physiologie des Mouvements. Lippincott, Philadelphia, 1949.
14) Poore, G.：Selections from the clinical works of Dr. Duchenne（de Boulogne）. New Sydenham Society, London, 1883.
15) P.E. Klopsteg and P.D. Wilson：Human limbs and their substitutes. McGraw-Hill, New York, 1954.
16) J.D.M. Saunders, V.T. Inman and H.D. Eberhart：The major determinants in normal and pathological gait. *J Bone Joint Surg*, **35A**：543-728, 1953.
17) V. Inman, H. Ralston and F. Todd：Human Walking. Williams and Wilkins, Baltimore, 1981.
18) J. Perry：GAIT ANALYSIS. SLACK, Thorofare, 1992.
19) Kirsten Göetz-Neumann：Gehen verstehen, Ganganlyse in der Physiotherapie. Thieme, 2003.
20) D. Sutherland and J. Hagy：Measurement of gait movements from motion picture film. *J Bone Joint Surg*, **54A**：787-797, 1972.
21) D.H. Sutherland：The evolution of clinical gait analysis part III- kinetics and energy assessment. *Gait & Posture*, **21**：447-461, 2005.
22) Gage, J.R., Fabian, D., Hicks, R., Tashman, S.：Pre- and postoperative gait analysis in patients with spastic diplegia：a preliminary report. *J Pediatr Orthop*, **4**：715-725, 1984.
23) Gage, J.R. ed.：The Treatment of Gait Problems in Cerebral Palsy. Mac Keith Press 2, 2004.
24) 渡辺政徳：義足及び履き物の改良を目的とする人体歩行状態の力学的測定（第一報）. 義肢研究会, 第1号, 1938.
25) 飯野三郎：私の歩行跛行描記法（Basography）による歩行並びに跛行の研究. 日本整形外科学会誌, **24**：161-162, 1972.
26) 臨床歩行分析研究会編：臨床歩行分析研究会のあゆみ. 2000.
27) 土屋和夫監修・臨床歩行分析懇談会編：臨床歩行分析入門. 医歯薬出版, 東京, 1989.
28) Richard Baker：The history of gait analysis before the advent of modern computers. *Gait & Posture*, **26**：331-342, 2007.
29) Dr. Chris Kirtley　clinical gait analysis　http://www.univie.ac.at/cga/
History of the Study of Locomotion　http://www.univie.ac.at/cga/history/
30) 土屋和夫：歩行分析―総論と歴史―. 総合リハ, **5**：57-60, **5**：132-138, 1977.
31) 河合良訓監修：肉単（にくたん）. エヌ・ティー・エス, 東京, 2004.
32) 河合良訓監修：骨単（こつたん）. エヌ・ティー・エス, 東京, 2004.
33) 中村隆一, 齋藤 宏, 長崎 浩：基礎運動学. 第6版, 医歯薬出版, 東京, 2008.
34) Thompson, Floyd 著, 中村千秋, 竹内真希訳：身体運動の機能解剖. 改訂版, 医道の日本社, 神奈川, 1997.
35) 江原義弘, 山本澄子：ボディダイナミクス入門　立ち上がり動作の分析. 医歯薬出版, 東京, 2001.
36) 江原義弘, 山本澄子：ボディダイナミクス入門　歩き始めと歩行の分析. 医歯薬出版, 東京, 2002.

# 第2章　ストップウォッチによる歩行計測

〔何が計れるか〕
　ある決まった距離を歩く時間をストップウォッチで計測し，距離を計った時間で割れば，その間の平均歩行速度を算出できる．歩行速度は，歩行の善し悪しを表すもっとも標準的・効果的な指標である．ストップウォッチはそれ自体が計測器・記録器・表示器であり，安価・簡便で歩行計測器としてきわめてコストパフォーマンスがよい．歩く距離を長くすればするだけ，平均歩行速度の値の信頼性は高まる．
　ある決まった歩数の時間をストップウォッチにより計測し，計った時間を歩数で割れば，1歩の平均時間を算出できる．歩行では，左右足を合わせた2歩の時間が1周期だから，1歩の平均時間を2倍すれば1周期時間の平均値を算出できる．
　歩行速度に1周期時間を掛ければ左右足を合わせた2歩の歩幅，すなわち1ストライド長を算出できる．一般的には歩行が改善すると，歩行速度の増大，ストライド長の増大，歩行周期時間の短縮が観察される．

## 1. 歩行速度の計測

### 1）歩行区間の設定

　歩行区間を図2-1のように設定する．約3m（3歩以上）の予備区間をとり，次の10mは定常区間として定め，最後に3mを歩行の停止区間とする．通常は自由歩行を計測するため，被験者には「いつものように歩いてください」という指示を出すが，必要に応じて最大努力歩行についても計測する．その場合は，「できるだけ速く歩いてください」と指示をする．

### 2）時間の計測

　定常区間に入るときと出るときにストップウォッチを押すが，計測者がスタート地点にいる場合には，定常区間を出る地点を適切に認識できない場合がある．そこで，検査者が被験者のペースメーカーにならないよう，やや離れて被験者の斜め後ろから静かに追従して歩き，被験者がA点を通過するときにストップウォッチを押し，B点を通過するときに再度ストップウォッチを押す．この間の時間をt（秒）とすれば，歩行速度v（m/秒）は以下の式で計算できる．

　　歩行速度（m/秒）＝10（m）／t（秒）

### 3）データの信頼性を増す工夫

　ストップウォッチのように安価な装置であれ，3次元動作解析システムのように高価な装置であれ，計測をすることに変わりはなく，常に精度のよい計測を行うことを心がける．ストップウォッチによる計測の場合，ヒトがOn・Offスイッチを押すときのばらつきがデータの信頼性に影響を与える．計測精度を上げるために具体的には，以下のような条件設定が考えられる．
　① できる限り繰り返し計測する．健常者が対象の場合は10回程度計測する．
　② なるべく長い歩行路を計測する．
　繰り返し計測して歩行時間の平均値を求めることにより信頼性が向上する．計測者側のストップウォッチのスイッチを押す手の動きのばらつき

は，遅く出る場合もあれば速く出る場合もあるが，平均をとれば，そのばらつきが相殺されて真の歩行時間の値に近づく．

長い歩行路を計測することは，計測データの相対誤差を小さくすることに対応している．仮にストップウォッチを押す誤差が0.1秒程度として，1mの距離を歩く時間を1秒と計測したとすると誤差は約10％にもなってしまう．このとき10mの距離を歩く時間を10秒程度として計測すれば，誤差を1％に抑えることができる．

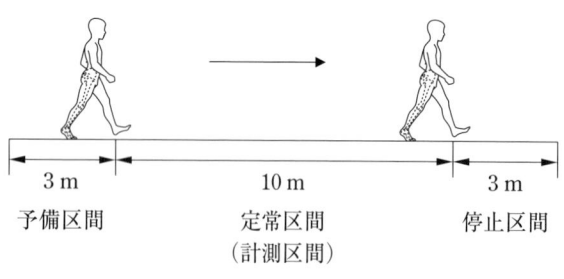

図2-1　歩行路の設定

予備区間　3m
定常区間（計測区間）　10m
停止区間　3m

## 2. 歩行速度で何がわかるか

ある決められた距離を歩いてもらい，その時間を計測して距離の値をかかった時間の値で割れば歩行速度が求まる．歩行速度を計測することによって，身体動作全体の変化を捉えることができる．手術やリハビリテーションによって，どのようにパフォーマンスが向上したかを評価することができる．ただし，右下肢あるいは左下肢の機能を評価していることにはならない．あくまでも身体全体の機能変化を現している．身体全体ということに対して逆説的にいえば，身体のなかのどの部分の機能が原因で歩行速度に変化が現れたかは，歩行速度データだけではわからない．歩行速度はあくまでも外部の観察者に見える結果であり，原因ではない．

## 3. 歩行周期時間とストライド長の計算

被験者のやや後ろから追従して，接地の瞬間にストップウォッチをスタートさせ，10歩目でストップウォッチを止めて時間t（秒）を計測する．tを10で割れば1歩の平均時間を算出できる．歩行では，左右足を合わせた2歩の時間が1周期だから，1歩の平均時間を2倍すれば1歩行周期時間の平均値を算出できる．

　　1歩時間（秒）＝10歩の時間（秒）／10
　　1歩行周期時間（秒）＝1歩時間（秒）×2

歩行速度 v（m/秒）に1歩行周期時間（秒）を掛けるとストライド長（2歩幅）が計算できる．このときの単位はmとなる．

　　ストライド長(m)＝歩行速度(m/秒)×1歩行周期時間（秒）

上記の方法より精度は低下するが，10mの歩行時間と10m歩行中の歩数によっても1歩行周期時間とストライド長を計算することができる．

　　1歩行周期時間(秒)＝10m歩行時間(秒)／(10mの歩数／2)
　　ストライド長(m)＝10m／(10mの歩数／2)

## 4. 比較できるデータに加工する

同一被験者の装具の有無や治療効果の判定では，ストライド長計測値の絶対的な大きさをそのまま評価に用いることができる．しかし，健常者との比較や患者間の比較では，体格によらない量に計測値を変換する必要がある．このため，ストライド長は身長または下肢長に対する割合で表すのがよい．この変換を正規化という．具体的には次のような計算を行う．

　　正規化ストライド長＝ストライド長／身長
　　または　ストライド長／下肢長

### 文　献
1) Taylor, J.R. 著，林　茂雄，馬場　涼訳：計測における誤差解析入門．東京化学同人，東京，2000，p.30-32.
2) 山崎信寿，広瀬秀行：臨床歩行分析入門．医歯薬出版，東京，1989，p.11-23.
3) 市原清志：バイオサイエンスの統計学—正しく活用するための実践理論．南江堂，東京，1990．
4) P.G. ホエール著，浅井　晃，村上正康共訳：入門数理統計学．培風館，東京，1978．

# 第3章　フットスイッチによる歩行計測

〔何が計れるか〕
　足が床に接地する時期，離床する時期が計測され，これによって足が接床している経過時間が算出できる．これより立脚期時間，遊脚期時間，単脚支持時間，両脚支持時間，1歩の時間がわかる．これらは左右別々に計測できるので，以上の値より左右の差あるいは左右の比が算出できる．左右の1歩時間を合計して1周期時間が計れる．
　スイッチを踵・前足部など個別に設置すれば，踵接地からフットフラットまでの時間，踵接地から踵が浮くまでの時間が計測できる．また足の接地にあたって，踵から先に接地するか，前足部から先に接地するか，足裏全面が同時に接地するかの判断ができる．
　フットスイッチ自体は手づくり可能である．ただし，記録器や表示器はそれなりの装置が必要となる．また，破損や故障・誤動作もあるので，入念な確認作業を怠ってはならない．

## 1. フットスイッチとは

　フットスイッチとは，足部に取り付けたON-OFFスイッチをもとに足部の着地と離床のタイミング（時間因子）を電気信号として計測する装置である．基本構造はいたって単純である．足底部に取り付けられたスイッチが立脚期の際には，荷重により押し付けられONとなる．逆に，足部が床から離れればスイッチはOFFとなる．もっとも単純な方法としては，足底全体にスイッチを貼り付け（1つのスイッチのみで）立脚期と遊脚期の接地のタイミングのみを計測する．一方，一足に2つのスイッチを用いること（踵部分および中足骨頭遠位部分の2箇所：以下，踵中足骨）により，踵接地から爪先離れまでの特徴点を計測することができる．本章では，後者の2つのスイッチを用いたものを紹介する．
　スイッチには，弾性材料や感圧導電ゴムが主に用いられる．いずれも導電性（電気を通す）の材料である．弾性材料とは，力を取り除けば再び弾性力でもとの状態に戻る（OFFになる）素材で，薄い銅板などを用いるとよい．弾性材料を用いたスイッチは，主に2枚の弾性材料を重ね合わせ，外部から力が加わった際（足部の接地時）に2枚の弾性材料が接触しONとなる．そのため，弾性材料の周囲にはテープなどの非導電性の素材を貼り付け，非荷重時には電気が流れないよう（OFF）に工夫する必要がある．
　一方，感圧導電ゴムとは，電気を通す導電ゴムで，電卓，ゲーム，リモコンなど生活のあらゆる場面で主にスイッチとして使用されている．感圧導電ゴムには，外力（引き伸ばしたり押し付けたりする）の大きさによって抵抗値が変化するF-R特性（加圧と抵抗値）型と，ある一定以上の外力が加わると抵抗値が急変し導電性になるON-OFF型がある（図3-1）．F-R特性型は，外力の大きさによってアナログ的に抵抗値が変化するため，カメラの電動ズームやロボットの触覚センサーなどとして用いられている．ON-OFF型は，一定以上の外力に対して反応する自動ドアや車両スイッチなどに用いられている．フットスイッチには，単純な機構であるON-OFF型が適しているといえる．図3-2にフットスイッチに用いられるON-OFF型の異なる2つの導電ゴムの断面図を示す．図3-2 (a)は，加圧導電ゴム（シリ

## 第3章 フットスイッチによる歩行計測

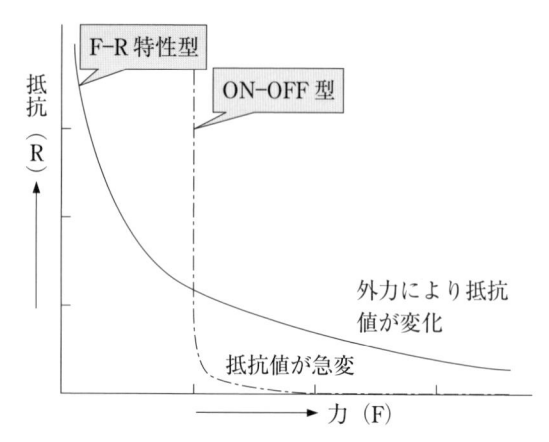

**図3-1 異なる2つの感圧導電ゴムの力と抵抗の関係**

このグラフは、力と抵抗値の関係を表しており、力が大きくなるに従い抵抗値が低下する2つの波形の特性を示している。外力の大きさによって抵抗値が変化するF-R特性型と、ある一定以上の外力が加わると抵抗値が急変し導電性になるON-OFF型がある。F-R特性型は、外力の大きさによってアナログ的に抵抗値が変化する。ON-OFF型は、一定以上の外力に対して反応する。フットスイッチには、単純な機構であるON-OFF型が適している。

コンゴム＋金属微粒子）を用いたスイッチの断面図である。上部からスイッチを加圧する（押し付けられる）と、加圧導電ゴムの抵抗値が急変することにより導通状態となりスイッチがONとなる。一方、図3-2 (b)は、シリコンの導電ゴム（電気が流れるシリコンゴム）を上下に挟み込んだもので、加圧すると導体が変形し上下の導体が接触し導通状態となりスイッチがONとなる。

## 2. 信号処理回路

信号処理回路は、足部に貼り付ける2つのスイッチ、回路、スイッチと回路をつなぐコードから構成されている。また計測の際には、パソコンとパソコンへデータを送り込むA/Dコンバーター（アナログ信号をデジタル信号へ変換する機械）が別途必要となる。踵中足骨にON-OFFスイッチを用いた場合を例に、その基本構造を図3-3に示す。S1とS2は、踵中足骨のスイッチを表しており、2つのスイッチはR1、R2の2つの抵抗と並列に接続される。そしてその先に、可変抵抗R3を直列に接続し、乾電池などを用い一定電圧Vを与える。可変抵抗部分R3の電圧が、コンピュータへの出力値（計測値）となる。S1とS2のスイッチを足部の適切な位置（踵中足骨）に貼り付けた後、長さ約1mのコードを用い回路部分と接続する。左右計測の際には、回路部分を含め2組作成する必要がある。したがって、4個のスイッチ（左右各2個）、2本のコードと図

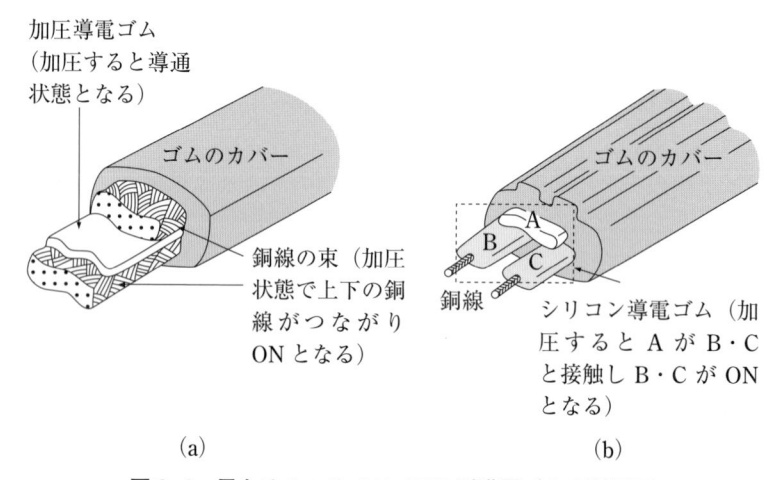

(a) (b)

**図3-2 異なる2つのON-OFF型導電ゴムの断面図**

(a)、(b)ともにフットスイッチに用いられるON-OFF型導電ゴムの断面図である。(a)は、上部から加圧する（押し付けられる）と、加圧導電ゴムの抵抗値が急変することにより導通状態となりスイッチがONとなる。一方(b)は、シリコンの導電ゴム（電気が流れるシリコンゴム）を上下に挟み込んだもので、加圧すると導体が変形し上下の導体が接触し導通状態となりスイッチがONとなる。

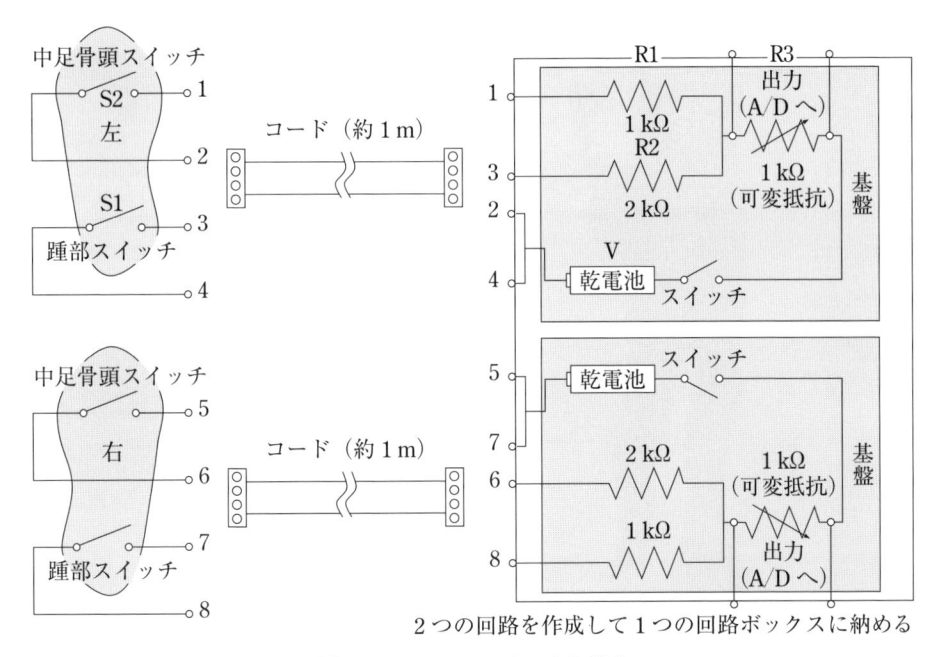

**図3-3 フットスイッチの構成**

2チャンネル（左右足部）計測の際には，同じ回路を2つ作成し，1つの回路ボックスに納める．回路は，1kΩ抵抗，2kΩ抵抗，1kΩ可変抵抗，電池ボックス，乾電池，基盤，スイッチを各2個，それに回路ボックス1個を用意すれば簡単に2チャンネル分が作成できる．使用する乾電池は，1.5Vないしは9Vのどちらを使用してもかまわない．

3-3に示す回路を2つ作成し1つの回路ボックスに納める．

## 3．計測システム

図3-4に計測システムの基本構成を示す．左右の足底部に取り付けられたフットスイッチは，コード（スイッチコードと下肢コード）を用い回路ボックスへとつなげる．回路ボックスには，左右計測が可能なように2チャンネルの入出力信号が処理できる回路を組み込む．回路ボックスからは，左右のフットスイッチのON-OFF情報がアナログ電気信号として出力される．パーソナルコンピュータへ計測信号を取り込むためには，アナログ電気信号をデジタル信号へと変換する必要がある．そのため，回路ボックスからの電気信号は，A/Dコンバーターを介してデジタル信号へと変換しパーソナルコンピュータへと取り込まれる．歩行計測の際には，被験者の身体に取り付けられた回路ボックスとA/Dコンバーターをつなぐ延長コードが必要となる．延長コードは，計測環境や条件によって長さと材質を決定する必要がある．

取り込まれた信号は，A/D変換後の信号を処理する専用のアプリケーションソフト（多くの場合，A/Dコンバーターに付属されている）を用いリアルタイムに画面上で確認できるほか，データとして保存することができる．

## 4．フットスイッチの動作原理

フットスイッチ（足底2箇所にスイッチを用いた）の動作原理は，比較的単純なものであり，足部に貼り付けたスイッチのON-OFFに伴う出力電圧の変化を計測している．それでは，「なぜ，スイッチのON-OFFにより出力電圧が変化するのか」を説明する．たとえば，図3-3のS1・S2の2つのスイッチがONまたはOFFになることにより，電流が変化しR3の電圧は変化する．

図3-3の回路図をもとに，仮にS1を踵部スイッチ，S2を中足骨頭部スイッチ，R1＝1（Ω），R2＝2（Ω），R3＝1（Ω），V＝10（V）とする．可変抵

30　第3章　フットスイッチによる歩行計測

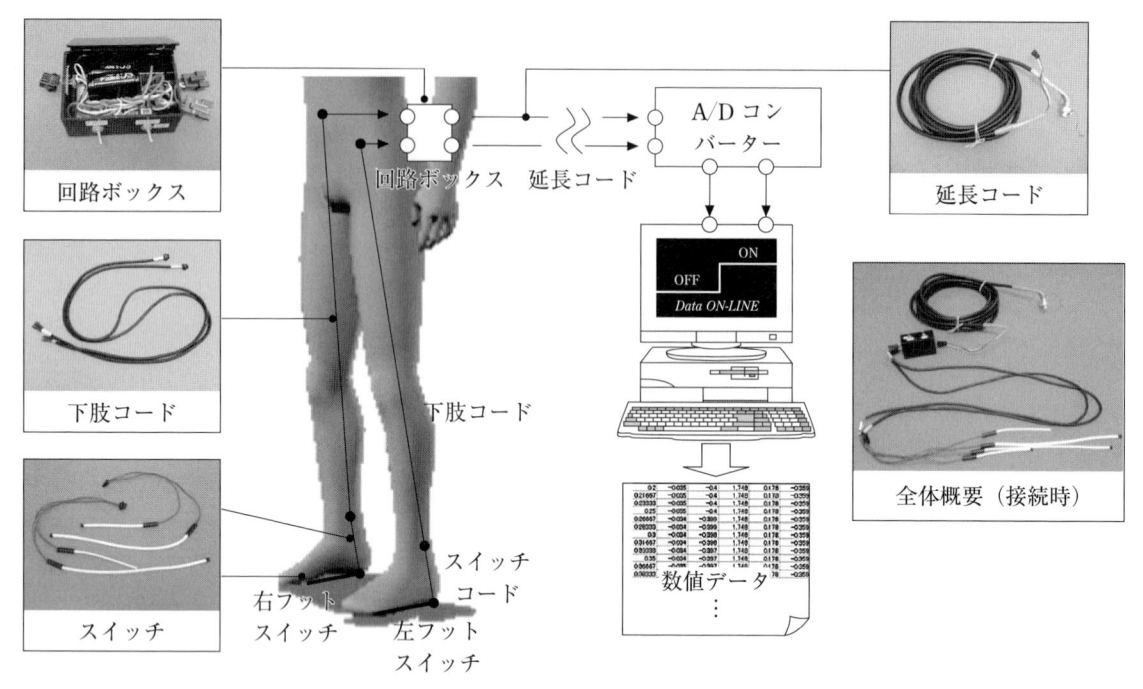

**図 3-4　計測システムの基本構成**

　左右の足底部に取り付けられたフットスイッチは，コード（スイッチコードと下肢コード）を用い回路ボックスへとつなげる．回路ボックスには，左右計測が可能なように2チャンネルの回路を組み込む．回路ボックスとA/Dコンバーターは，延長コードでつなぐ．回路ボックスからのアナログ電気信号は，A/Dコンバーターを介してデジタル信号へと変換し，パーソナルコンピュータへと取り込まれる．取り込まれた信号は，リアルタイムに画面上で確認できるほか，数値データとして保存し，計測後に処理を行うことができる．

抗 $R_3$ は固定抵抗と考える．

・$S_1$・$S_2$ ともに OFF（遊脚期）
　電流が流れないため，出力電圧（計測値）は，「$V=0(V)$」となる．

・$S_1$ が ON（踵接地）
　$R_1$ と $R_3$ の直列回路を考える
　電流 I は，$I=10/(1+1)=5(A)$
　$R_1$ の電圧は，$V_1=1\times 5=5(V)$
　$R_3$ の電圧は $V_3=1\times 5=5(V)$ すなわち出力電圧は $5(V)$ となる．

・$S_1$ と $S_2$ が ON（足底接地）
　$R_1$ と $R_2$ の並列回路とそれにつながる $R_3$ の直列回路を考える
　$R_1$ と $R_2$ の合成抵抗は，$R(1+2)=(1\times 2)/(1+2)=0.67(\Omega)$
　電流 I は，$I=10/(0.67+1)=5.99(A)$
　合成抵抗 $R(1+2)$（$R_1$ と $R_2$）の電圧は，$V(1+2)=0.67\times 5.99=4(V)$
　$R_3$ の電圧は $V_3=1\times 5.99=5.99(V)$ すなわち出力電圧は $5.99(V)$ となる．

・$S_2$ が ON（踵離地）
　$R_2$ と $R_3$ の直列回路を考える
　電流 I は，$I=10/(2+1)=3.33(A)$
　$R_2$ の電圧は，$V_2=2\times 3.33=6.66(V)$
　$R_3$ の電圧は $V_3=1\times 3.33=3.33(V)$ すなわち出力電圧は $3.33(V)$ となる．

## 5. セッティングと計測

### 1）計測器の準備

　被験者にフットスイッチを装着する前段階で，計測装置が正しく動作しているかどうかを確認する．初めにスイッチ，コード，回路ボックス，延長コード，A/Dコンバーター，パーソナルコンピュータを接続する．専用のアプリケーションソフトを起動した後，フットスイッチを指で押し，出力信号の確認を行う．また，このときにモニター

上でノイズについても合わせて確認する．ノイズは，後の処理に大きな影響を及ぼすため，念入りに確認する．ノイズの原因は，機器の損傷，接触不良，圧迫の他に外部要因（主に電気機器など）が考えられる．

### 2）スイッチの貼り付け

スイッチは，靴底に直接貼り付ける場合と，数mmの薄い中敷に貼り付け，靴のなかに収納する場合が考えられる．銅版などの弾性材料を用いた際には，材料の強度や形状を考えると中敷に貼り付けることが望ましい．一方，感圧導電ゴムを用いた際には，直接靴底へ貼り付ける方が誤動作も少なく調整も容易である．スイッチの貼り付けが完了した段階で，再び貼り付けたスイッチを指で押して正しい出力信号が得られているかを確認する．問題がなければ，被験者に靴を装着し立位および無荷重時の動作確認を行う．この時点では，踵接地から爪先離れまでの特徴点の確認をする必要はない．

### 3）試歩行（練習）

回路ボックスを被験者の腰の周辺にベルトで固定する．コードは歩行時に邪魔にならないように，弾性包帯や伸縮バンドで下腿および大腿部に固定する．その際，足・膝・股関節の屈伸運動を行いコードに余裕があるかを確認する．歩行計測の際には，験者の一人が，被験者の後方から延長コードをもちサポートする．十分な時間試歩行を行い，おのおのの計測条件に慣れてもらうことが望ましい．試歩行の際には，他の験者がモニター上で波形の動作確認を行う．この際に，踵接地から爪先離れまでの特徴点の確認を行う．試歩行の際に新たなノイズの出現やコードの脱着が起こる可能性があるので注意が必要である．

### 4）計測（本番）

歩行開始および終了時は歩行が安定しないため，一般的に前後3歩のデータは採用しない．したがって，計測空間は広い場所が望ましい．屋外や体育館などの広い場所で計測する際には，A/Dコンバーターとパーソナルコンピュータを車輪の付いた台に乗せて移動しながら計測を行うことも考えられる．また，計測空間があまり広くない（計測室や訓練室など）場合は，左右の下肢に均等に負担がかかるように大きな八の字を描きながら歩行するとよい．計測データの保存方法は，使用するA/Dコンバーター付属のアプリケーションソフトの機能により異なるが，バイナリーデータ（アプリケーションソフト専用の形式）として保存し，データ処理の段階でアスキーデータ（Excelなどで処理できる数値データ）へ変換することが望ましい．後の変換が不可能の場合は，あらかじめアスキーデータ（ファイル）として保存する．処理方法は次項「6. 数値データの整理と統計処理」で解説する．

## 6．数値データの整理と統計処理

フットスイッチにより得られた数値データは，時間因子データである．アスキーデータであれば，Excelをはじめとした表計算ソフトに読み込み数値データ処理を行うことができる．図3-5は，左右計測の際のExcelデータ表示の一例である．1行目には時間データ（秒），2・3行目には左右のフットスイッチのデータ（V）が示されている．時間データは，計測時に設定したサンプリング周波数（1秒間に計測されるデータ数：Hz）によって変わる．この例では，60Hzで計測しているため1フレーム当たり1/60秒となる．フットスイッチのデータは，「4．フットスイッチの動作原理」で示したように踵接地から爪先離れまでの特徴点の違いにより電圧が変化する．図3-5では，内容の理解を容易にするために電圧変化を0V，5V，6V，3.33Vと表記してあるが，実際の計測では，微小ノイズの影響を受け各特徴点の電圧の値は多少上下する．また，使用する電圧（乾電池）の大きさにより出力電圧は異なる．ただし，電圧は物理的意味をもたないため電圧の多少のズレは気にする必要はなく，特徴点（各相のタイミング）の抽出ができればデータ処理上に問題はない．

### 1）データの表示

データ表示の方法は，時系列データとしてグラ

32　第3章　フットスイッチによる歩行計測

時間データ（秒）：
1/60秒ずつ時間が進んでいる（サンプリング周波数 60 Hz の場合）

フットスイッチデータ（V）：
0 V：遊脚期
5 V：踵接地〜足底接地
6 V：足底接地〜踵離れ
3.33 V：踵離れ〜爪先離れ
注：実際の計測では微少ノイズの関係上，数値に多少の差がある．

|  | A | B | C |
|---|---|---|---|
| 1 | 時刻 | 右足 | 左足 |
| 2 | 0.016667 | 6 | 0 |
| 3 | 0.033333 | 6 | 5 |
| 4 | 0.05 | 6 | 5 |
| 5 | 0.066667 | 6 | 5 |
| 6 | 0.083333 | 6 | 5 |
| 7 | 0.1 | 3.33 | 5 |
| 8 | 0.116667 | 3.33 | 5 |
| 9 | 0.133333 | 3.33 | 5 |
| 10 | 0.15 | 0 | 5 |
| 11 | 0.166667 | 0 | 5 |
| 12 | 0.183333 | 0 | 5 |
| 13 | 0.2 | 0 | 5 |
| 14 | 0.216667 | 0 | 6 |
| 15 | 0.233333 | 0 | 6 |
| 16 | 0.25 | 0 | 6 |
| 17 | 0.266667 | 0 | 6 |
| 18 | 0.283333 | 0 | 6 |
| 19 | 0.3 | 0 | 6 |

**図3-5　左右計測の際の Excel データ表示例**

　左右の足部計測の際の Excel データ表示の一例である．1行目には時間（秒），2・3行目には左右のフットスイッチの電圧（V）が示されている．時間は，60 Hz で計測しているため1フレーム当たり1/60秒となる．時間は重要であるが，電圧は物理的意味をもたないため電圧の多少のずれは気にすることはなく，特徴点（各相のタイミング）の抽出ができればデータ処理上に問題はない．

フ化するものと各相の時間を数値データ化して処理する方法の2つに大別される．

**(1) グラフ表示**

　時系列データとしてグラフ化する目的は，立脚期，遊脚期さらには立脚期の特徴点のタイミングと時間の長さを波形全体から読み取るためである．その場合，左右のデータを分ける，または一側のみを表記する方法と左右のデータを重ねて表記する方法が考えられる．一側下肢に麻痺などの障害があり，麻痺側の特徴のみを波形から考察したい際には一側のみの表記がわかりやすい．**図3-6**は，一側下肢の2周期分の波形である．この図から，立脚期・遊脚期時間と立脚期の特徴点（①，②，③）と特徴点間の時間（⑤，⑥，⑦）を把握することができる．異常歩行では，特徴点間の時間が変化する（たとえば⑥足底接地時間が増加する）または，爪先接地により⑤の特徴点が消失するなどの特徴が現れる．一方，両脚支持期と単脚支持期の時間を把握する際には，左右のデータを重ねて表示する．**図3-7**は，左右のデータを同時に（重ねて）表記したものである．個々の波形の特徴は多少見づらくなるが，⑧両脚支持期と⑨単脚支持期の時間について考察することができる．

**図3-6 一側下肢の2周期波形**

①：踵接地，②：足底接地，③：踵離れ，④：爪先離れ，⑤：踵接地～足底接地までの時間，⑥：足底接地～踵離れまでの時間，⑦：踵離れ～爪先離れまでの時間．

　一側下肢2周期分の波形である．この図から，立脚期・遊脚期時間と立脚期の特徴点（①，②，③）と特徴点間の時間（⑤，⑥，⑦）を把握することができる．異常歩行では，特徴点間の時間が変化する（たとえば⑥足底接地時間が増加する）または，爪先接地により⑤の特徴点が消失するなどの特徴が現れる．

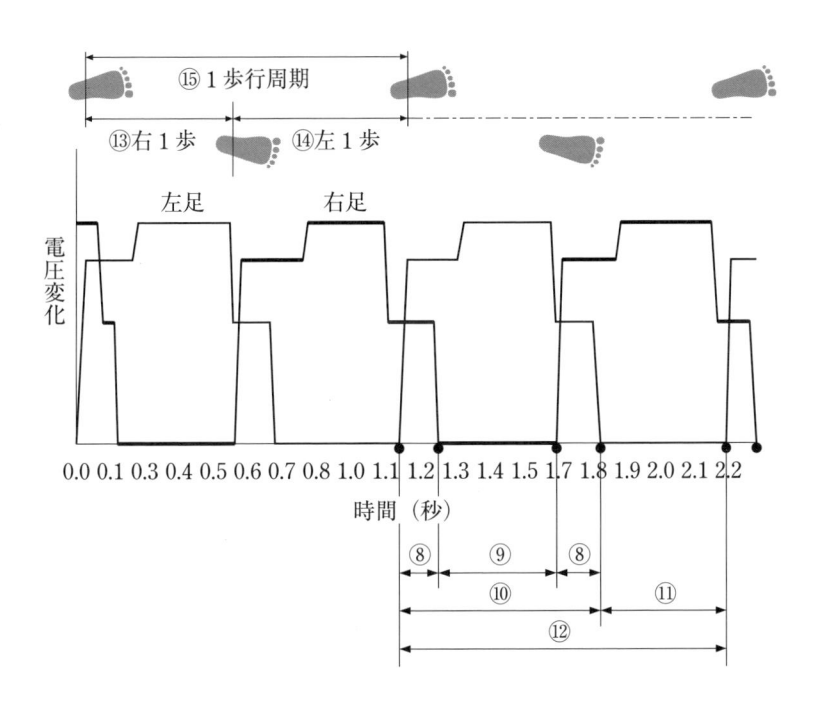

**図3-7 左右データの同時表記例**

⑧：両脚支持期，⑨：左単脚支持期，⑩：左立脚期，⑪：左遊脚期，⑫：1歩行周期．

　個々の波形の特徴は多少見づらくなるが，⑧両脚支持期と⑨単脚支持期の時間を把握する際には，左右のデータを重ねて表示する．

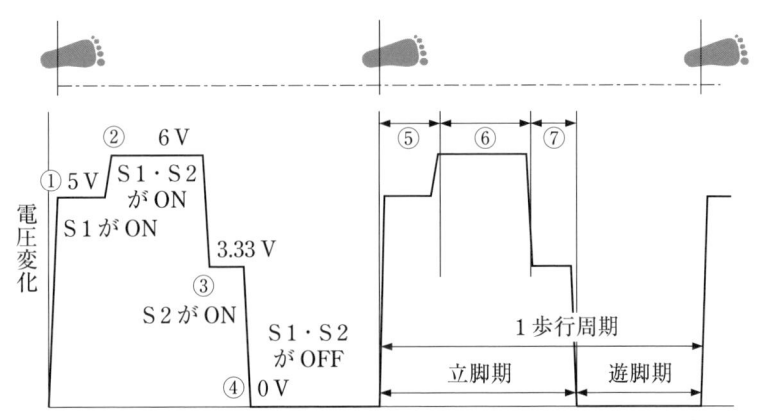

34　第3章　フットスイッチによる歩行計測

表3-1　時間因子データ表示例

n周期のデータを基に各相を数値化する．

| No. | 立脚期 秒 | %*1 | 遊脚期 秒 | %*2 | 1歩行周期 秒 | 立脚前期 秒 | %*3 | 立脚中期 秒 | %*3 | 立脚後期 秒 | %*3 |
|---|---|---|---|---|---|---|---|---|---|---|---|
| 1 | 0.64 | 60.4 | 0.42 | 39.6 | 1.06 | 0.18 | 28.1 | 0.33 | 51.6 | 0.13 | 20.3 |
| 2 | 0.61 | 61.0 | 0.39 | 39.0 | 1.00 | 0.17 | 27.9 | 0.27 | 44.3 | 0.17 | 27.9 |
| 3 | 0.63 | 60.0 | 0.42 | 40.0 | 1.05 | 0.18 | 28.6 | 0.24 | 38.1 | 0.21 | 33.3 |
| 4 | 0.58 | 60.4 | 0.38 | 39.6 | 0.96 | 0.15 | 25.9 | 0.31 | 53.4 | 0.12 | 20.7 |
| 5 | 0.69 | 60.5 | 0.45 | 39.5 | 1.14 | 0.21 | 30.4 | 0.33 | 47.8 | 0.15 | 21.7 |
| 6 | 0.63 | 60.0 | 0.42 | 40.0 | 1.05 | 0.18 | 28.6 | 037 | 58.7 | 0.08 | 12.7 |
| 7 | 0.71 | 59.2 | 0.49 | 40.8 | 1.20 | 0.23 | 32.4 | 0.31 | 43.7 | 0.17 | 23.9 |
| 8 | 0.55 | 59.8 | 0.37 | 40.2 | 0.92 | 0.14 | 25.5 | 0.29 | 52.7 | 0.12 | 21.8 |
| 9 | 0.62 | 59.6 | 0.42 | 40.4 | 1.04 | 0.17 | 27.4 | 0.31 | 50.0 | 0.14 | 22.6 |
| ⋮ | ⋮ | ⋮ | ⋮ | ⋮ | ⋮ | ⋮ | ⋮ | ⋮ | ⋮ | ⋮ | ⋮ |
| n | 0.67 | 60.4 | 0.44 | 39.6 | 1.11 | 0.19 | 28.4 | 0.29 | 43.3 | 0.19 | 28.4 |
| 平均±標準偏差 | 0.633±0.048 | 60.1 | 0.42±0.035 | 39.9 | 1.053±0.093 | 0.18±0.026 | 28.3 | 0.305±0.036 | 48.9 | 0.148±0.038 | 22.8 |
| 最大値 | 0.71 | | 0.49 | | 1.2 | 0.23 | | 0.37 | | 0.21 | |
| 最小値 | 0.55 | | 0.37 | | 0.92 | 0.14 | | 0.24 | | 0.08 | |
| 範囲 | 0.16 | | 0.12 | | 0.28 | 0.09 | | 0.13 | | 0.13 | |

*1 立脚時間率（％）は，1歩行周期に対する立脚期時間の割合．
*2 遊脚時間率（％）は，1歩行周期に対する遊脚期時間の割合．
*3 立脚前・中・後期時間率（％）は，立脚期に対する立脚前・中・後期時間の割合．

　この表は，1名の被験者を対象としn周期（No.1～No.n）各相の時間（秒）と時間率（％）を表している．表にまとめた後は，平均，標準偏差，最大値，最小値，範囲などを計算することによりデータ全体の傾向を把握できる．

(2)　数値データ表示
① 計測できる時間因子
　図3-6および図3-7で示したように，計測により複数の時間因子データが得られる．また，1歩時間についても算出することができ，左右の1歩時間（⑬，⑭）を合計すると1歩行周期時間（⑮）が算出される．
　各相の時間因子の関係は以下のようになる（図3-6・図3-7）．
　1歩行周期（秒）＝左立脚期（⑩）＋左遊脚期（⑪）
　　　　　　　　＝右立脚期＋右遊脚期
　　　　　　　　＝右1歩時間（⑬）＋左1歩時間（⑭）
　立脚期（秒）＝立脚（⑤）＋立脚（⑥）＋立脚（⑦）
　　　　　　　＝両脚支持期（⑧）＋単脚支持期（⑨）＋両脚支持期（⑧）
　遊脚期（秒）＝反対側の単脚支持期（⑨）
　　　　　　　＝1歩行周期（⑫）－立脚期（⑩）

② データ表示の方法
　表3-1は，時間因子データ表示に関する1例である．この表では，1名の被験者を対象としn周期（No.1～No.n）各相の時間（秒）と時間率（％）を表している．フットスイッチを用いた計測は，被験者の身体状況がよく計測空間が広ければ，一度に数十歩の計測が可能であり，計測開始の前後3・4歩のデータを除外したとしても10周期程度のデータ入手は行える．もちろん複数回に分けて計測を行うことも考えられる．表にまとめた後は，平均，標準偏差，最大値，最小値，範囲などを計算することによりデータ全体の傾向を把握でき

**表 3-2　複数被験者データの整理例**

|  | 被験者 A | 被験者 B | 被験者 C |
|---|---|---|---|
| 立脚期（秒） | 0.63±0.05 | 0.91±0.13 | 0.69±0.05 |
| 遊脚期（秒） | 0.42±0.04 | 0.52±0.06 | 0.40±0.07 |
| 1 歩行周期（秒） | 1.05±0.09 | 1.44±0.19 | 1.09±0.11 |
| 立脚前期（秒） | 0.18±0.03 | 0.33±0.13 | 0.19±0.04 |
| 立脚中期（秒） | 0.31±0.04 | 0.45±0.06 | 0.35±0.04 |
| 立脚後期（秒） | 0.15±0.04 | 0.13±0.05 | 0.15±0.04 |
| 立脚期（％） | 60.1 | 63.2 | 60.1 |
| 遊脚期（％） | 39.9 | 36.8 | 39.9 |
| 立脚前期（％） | 28.3 | 36.3 | 27.6 |
| 立脚中期（％） | 48.4 | 49.5 | 50.7 |
| 立脚後期（％） | 23.3 | 14.2 | 21.7 |

被験者間の差を把握したい際には，表 3-1 に示した表を複数作成し，1 つにまとめる表示方法も考えられる．主に表 3-1 はデータ処理の段階で用い，上記の表は学術論文としてまとまる際に有効である．

る．さらには，後で示す統計処理を行う際にも有効である．左右の違い，条件の異なる歩行（健常歩行，装具歩行，義足歩行など）の特徴，被験者間の差などを把握したい際には，表 3-1 のような表を複数作成し，1 つにまとめる表示方法も考えられる（**表 3-2**）．主に表 3-1 はデータ処理の段階で用い，表 3-2 は学術論文としてまとまる際に有効的である．

### ③　データの正規化

異なる被験者間での比較，健常歩行と障害者歩行との比較などを行う際には，身体寸法などにより各相の時間そのものに差が生じる．このため，時間データは 1 歩行周期に対する各相の割合とした正規化表現として用いられることが多い[2]．正規化することにより時間（秒）という物理量から次元をもたない時間（％）へと変換されるため，異なる条件での比較が行いやすくなる．

立脚時間率（％）
　＝立脚期時間（秒）／1 歩行周期時間（秒）
遊脚時間率（％）
　＝遊脚期時間（秒）／1 歩行周期時間（秒）
立脚前期時間率（％）
　＝立脚前期時間（秒）／立脚期時間（秒）

### ④　データのばらつき

同一項目の複数のデータを一度に表記する際には，平均と標準偏差を示す．標準偏差とは，データのばらつきを示す尺度であり，標準偏差の値が大きいほど，データのばらつきが大きいことを示している．データのばらつきの度合は，歩行の再現性の評価としても用いられる．標準偏差以外にもデータの最大値と最小値，または範囲（最大値－最小値）を用いばらつきの度合いを表すこともできる．

平均と標準偏差の計算方法を以下に示す．
たとえば数値データが "1.12, 1.11, 1.43, ･･･ 1.23" のように n 個計測されたとする．

平均（$\bar{x}$）は，$\bar{x} = \dfrac{1}{n}\sum_{i=1}^{n} x_i = (x_1 + x_2 + x_3 + \cdots + x_n)/n$

したがって，上記数式に数値を当てはめると，
$\bar{x} = (1.12 + 1.11 + 1.43 + \cdots + 1.23)/n$

標準偏差は分散の平方根であるため，初めに分散を計算する．

分散（V）は，$V = \dfrac{1}{n}\sum_{i=1}^{n}(x_i - \bar{x})^2 = \dfrac{1}{n}\{(x_1 - \bar{x})^2 + (x_2 - \bar{x})^2 + (x_3 - \bar{x})^2 + \cdots + (x_n - \bar{x})^2\}$

したがって，上記数式に数値を当てはめると，
$V = \dfrac{1}{n}\{(1.12 - \bar{x})^2 + (1.11 - \bar{x})^2 + (1.43 - \bar{x})^2 + \cdots (1.23 - \bar{x})^2\}$

ただし，電卓を用い分散を計算する際には，上式を以下のように変形した方が計算しやすく，間違もしにくい．

$$V = \dfrac{1}{n}\sum_{i=1}^{n} x_i^2 - \bar{x}^2 = \left\{\dfrac{1}{n}(x_1^2 + x_2^2 + x_3^2 + \cdots + x_n^2)\right\} - \bar{x}^2$$

したがって，上記数式に数値を当てはめると，
$V = \left\{\dfrac{1}{n}(1.12^2 + 1.11^2 + 1.43^2 + \cdots + 1.23^2)\right\} - \bar{x}^2$

標準偏差（$\sigma$）は，$\sigma = \sqrt{V}$（分散の平方根）

### ⑤　対称性の評価

本来，歩行とは左右対称の運動である．しかし，障害や疾病などにより左右の対称性が崩れてしまうことがある．逆に，装具装着の効果，義足パー

ツやアライメント変更・調整の効果,手術の効果,訓練効果などにより左右の対称性が改善されることもある.時間因子を用いた左右運動の対称性の評価は,「右の時間因子/左の時間因子」によって計算される.左右対称とは,右と左を入れ替えても変わらないことを示す.したがって,得られた値が1であれば左右は対称である.

### 2) 数値データ処理(統計)

得られた数値データは,統計処理を用い判定または判別を行うことができる.統計処理方法の詳細は,確立された手法が複数存在するため,ここでは時間因子を用いた一般的な判定評価の方法の1例について解説する.

#### (1) 2群間の差の検定(対応がない場合)

異なる2つのグループ(2群)間に差があるか否かを判断する.ここでは,1名の被験者を対象に異なる2条件(対応がない)を2群とする.1名の高齢者の,「杖使用の有無による単脚支持期の時間(図3-7⑨)に差があるか?(杖を使用することにより単脚支持時間が長くなるのでは?)」を判断したい場合を考える.高齢者Aさんの杖あり,杖なし歩行の計測を行う.この場合,各条件での計測歩数は必ずしも同じでなくてもよい.ただし,統計処理を行う際には,データ数が多いことが望ましい.以下の例では,いずれの条件においても25歩以上のデータとする($n \geq 25$, $m \geq 25$).本来は,以下の統計処理を行う際には,各群のデータが正規分布するか否かを判断する必要がある.しかしここでは,正規分布することを前提とし,パラメトリックな検定手法を採用する.正規分布しない際には,ノンパラメトリックな検定手法が用いられる.また,この検定を行う際には,2群間のばらつき(分散)に差がないかを検定($F$検定)する必要がある.しかし,2群の各データ数がほとんど同じ($n \fallingdotseq m$)でそれぞれが十分大きいときは,等分散と仮定しても危険率はほとんど変わらない.詳細は,参考文献[3]または付録を参照されたい.

各条件での単脚支持時間(秒)

杖あり:$x_1, x_2, x_3, \cdots, x_n$(データ数はn)

杖なし:$y_1, y_2, y_3, \cdots, y_n$(データ数はm)

ここでは2つの条件の,$x_1$と$y_1$,$x_2$と$y_2$・・・などが対応していないので,対応のない$t$検定を用い2条件間の差の検定を行う.

① 杖あり平均$\bar{x}$,杖なし平均$\bar{y}$,杖あり分散$v_x$,杖なし分散$v_y$を計算する.

② 次の式で$t_0$の値を計算する.

$$t_0 = \frac{(\bar{x}-\bar{y})}{\sqrt{\frac{v_x}{n}+\frac{v_y}{m}}}$$

③ 判定($t$分布表を利用する)

$|t_0| \geq (n+m-2, 0.05)$ならば,2つの条件(杖あり,杖なし)での歩行には差があるといえる(危険率5%).

このとき,仮に$\bar{x}$の値が$\bar{y}$より大きかったとすれば,「杖を使用することにより単脚支持時間が増加した($p<0.05$)」と判断される.

#### (2) 2群間の差の検定(対応がある場合)

データに1対1の対応がある際には,次のような差の検定を行う.たとえば,複数被験者の装具装着の有無,複数被験者の訓練前後などがあげられ,装具使用または訓練による効果判定に用いられる.ここでは,複数の被験者を対象に異なる2条件を2群とする.n名の下腿切断者を対象に,「SACH足部と単軸足部で立脚前期時間(図3-6⑤)に差があるか?(単軸足部を使用することにより立脚前期時間が短くなるのでは?)」を判断したい場合を考える.n名の下腿切断者に,SACH足部と単軸足部を装着し,複数歩の計測を行う.この場合,先ほどと同様にデータ数(歩数)が多いことが望ましい.また,被験者数も25名以上であることが望まれる.被験者数が少ない際には,二項分布を用いた符号検定または,ウイルコクソンのサインランク検定を用いる.詳細は,参考文献[3]または付録を参照されたい.

n名の被験者の2つの条件下での違いをみるための対応するデータ間(2条件)の立脚前期時間の差(秒)(**表3-3**).

$d_1, d_2, d_3, \cdots, d_n$(データ数はn)

対応のある$t$検定を用い2条件間の差の検定を行う.

① データ間の差$d_1, d_2, d_3, \cdots, d_n$の平均$\bar{d}$と分散$v_d$を計算する.

表 3-3 SACH 足部と単軸足部の立脚前期時間の比較(対応のある $t$ 検定:差の検定)

| No. | 条件 | 計測データ(秒) | | | | 平均値 | データ差 |
|---|---|---|---|---|---|---|---|
| 被験者-1 | SACH 足部<br>単軸足部 | 0.18<br>0.21 | 0.17<br>0.25 | 0.15<br>0.22 | …<br>… | $A_1$<br>$B_1$ | $d_1$ |
| 被験者-2 | SACH 足部<br>単軸足部 | 0.15<br>0.18 | 0.14<br>0.21 | 0.19<br>0.15 | …<br>… | $A_2$<br>$B_2$ | $d_2$ |
| 被験者-3 | SACH 足部<br>単軸足部 | 0.32<br>0.38 | 0.22<br>0.29 | 0.38<br>0.43 | …<br>… | $A_3$<br>$B_3$ | $d_3$ |
| 被験者-4 | SACH 足部<br>単軸足部 | 0.19<br>0.18 | 0.13<br>0.16 | 0.11<br>0.19 | …<br>… | $A_4$<br>$B_4$ | $d_4$ |
| 被験者-5 | SACH 足部<br>単軸足部 | 0.35<br>0.33 | 0.29<br>0.25 | 0.41<br>0.39 | …<br>… | $A_5$<br>$B_5$ | $d_5$ |
| ⋮ | ⋮ | ⋮ | ⋮ | ⋮ | ⋮ | ⋮ | ⋮ |
| 被験者-n | SACH 足部<br>単軸足部 | 0.41<br>0.38 | 0.22<br>0.29 | 0.36<br>0.43 | …<br>… | $A_n$<br>$B_n$ | $d_n$ |

n 名(被験者 1~被験者 n)の下腿切断者に,SACH 足部と単軸足部を装着し,複数歩の計測を行う.その後,平均値を算出し,各被験者のデータ差 d=A−B を計算する.この検定では,データ数(歩数)が多いことと,被験者数 n も 25 名以上であることが望まれる.

② 次の式で $t_0$ の値を計算する.

$$t_0 = \frac{\bar{d}}{\sqrt{\dfrac{v_d}{n}}}$$

③ 判定($t$ 分布表を利用する)

$|t_0| \geq (n-1, 0.05)$ ならば,2 つの条件(SACH 足部,単軸足部)での歩行には差があるといえる(危険率 5%).

このとき,仮に $\bar{d}$ の値がプラスだったとすれば,「単軸足部を使用することにより立脚前期時間が短くなる($p<0.05$)」と判断される.

# 7. 臨床応用例

ここでは,フットスイッチを用いた時間因子計測の一例として,片麻痺者の装具使用による時間因子へ及ぼす影響を紹介する.

### 1) 計測方法

計測には,図 3-4 に示す感圧導電ゴム製のフットスイッチを使用した.被験者は,日常でプラスチック短下肢装具(以下,PAFO)を使用している在宅片麻痺者 9 名(平均年齢 60.3±9.2 歳,平均身長 155±4.2 cm,平均体重 57.3±5.3 kg,Br. stage4 が 5 名,3 が 4 名,男性 5 名,女性 4 名)とした.片麻痺者のなかには,PAFO 装着により歩行改善が望まれないケースも存在するが,本研究ではあらかじめ専門スタッフによる事前評価の結果,PAFO 装着による歩行改善が期待できるケースのみを選択した.いずれの被験者からも PAFO 装着により「歩きやすくなった,安心である,脚が軽く感じる」などの良好な意見を得た.また,関節拘縮および言語,認知,視覚などの高次脳機能障害はなく,過度の感覚障害もみられなかった.被験者へフットスイッチを装着した状況を図 3-8 に示す.

### 2) データ処理

計測により得られたデータをもとに,9 名の被験者の裸足歩行および装具歩行の麻痺側立脚期と遊脚期各相の平均時間を求めた.立脚期時間は,初期両脚支持期(麻痺側の接地~非麻痺側の離地),単脚支持期(非麻痺側の離地~非麻痺側の接地),後期両脚支持期(非麻痺側の接地~麻痺

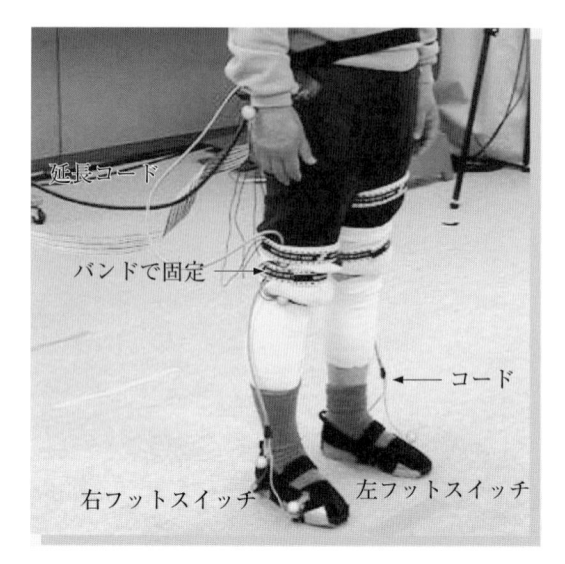

**図3-8 フットスイッチ装着例**
被験者へフットスイッチを装着した状態．コードには多少の余裕をもたせ，股・膝・足関節の動きに対応できるようにする．また，伸縮バンドを用いコードを固定する．

側の離地）の3相の平均時間も求めた（**図3-9**）．

### 3）結果および考察

**表3-4(a)** に装具使用の有無による1歩行周期，立脚期，遊脚期の時間を示す．裸足歩行と比較し装具歩行では，9名中7名の被験者に1歩行周期時間の減少がみられた．さらに遊脚期では9名中7名，立脚期では9名中8名の被験者に時間の減少がみられた．9名の被験者の平均時間の比較では，1歩行周期，立脚期，遊脚期のすべての相において装具歩行の時間が短かった．

**表3-4(b)** に装具使用の有無による立脚期3相の時間を示す．初期両脚支持期では9名中9名，後期両脚支持期では，9名中8名が装具使用により時間が減少した．一方，単脚支持期では，9名中7名が装具使用により時間が増加した．

以上の結果から，装具を用いることにより麻痺側下肢の歩行周期全体の時間は短縮される．しかし，単脚支持時間においては，装具を使用することにより麻痺側下肢の支持性が向上し，支持時間が増加する傾向があると考えられる．

### 4）失敗談

本研究では当初，15名以上の計測を予定していた．しかし，主に体調不良が原因で計測に協力いただけない方々が複数存在した．そのようななかで，実際に12名の片麻痺者に計測に参加していただいた．しかし，3名に関しては，計測に参加したにも関わらずデータ収集が行えなかった．

#### (1) 理由

① 計測準備の段階で体調不良を訴え，数回の施行で計測が終了してしまったケースが1名いた．

② 計測データに細かなノイズが現れ，接地のタイミングが把握できなかったケースが1名いた．

③ 何らかのトラブルにより右側フットスイッ

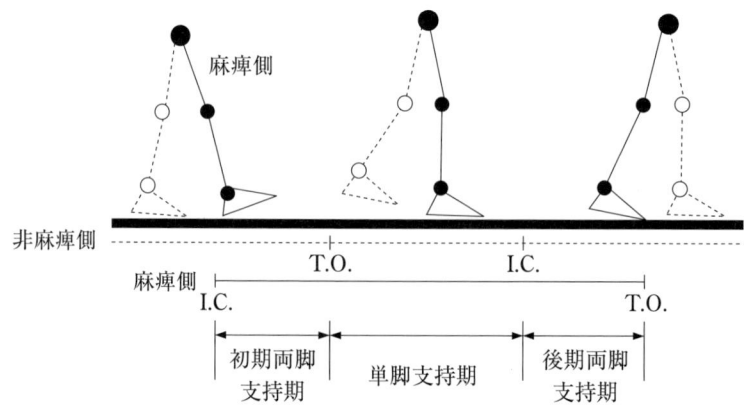

**図3-9 麻痺側立脚期3相の分割**
麻痺側の立脚期時間は，初期両脚支持期（麻痺側の接地～非麻痺側の離地），単脚支持期（非麻痺側の離地～非麻痺側の接地），後期両脚支持期（非麻痺側の接地～麻痺側の離地）の3相に分割し，各相の平均時間も求めた．

## 表3-4 装具使用の有無による時間比較

(a) 装具使用の有無による1歩行周期，立脚期，遊脚期時間

| 被験者 | 1歩行周期（秒） 裸足歩行 | | 装具歩行 | 立脚期（秒） 裸足歩行 | | 装具歩行 | 遊脚期（秒） 裸足歩行 | | 装具歩行 |
|---|---|---|---|---|---|---|---|---|---|
| a | 4.16 | > | 1.70 | **3.45** | > | 1.08 | **0.71** | > | 0.62 |
| b | **5.60** | > | 2.66 | **4.48** | > | 1.93 | **1.12** | > | 0.73 |
| c | **4.60** | > | 2.12 | **3.64** | > | 1.56 | **0.96** | > | 0.56 |
| d | **2.16** | > | 1.96 | **1.68** | > | 1.06 | 0.48 | < | **0.91** |
| e | 2.07 | < | **2.16** | **1.58** | > | 1.56 | 0.62 | = | 0.62 |
| f | 1.80 | > | 1.28 | **1.23** | > | 0.83 | **0.57** | > | 0.45 |
| g | **1.95** | > | 1.67 | **1.33** | > | 1.09 | **0.62** | > | 0.58 |
| h | **1.43** | > | 1.22 | **0.93** | > | 0.77 | **0.50** | > | 0.45 |
| i | 1.30 | < | **1.37** | 0.82 | < | **0.85** | 0.47 | < | **0.52** |
| 平均 | **2.78** | > | 1.79 | **2.13** | > | 1.19 | **0.67** | > | 0.60 |
| 標準偏差 | 1.57 | | 0.48 | 1.35 | | 0.40 | 0.23 | | 0.14 |

(b) 装具使用の有無による立脚期3相時間

| 被験者 | 初期両脚支持（秒） 裸足歩行 | | 装具歩行 | 単脚支持期（秒） 裸足歩行 | | 装具歩行 | 後期両脚支持期（秒） 裸足歩行 | | 装具歩行 |
|---|---|---|---|---|---|---|---|---|---|
| a | **2.14** | > | 0.31 | 0.21 | < | **0.30** | **1.10** | > | 0.47 |
| b | **2.51** | > | 0.61 | 0.44 | < | **0.52** | **1.53** | > | 0.80 |
| c | **2.26** | > | 0.45 | 0.23 | < | **0.43** | **1.16** | > | 0.68 |
| d | **0.44** | > | 0.25 | 0.20 | < | **0.30** | **1.04** | > | 0.52 |
| e | **0.50** | > | 0.44 | 0.40 | < | **0.48** | **0.69** | > | 0.63 |
| f | **0.37** | > | 0.23 | 0.34 | < | **0.36** | **0.52** | > | 0.23 |
| g | **0.35** | > | 0.23 | **0.43** | > | 0.40 | **0.55** | > | 0.46 |
| h | **0.34** | > | 0.25 | **0.28** | > | 0.26 | **0.31** | > | 0.26 |
| i | **0.21** | > | 0.18 | 0.39 | < | **0.45** | 0.22 | = | 0.22 |
| 平均 | **1.01** | > | 0.33 | 0.32 | < | **0.39** | **0.79** | > | 0.47 |
| 標準偏差 | 0.98 | | 0.14 | 0.10 | | 0.09 | 0.44 | | 0.2 |

表内の数値は，被験者ごとの平均値を表している．裸足歩行と装具歩行を比較し，大きい値を太文字下線で表示している．

チのON-OFF波形がモニター上に現れないケースが1名いた．

### (2) 原因およびトラブル対処方法

① さまざまな原因が考えられるが，計測日が冬の寒い時期で室内外の温度差が激しかったことと，計測参加者（スタッフ）が多く被験者の心理的負担が大きかったものと考えられる．日間変動の激しい中枢性疾患の片麻痺者を対象とした計測では，このようなことは頻繁に起こりうる．したがって，対処方法は素直に計測を中止する．簡単そうだが，この判断が重要である．

② ノイズの原因はさまざまで，主に内的要因（システム上の問題）と外的要因（計測環境上の問題）に大別される．完全にノイズを除去することは，物理的に不可能である．そのため，考えられる原因を個々に消去していくしかない．このケースでは，内的要因として延長コードに安価なケーブルを使用した点とアースの取り方に問題があった．外的要因としては，エアコンや照明器具から発せられる高周波が主な原因であった．対処方法としては，延長コードをシールド付きのものに変更し，計測の際にケーブルを引きずらないよう

にした．また，ケーブルに余計な負荷（抵抗）が加わらないように注意することも重要である．日中の涼しい時間帯であれば，エアコンをはじめとした計測室内の電気機器の使用を抑えることも可能である．

③　原因は，配線不良による回路ボックスの故障であった．対処方法は，回路ボックスの修理である．しかし，限られた時間内で修理を行うことは不可能である．さらには，原因を見つけ出すにも多くの時間を要する．したがって，計測前段階で回路ボックスを含め，すべてのパーツの予備を複数用意しておく．また，修理および故障箇所の交換を容易にするためには，パーツをある程度細分化する．図3-4のシステムでは，スイッチ部分，スイッチコード，下肢コードを左右別々に作成して，個々の交換が容易に行える構造としている．

### 文　献

1) 田中謙一郎ほか：初めて学ぶ人のための電気の理論Ⅰ．オーム社，東京，1966．
2) 土屋和夫監修：臨床歩行分析入門．医歯薬出版，東京，1995，p.20～21．
3) 森口繁一：統計的手法．日本企画協会，東京，1990．
4) 薩摩順吉：確立・統計．岩波書店，東京，1990．
5) 窪田俊夫・山崎信寿編著：歩行分析データ活用マニュアル―床反力編―．㈱てらぺいあ，東京，1994，p.73-94．

# 第4章　電気角度計による歩行計測

〔何が計れるか〕
　体節間の相対角度が計測できる．相対角度とは，たとえば大腿部と下腿部の相対的な角度として膝の屈曲・伸展角度がある．これに対して骨盤の前傾・後傾角や回旋角は，空間に対する骨盤の角度なので，これは相対角度ではなくて絶対角度という．絶対角度は電気角度計では計測できない．膝関節のように動きが平面的なもの，あるいは足関節のように動きは複雑だが，背屈・底屈のみに限定して計測する場合には，電気角度計を手づくり可能である．ただし，記録器・表示器はノートパソコンに特殊な装置を追加するなど，それなりの装置が必要である．比較的簡便に時系列（関節角度が時間でどのように変化するか）のデータが得られる．膝と足の角度の関係をみたり，左右の差異が観測できる．また治療前後の差違が観測できる．

## 1. センサー部の構造

　電気角度計は大腿部と下腿部のような体節間の相対角度を計測する装置である．膝関節や肘関節のように1つの軸周りで回転する関節の場合は，単純な電気角度計で相対角度の計測が可能である．しかし，股関節のように3方向の動きを計測する場合や，足関節のように複雑な動きを正確に計測する場合は角度計の取り付けに特殊な装置が必要となる．特殊な装置を装着しても角度の計測精度はあまり高いとはいえない．1軸関節の場合も実際の関節の動きは単純な回転運動でなく並進を伴った運動であるため，機械的な1軸のみの回転による電気角度計では正確な計測は困難である．この問題を回避するために，回転軸をもたないフレキシブル電気角度計が開発されている．以下に，簡便な1軸型の電気角度計とフレキシブル角度計について説明する．

### 1）1軸型電気角度計（ポテンショメーターを使用するタイプ）

　1軸型電気角度計はセンサー部，固定部によって構成されている．大きな計測装置を必要とせず，計測が簡便であり，場所を選ばずに動的な運動を計測できるという利点がある．また自作する場合は，安価で製作可能なことが大きな利点といえる．

　1軸型角度計のセンサー部は精密可変抵抗器（ポテンショメーター）を用いることが多い．計測時は，センサー部に直流電流を流し，固定部間の相対角度変化量をセンサー部の電圧変化量（アナログ量）として計測することになる．その電圧をA/Dコンバーターでデジタル量に変換し，コンピュータ内に読み込むことになる．そのデジタル量は角度変化に対応したキャリブレーション（較正）処理をすることで角度に変換される．

　ポテンショメーターは，回転角度を検出するロータリー型（単回転型，多回転型）と直線上の位置を検出するリニア型がある．電気角度計を自作する場合はロータリー型の多回転型を用いる（**図4-1**）．ポテンショメーターのロータリー部は，中空になった円柱状の内部に抵抗体があり，その中心にある回転軸が回転することで，回転角度に比例して抵抗値が変化する仕組みとなっている．大まかな原理は回転式の音量調節のスイッチをイメージするとよい．ポテンショメーター単体の計測精度は0.1度以下だが，身体に設置した取り付け部のずれなどにより，計測精度は1度程度とな

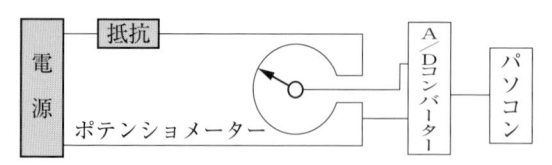

**図4-1　1軸型電気角度計の基本構造**

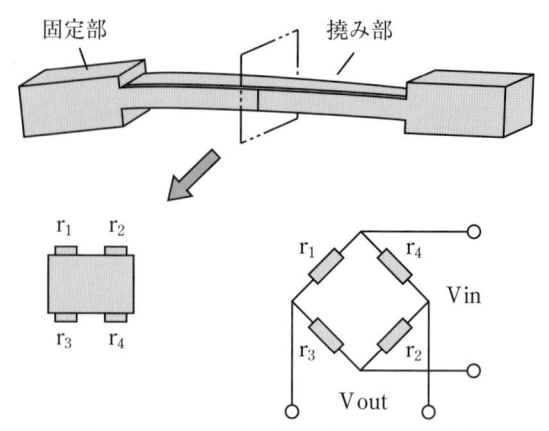

**図4-2　フレキシブル電気角度計の構造**

る．電圧変化を角度の変化量に換算するために，後述するキャリブレーションが必要である．ポテンショメーターは直線性のないものもあり注意が必要である．さらにロータリー型のポテンショメーターではセンサーの不感帯があるため，製作の際には計測したい角度範囲が不感帯にあたらないように注意する．

　固定部に関しては，どの関節運動を計測するかで大きく異なる．固定部の軸部分は，撓まない必要があるが，一方で運動時は各体節で体表面形状の変形が生じるため，その干渉の影響を受けないよう工夫する必要がある．さらに固定部の設置は，仮想した運動軸にポテンショメーターの回転軸がくるように設置しなければならない．しかし，たとえ回転軸を身体の関節中心に一致させたとしても，回転中心は関節の動きにつれて変化するため，すべての可動域で回転軸を一致させることは不可能であり，これが計測誤差の原因となる．

### 2) フレキシブル電気角度計

　フレキシブル電気角度計は，センサー部に導電性ゴム，歪みゲージの付いたスプリング，光ケーブルなど柔軟性のあるものが使用されている．全体のシステム構成は，ポテンショメーターを用いたものと同じであるが，大きく異なる点は仮想した運動軸に角度計の回転中心をあわせる必要がない点である（**図4-2**）．フレキシブル電気角度計を用いた場合は，あくまでも固定部同士の相対的な角度を計測している．したがって，フレキシブルなセンサーによる電気角度計を用いた計測は，足関節，肩関節，手指など，実際には複数の関節によって構成された関節運動を計測する場合に有効な計測方法になる．

　フレキシブル電気角度計の構造は，近位と遠位両端の固定部とその間にあるセンサー部に分けられる．センサー部は，その形状全体の撓みを計測している点が特徴としてあげられる．導電性ゴムを用いたセンサーは導電性ゴム自体に生じ撓みにより，電気抵抗値が変化する現象を用いて計測する．歪みゲージを用いた計測は，運動を阻害しない程度に撓むスプリング内に歪みゲージを配置し，スプリングの撓みによって歪みゲージの抵抗値が変化することを用いて計測する．

　曲げセンサーは長手方向に曲げると抵抗値が変化するセンサーで，数種類のものが市販され，ロボットなどの角度センサーとしても用いられている．検知方向は片方向のものや両方向のものがある．片方向の場合は，計測する対象によっては2枚を貼り合わせた方が良い場合もある．曲げセンサーは，フレキシブル基板に特殊インクを塗布し，基板の曲げに比例して抵抗値が変化するものや圧電フィルムを薄板の片面に配置したものなどがある．曲げセンサー部の抵抗は，平常時は約$10\,K\Omega$で，全体を$R=25\,mm$に曲げた場合に約$30\,K\Omega$となる．厚さは約$0.4\,mm$，幅は$7.5\,mm$程度，長さは約$20\,mm$から$300\,mm$と多岐にわたる．曲げセンサーは，静的曲げ変形にはむいておらず，$0.5\,Hz$以上の曲げ変形の変動量を測定できる．曲げセンサーは，運動時に均一の曲率半径で曲がることはないので，センサー出力と固定部を介した変形量のキャリブレーションを十分に行う必要がある．

　フレキシブル電気角度計は理論上は計測軸以外の回転や並進運動が生じても，計測結果に干渉することはない．しかしながら，フレキシブル電気角度計は接触式計測であるため，実際には計測軸

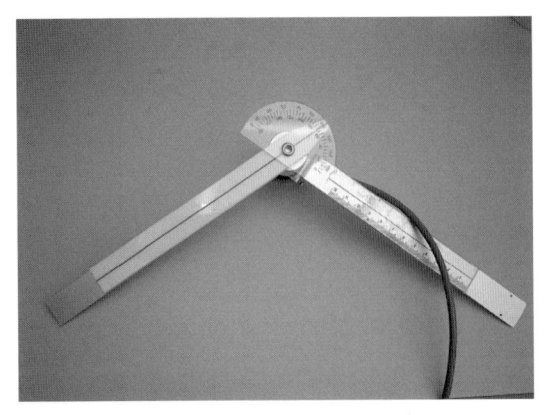

図4-3 1軸型電気角度計のキャリブレーション

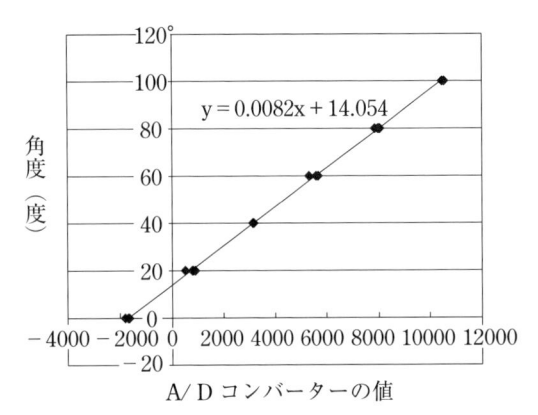

図4-4 1軸型電気角度計のキャリブレーション結果の例

以外の運動や体表面形状の変化などが干渉として計測結果に影響する可能性がある．固定部の位置は十分に注意をして決定する必要がある．

## 2. キャリブレーション

どのような計測器であっても計測に先立ってキャリブレーション（較正）の作業が必要である．キャリブレーションとは，計測器で得られたデータが計測で知ろうとしている物理量とどのように対応しているかを知る作業である．電気角度計の場合は，計測で得られた電圧値あるいはパソコンに取り込まれたデータ（ビット：bit）が，角度計固定部の角度とどのように対応しているかを調べることになる．ここでは，まずもっとも簡便な1軸型角度のキャリブレーションについて述べる．

図4-3に示すように，自作した角度計の固定部をプラスチック角度計の両端に貼り付ける．関節角度を計測するときと同様の手順で角度計に直流電流を流し，角度計の出力をA/D変換を通してパソコンに取り込む．プラスチック角度計の角度を計測に必要な範囲内で20度刻みくらいで動かし，それぞれの角度でとめてパソコンでデータを取り込む．角度を増減しながらこの作業を3回程度繰り返す．得られたデータより，角度の値をエクセルのB列に入力し，パソコンのA/Dコンバーターから得られた値をA列に入力する．A列とB列とで散布図を描くと，横軸にA/Dコンバーターの値，縦軸に角度がプロットされたグラフが描ける（図4-4）．

次にエクセルの機能を活用して，最小二乗法を用いて直線回帰式を計算する（最小二乗法については付録p.197参照）．

$y = ax + b$

（$a$, $b$：最小二乗法で得られた定数，$y$：角度，$x$：A/Dコンバーターの値）

この式を使ってA/Dコンバーターからの値から関節角度が求まる．

市販のフレキシブル電気角度計を使用する場合も使用前に上記のキャリブレーションを行う．計測器にはメーカーによる較正表が添付されているが，使用する環境によって計測結果が影響を受けることを考えて，ユーザーによるキャリブレーションを行うことを推奨する．とくに3軸の動きを計測できるとされているフレキシブル電気角度計については，各方向への干渉について調べておくことが重要である．具体的には，両端の固定部を主運動軸の方向で一定にした状態で，これとは異なる方向の動きを加えて主運動軸出力への影響をみることになる．たとえば，屈曲60度の状態で固定部を内外転や回旋方向に動かしてみる．干渉がなければ屈伸方向の出力は変動しないはずであるが，実際には影響が現れるであろう．この影響の大きさを把握しておくことで，運動中の角度を計測したデータについても誤差の大きさを把握して間違った解釈をしないようになる．

## 3. どのように計測するか

### 1) 電気角度計の身体への取り付け

1軸型の電気角度計を身体に取り付ける場合は，計測する角度範囲における関節中心点と電気角度計の軸ができる限り一致するようにする．足関節の場合は外果が一般的であり，膝関節では3次元動作分析でマーカーを貼る位置（膝蓋骨の中央の高さで，矢状面で膝蓋骨を除いた1/2の点）に角度計の回転中心を合わせるとよい（図4-5）．角度計の固定部は足部，下腿部や大腿部に固定するが，計測対象となる関節運動平面上でできるだけ皮膚の動きが少ない部位を選ぶ必要がある．

フレキシブル電気角度計は，足関節や肩関節など複数の関節で運動を構成している場合や関節軸を特定できない関節の角度計測を行うときに適している．拘束感は1軸型の電気角度計と比べて少なく，より自然な動きを計測することが可能である．理論上，フレキシブル電気角度計は，両端の固定部間の姿勢変化を最大3自由度で計測でき，屈曲伸展・内転外転・内旋外旋運動を計測可能である．しかしながら，前記3つの運動は，独立した運動で構成されていない．各運動による計測データは，影響を干渉し合った状態になる．したがって，フレキシブル電気角度計は，各運動を分離した計測データを正確に得ることはできないと考えるべきである．

1軸型角度計，フレキシブル角度計ともに固定部はベルクロや両面テープなどを用いて身体に固定する．この際，運動によるずれが起こらないように十分注意する．電気角度計は有線での計測であるため，A/Dコンバーターまでのケーブルが体に引っ掛かったり，設置した電気角度計を引っ張ることがないように，ケーブルが身体を離れるまで身体にバンテージなどで固定する．複数のケーブルを使用する場合は，できる限り1つにまとめるようにする．被験者が負担なく動ける場合は，その場で足踏みをしてもらって電気角度計およびケーブルが引っ張られたり動いたりしないことを確認する．身体からA/Dコンバーターまでのケーブルは，計測中にケーブルを取り回す要員を配置したり，ケーブルを天井に這い回すなどの配慮をし，運動課題を阻害しないように注意する．

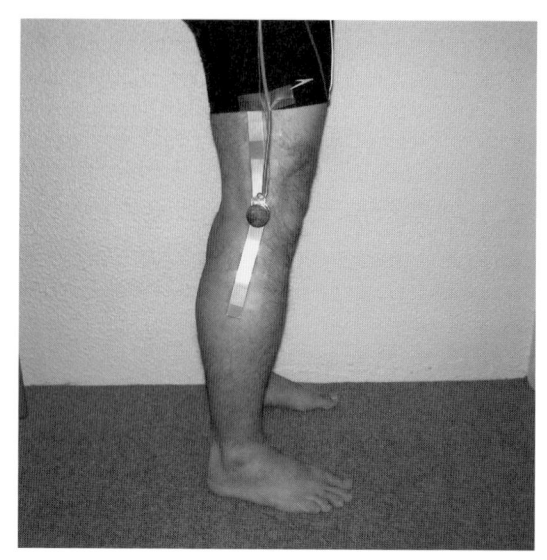

**図4-5 電気角度計の膝関節への取り付け**

### 2) 計 測

計測に関する一般的な注意事項として，事前に計測の手順を確認して健常者を被験者として練習しておくことはいうまでもない．いくつかの条件で計測を行う場合は，各条件の詳細な設定と計測の順番，何試行ずつ計測するかをあらかじめ決めておき，計測時に記録ができるよう記録用紙を用意しておく．

歩行を計測する場合は，最初に必ず静止立位の計測を行う．ゼロ点調節が可能な角度計の場合は，静止立位の姿勢でゼロ点調節を行う．たとえば膝関節角度を計測する際に立位で膝関節が屈曲している場合には，得られたデータはその角度からの変化となる．立位時にどの程度膝関節が屈曲しているかについては，スタティックな計測のできる角度計で別途記録しておかなければならない．

歩行の計測では，できる限り試行ごとにパソコンの画面などでデータの確認を行う．また，電気角度計の身体への固定にずれなどがないかを計測ごとに確認する．電気角度計は有線の計測であるため，歩行時にケーブルに過剰な力が加わって断線したり，固定部がずれたりする可能性が高いこ

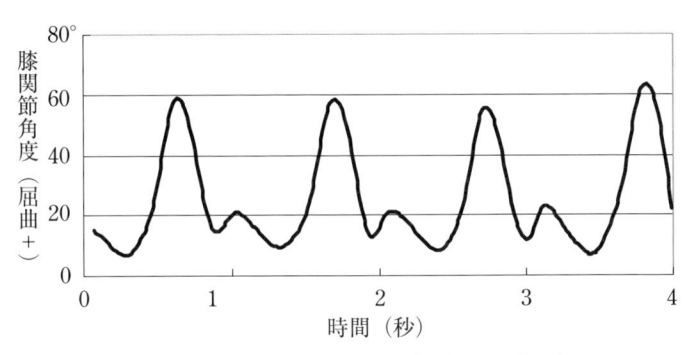

**図 4-6　歩行中の膝関節角度計測結果の表示例**

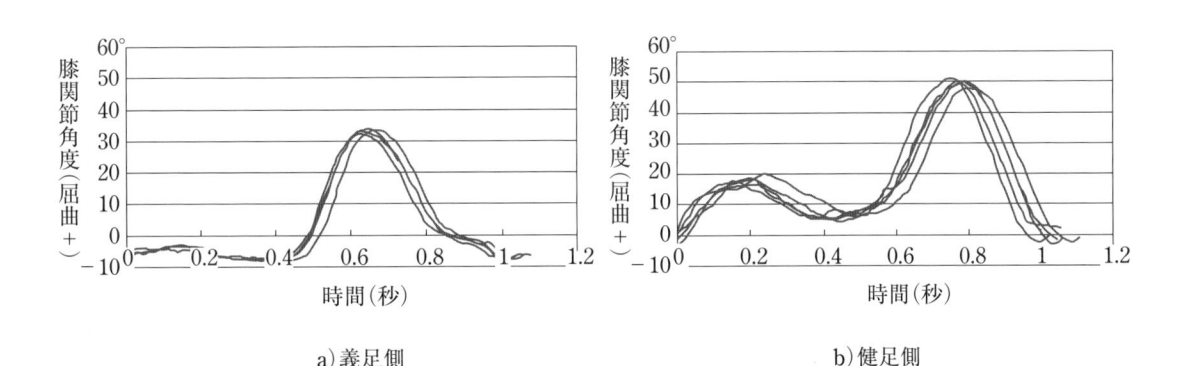

a）義足側　　　　　　　　　　　　　　　b）健足側

**図 4-7　大腿義足歩行の膝関節角度**
歩行 1 周期の重ねがき，時間軸表示．

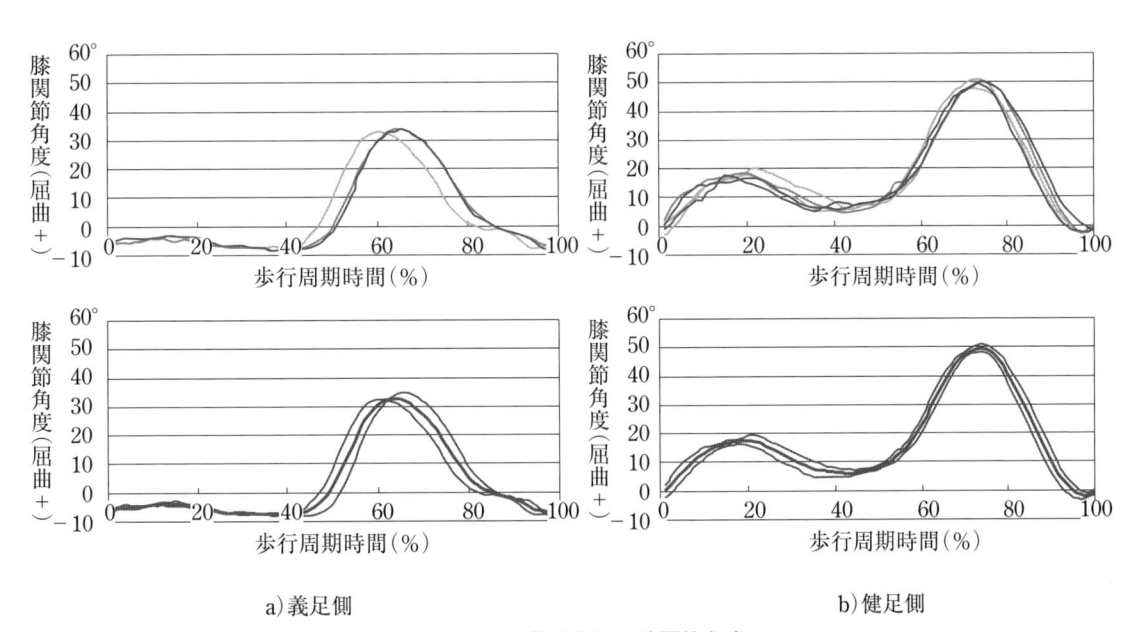

a）義足側　　　　　　　　　　　　　　　b）健足側

**図 4-8　大腿義足歩行の膝関節角度**
上段は歩行 1 周期の重ねがき，横軸は歩行周期時間（％），下段は平均値 ± SD 表示．

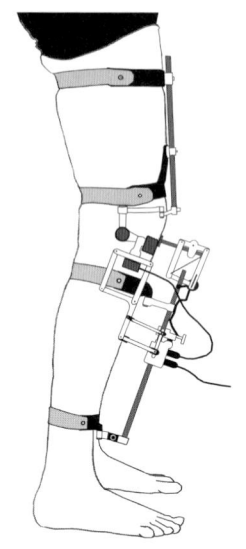

図 4-9　3 次元の角度が計測できる電気角度計
Knee motion analyzer CA-4000

とに注意が必要である．

### 3）データの表示

　電気角度計で計測されたデータは，通常は横軸を時間，縦軸を角度とした時系列のデータとして示される（図 4-6）．縦軸の関節角度のゼロ点は立位の関節角度である．歩行計測の場合はこのデータから 1 周期ずつのデータを切り出して開始点を合わせて重ねて表示することにより，1 周期の時間のばらつきも含めて関節角度の特徴と再現性を示すことができる．さらに，1 周期を 100％として時間軸を正規化する方法もある（正規化の方法については付録 p.202 参照）．正規化されたデータを用いて角度データの平均値を計算することができる．例として，大腿義足歩行の義足側と健足側の膝関節角度のデータを示す．図 4-7 は対象とする足の初期接地を開始点とした歩行 1 周期の重ね描き，図 4-8 は 1 周期を 100％で正規化したデータである．

## 4. 3 次元の計測ができる電気角度計の例

　単独のポテンショメーターは 1 軸周りの回転を計測するに過ぎないが，複数用いることで計測用途は広がり，より生体に近い運動を計測できるようになる．生体の関節運動は，3 方向の回転と 3 方向の並進運動の 6 自由度を呈している．しかしながら，医学的な表記はある面に投影した状態での関節運動を便宜的に用いている．以下に説明する電気角度計は，リンク機構を用いて医学的な表記に従う形で計測システムを構築したものである．

　運動中に関節の回転中心が移動しても対応できるアタッチメントとして，二重平行四辺形システムがあげられる．そのアタッチメントは，形を自在に変えられる細長い平行四辺形のフレームになっており，関節の瞬間中心による軸位置の影響を取り除くことができる．これを複合的に組み合わせたものが 3 軸平行四辺形電気角度計となり，矢状面，前額面，水平面に二重平行四辺形システムを組み込んでいる．これにより，角度計の回転軸の位置は解剖学的な回転軸の軌跡を辿ることができる．これらの精度や再現性は CARS-UBC システムを用いた検討がなされている．

　関節角度を正確に計測する電気角度計の例として，Knee motion analyzer CA-4000（OSI Inc.）について説明する．CA-4000（図 4-9）は膝関節の運動である屈曲伸展，内外旋，内外反，脛骨前後方向の移動量について，4 つのポテンショメーターを用いて計測を行う．CA-4000 は，3 種類のパーツ（Ⅰ：大腿部フレーム，Ⅱ：脛骨フレーム，Ⅲ：回旋モジュール）によって構成されている．回旋モジュールに付いた 3 つのポテンショメーターは，大腿骨と脛骨の相対角度（膝関節屈曲伸展・内旋外旋・内反外反）を計測する．4 つ目のポテンショメーターは，脛骨前後方向の移動量を計測するために用いられる．これは脛骨フレーム上にあり，膝蓋骨上パッドと脛骨粗面上固定点を用いて，膝関節運動中の膝蓋骨上パッドに対する脛骨粗面上固定点の前後方向移動量を計測する．

　CA-4000 による計測は次のように準備する．

① 大腿・下腿部に対して各フレームを設置する．フレームは大腿骨・脛骨前額面の長軸上にしっかりと設置する．

② 膝蓋骨パッドを膝蓋骨直上中央になるように調節する．

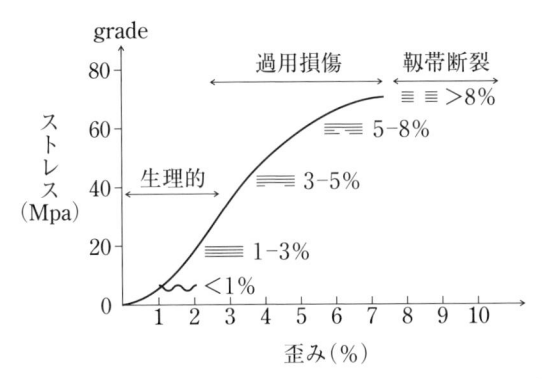

**図 4-10 膝関節前十字靱帯の伸張とストレスの関係**

③ 回旋モジュールを大腿部・下腿部フレームに設置する．屈曲伸展を計測するポテンショメーターは，大腿骨外側上顆部にあるように調節する．計測中は，このポテンショメーターの位置がずれないように逐次注意する．

④ 関節角度のゼロ設定は，被験者をベッド上背臥位とし，リラックスした状態での膝関節完全伸展位とする．ただし，ゼロ位置の計測は，研究者個々の考えによって異なる場合もある．

CA-4000 は，ポテンショメーターのサンプリング周波数を 2000 Hz，脛骨前後方向の移動量をミリメートル単位で計測可能である．

CA-4000 は，目的の 1 つとして，膝関節前十字靱帯（ACL）に対する客観的な機能評価を行うことがあげられる．ACL の役割は脛骨前方移動，回旋の制御などがある．靱帯は静止長の 1〜3％程度の伸張を正常範囲内とするが，それ以上の伸張は靱帯損傷を示唆する結果となる（**図 4-10**）．

臨床的な理学所見で考えると，脛骨前方移動は，前方引き出しテスト（ACL の前内方線維束），Lachman テスト（ACL の後外方線維束），回旋の制御は N テスト（ACL 全体）を複合的に評価することで判断をしていくことになる．CA-4000 による客観的な機能評価では，前方引き出しテスト，Lachman テストに該当するものとして，脛骨の前方移動量があげられる．脛骨の前方移動量は，規定された肢位で外力を加えた場合の靱帯伸張度を関節並進運動の距離で評価している．正常範囲は肢位によっても変化するが 4 mm 程度になる．N テストは，動的な Screw Home Movement の運動を計測することになる．

# 第5章　ビデオカメラとVTRによる歩行計測

[何が計れるか]
　歩行の全容が観察でき，記録とプレゼンテーション用途にきわめて有用である．半歩時間，1周期時間，立脚時間，遊脚時間，単脚支持時間，両脚支持時間がわかる．足の接地時に踵から接地するか，前足部から接地するか，あるいは足裏全面同時接地かが観察できる．体節の相対角度，たとえば股関節屈伸角，膝関節屈伸角，足関節底背屈角度がわかる．体節の絶対角度，たとえば体幹の前後傾角・側屈角，骨盤の前後傾角がわかる．体重心位置が推定できる．左右の歩幅，ストライド長がわかる．歩行速度が算出できる．歩隔がわかる．身体各部の位置が観測できるので，たとえば足先が床からどの程度離れるかがわかる．時間・角度・歩幅などで左右差・左右の比が算出できる．身体全体の動きが観測でき，きわめて情報量が多い．問題はその情報から必要なデータを数値として取り出す場合に，パソコンの特殊なソフトウェアが必要であることである．その操作には一般的に手間と時間が必要である．また得られるデータの信頼性・正確性はそれほど高くはない．したがって関節の微小な動き，たとえば内反角・外反角，回旋などの算出には向かない．
　身体各部の位置や関節角度が時系列として計測できていれば，そこから身体加速度・角速度が算出可能である．重心の時々刻々の速度変化がわかる．さらに身体各部の位置エネルギー・運動エネルギーの計算が可能である．

## 1. どのように計測するか（1台のカメラによる簡易計測）

### 1) ビデオ解析の特徴

#### (1) ビデオカメラ1台の計測の留意点

　ビデオカメラのファインダーを覗くと，空間から平面が切り出されているように感じるが，これにはあらかじめ注意が必要である（図5-1）．たとえば，側面に配置したビデオカメラから矢状面上の動きを全歩行周期にわたり捉えているとは限らない．実際には定点から眺めた映像なので，画面の中心付近のみが正確な矢状面上の動きで，それ以外は斜め前方，斜め後方からの映像となっている．これは角度の精度に関わってくるため，ビデオカメラから被写体の距離が重要となってくる．
　パンニング（ビデオカメラを旋回させる撮影法）に対応した市販の計測システムでは，この問題を解決しているが，計測方法が複雑となるのでここでは省略する．また，カメラのレンズは球面なので，中心付近と比較して辺縁部は小さく映る傾向がある．これも市販の計測システムでは，キャリブレーション（較正）の段階でソフトウェアを用いてレンズのゆがみ補正が可能な機種もある．
　簡易計測でも可能な限り正確に測りたい場合は，注目部分を画面の中心に据えることが必要となる（例：足部の動きを分析したい場合は床付近のみを撮影する）．

#### (2) サンプリングレート（取り込み周波数）

　基本的にはビデオ映像は30 Hzで，高速の動作には不向きで，スポーツなどでは専用の高速カメラが使用される．ビデオ映像はインターレース化（1フレームに上下2つの画像が入っている）されているので，これを非インターレース化するソフトで60 Hzでの分析が可能となる．このソフト

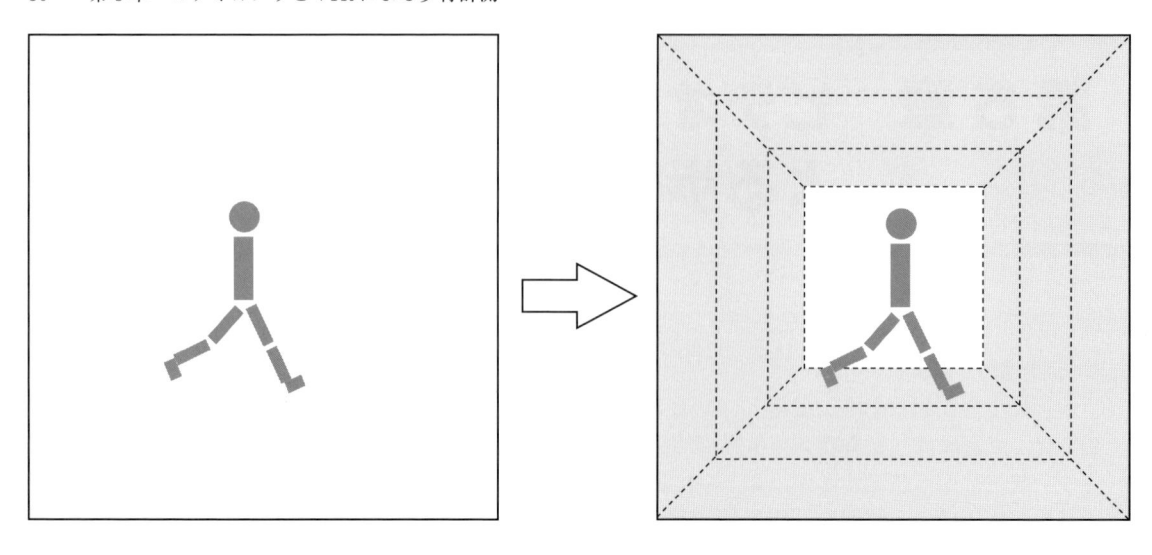

矢状面画像と思っていても…　　　　　　　　　　　奥行を無視できない

**図 5-1　ビデオの映像と空間の拡がり**

［avi2still.exe］は無料でダウンロード可能である（http://www.hirax.net/dekirukana/avi2bmp/index.html）．60 Hz であれば日常生活活動程度は問題なく分析が可能である．

　より分析しやすい映像にするため，速い動きの場合はビデオのマニュアルモードで，高いシャッタースピードに設定する．ただし，画面が暗くなるので，追加照明が有効になる．

### 2) より正確なデータを得るための撮影のポイント

① 　関節点を手作業で検出するため，身体のフォルムがわかるような服装を準備する．タンクトップ＋スパッツ，水着などが適当である．入院中しばしば着用するパジャマや浴衣では，分析が非常に困難となる．

② 　関節点の上にマーカーを両面テープなどで貼り付けると後の処理がしやすくなる．関節点の詳細については第 12 章を参照していただきたい．DIFF のプログラムで関節点の補正が可能となる．直径 10〜20 mm の発泡スチロール製のボールが安価で市販されているので，自作が容易である．マーカーは皮膚に直接貼り付けるべきで，衣服の上からだと動作中にズレが生じるので注意が必要となる．

③ 　撮影環境は明るいほど後処理が容易である．撮影後，ソフトウェアでコントラスト，明るさを調節することも可能だが，撮影の際にライティングをした方が，結果的に画質，作業量のどちらも好結果が得られる．蛍光マーカーを使用する場合は逆に計測室を薄暗くし，ライトを使用するが，被験者の転倒に注意が必要である．また，屋外はビデオ計測の利点が最大に活かされる撮影環境だが，逆光に注意が必要となる．

④ 　撮影前にビデオカメラを頑丈な三脚で固定する．アルミ製の軽量な三脚は携帯性には優れるが，撮影スイッチを押しただけで動いてしまう場合もあり，注意が必要である．

⑤ 　被験者を撮影する前に，歩行路上に椅子などの上下（鉛直）と前後（水平）の長さが既知の対象物を撮影して，これを較正に利用する．

⑥ 　撮影時に初心者が犯しやすいミスとして，ビデオカメラが水平に設置されていない，あるいはビデオカメラの焦点をオートフォーカスにしたまま撮影してしまうことがある．較正画面を撮影する際に，マニュアルフォーカスで調整しておく．

### 3) ビデオから動画ファイルの作成

DV テープの場合，ビデオカメラから IEEE や

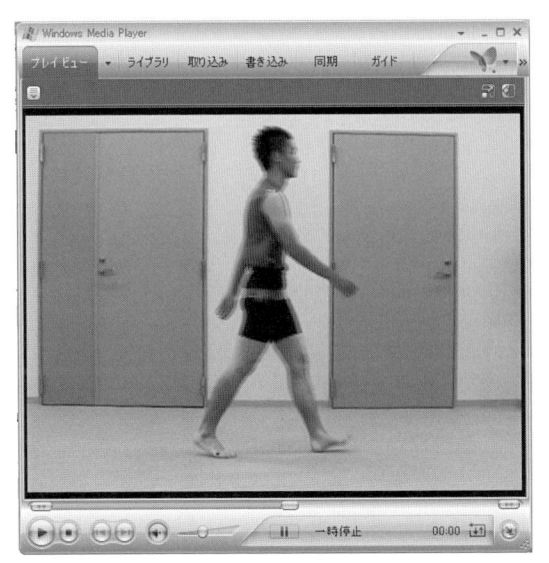

1. どのように計測するか（1台のカメラによる簡易計測） 51

図5-2 ［Windows Media Player］による歩行周期の分析

USBケーブルでパソコンへ接続し，取り込みソフトウェアを起動する．Windows Xpであれば多くの場合，ビデオカメラを自動的に認識することができる．また，Corel Video Studioなどの一般向けビデオ編集ソフトウェアは，分析用ソフトの仕様に合わせたファイル処理が可能なため便利である．VHSや8mmテープは別途A/D変換のためのキャプチャーボードやカードが必要となる．

一般的に処理可能なファイル形式：連続bmp，連続jpeg，AVI形式，DV形式，mpegはコーデック（圧縮形式）が数種類あり専用ソフトウェアのみで処理可能な場合が多い．汎用性の高いファイル形式は無圧縮のAVIファイルだが，ファイルサイズが大きくなるため，大容量ハードディスクなどの準備が必要となる．

### 4）ビデオ再生ソフトウェアによる歩行周期の計測

Windowsでは一般的なビデオ再生ソフトウェアであるWindows Media Playerを例に歩行周期の計測を行う（図5-2）．画面左下にフレームカウンターがあるが，最小単位が1秒なので利用できない．1フレームの間隔＝1/30秒としてコマ送りで歩行周期を確認する．

右踵接地をゼロとした歩行の各イベント，およ

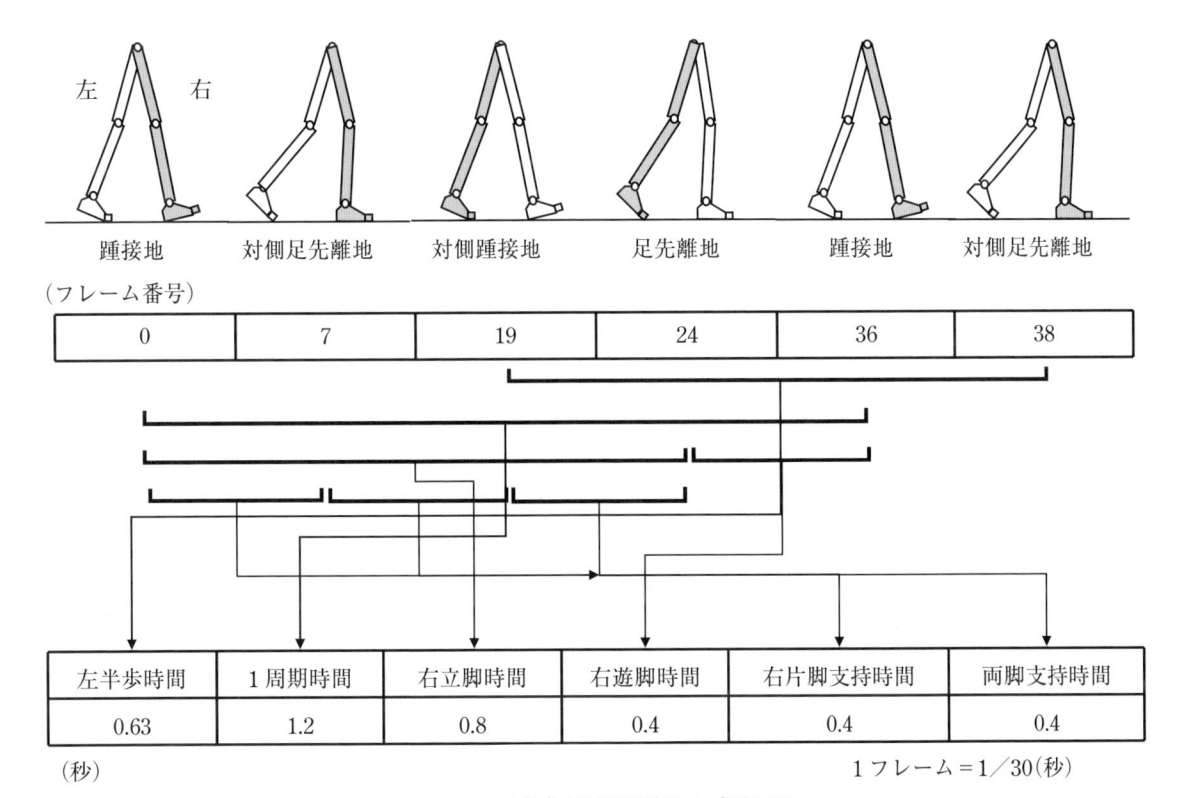

| （フレーム番号） | | | | | | |
|---|---|---|---|---|---|---|
| | 踵接地 | 対側足先離地 | 対側踵接地 | 足先離地 | 踵接地 | 対側足先離地 |
| | 0 | 7 | 19 | 24 | 36 | 38 |

| 左半歩時間 | 1周期時間 | 右立脚時間 | 右遊脚時間 | 右片脚支持時間 | 両脚支持時間 |
|---|---|---|---|---|---|
| 0.63 | 1.2 | 0.8 | 0.4 | 0.4 | 0.4 |

（秒）　　　　　　　　　　　　　　　　　　　　　　1フレーム＝1/30（秒）

図5-3　ビデオの計測結果と時間因子

び歩行の時間因子を計算した結果を図5-3に示す．

ケイデンス（歩行率）の計算＝
$$\frac{1}{(1歩行周期時間／2)}×60$$
（今回の結果：100［歩／分］）

## 2. どのように定量化するか（手作業による処理の方法）

### 1）フリーソフト［Image-J］を用いた分析の手順

［Image-J］はかつて米NIHが無償配布していた汎用の科学画像分析ソフトウェアNIH Imageの後継モデルで，日本語版は有償だがインターネットを通じて入手可能である．顕微鏡画像，電気泳動の画像処理など各方面の科学者が開発したプラグインも無料で入手できる点も，このソフトの秀逸な点となっている．

歩行分析に利用可能なパラメーターとしては座標，角度，直線の傾き，面積などがある．面積の計算方法も数種類備えており，松葉杖，足底を直線でつないで支持基底面積を算出することも容易に可能である．

### 2）歩行周期中の膝関節角度変化の分析手順

① あらかじめ，以下のサイトからダウンロードした［Image-J］をインストールしておく．http://rsb.info.nih.gov/ij/download.html
② 処理できるファイルは静止画像なので，動画ファイルは前処理として連続bmp，連続jpegのいずれかに変換しておく．無料の変換ソフトとしてはAVI2BMP http://www.afreecodec.com/windows/avi2bmp-26619.html などがある．
③ ［Image-J］を起動する（図5-4）．
④ 「ファイル」→「開く」→最初の画像ファイルを指定する（図5-5）．
⑤ 「アングルツール」で股関節，膝関節，足関節の関節点を指定する（図5-6）．
⑥ 「解析」→「計測」でResultsウィンドウ

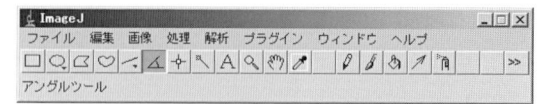

図5-4 ［Image-J］の操作画面

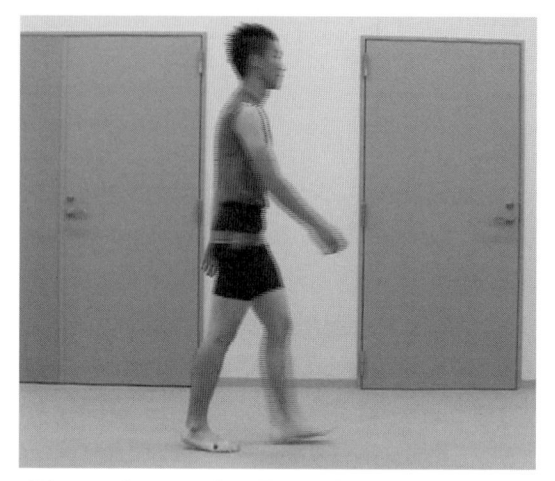

図5-5 ［Image-J］で開いた連続静止画ファイル

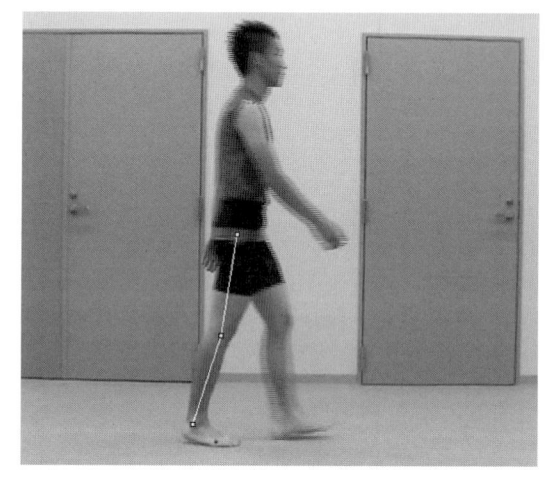

図5-6 ［Image-J］の角度計算ツールで膝関節角度を計測する

が表示される（図5-7）．
⑦ 以下，順次1歩行周期分の画像に同じ作業を繰り返す．たとえば36フレームの画像があれば，Resultsウィンドウは36列で完成する．「ファイル」→「名前を付けて保存」→Excelファイルとして保存する．
⑧ MS Excelを起動し，先のファイルを開く．膝関節では解剖学的角度と表示が逆になっているため，Excel上で変換し，時間も歩行周期で正規化した表示に書き換えた．関節点入

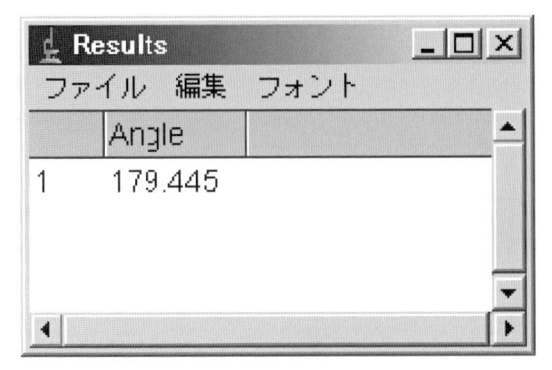

図5-7　［Image-J］の角度計算ウィンドウ

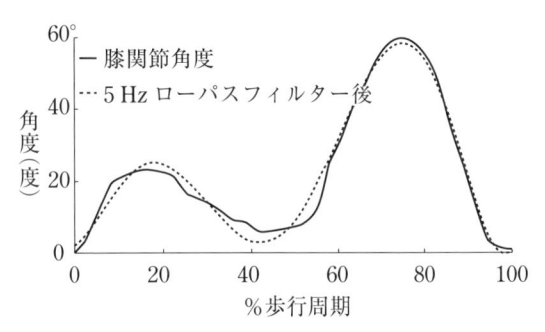

図5-8　［Image-J］の角度計算ツールによる歩行周期中の膝関節角度変化

力の際の誤差を処理していないため，平滑化した波形と重ね書きしている（図5-8）．平滑化処理の方法についてはコラム（p.65「フィルター・平滑化」）を参照していただきたい．運動学の教科書などと比較すれば計測精度の目安となる．

### 3) 関節点の座標を計測し，歩幅，ストライド長，歩行速度などを分析する方法

① この場合，画面の較正が必要となり，とくに奥行が問題となる．ビデオカメラからの距離が被験者と同じになるよう，歩行路の中心付近で較正用被写体を撮影する．

② 先と同様の手順で［Image-J］を起動し，「ファイル」→「開く」→較正用被写体の画像ファイルを指定する．

③ 「直線選択」であらかじめ定規やメジャーで計測しておいた上下と前後の距離を計測する（図5-9）．

④ 図5-3で分析した踵接地の画像ファイルを指定し，「ポイント選択」を用いて踵のX座標を計測する．［Image-J］では左上隅が原点，左向きがX方向プラス，下向きがY方向プラスとなっており，座標系の表記に注意が必要である．「解析」→「計測」でResultsウィンドウが表示されるので，Excelファイルとして保存する．

⑤ 被験者の踵の座標と較正後の歩行パラメー

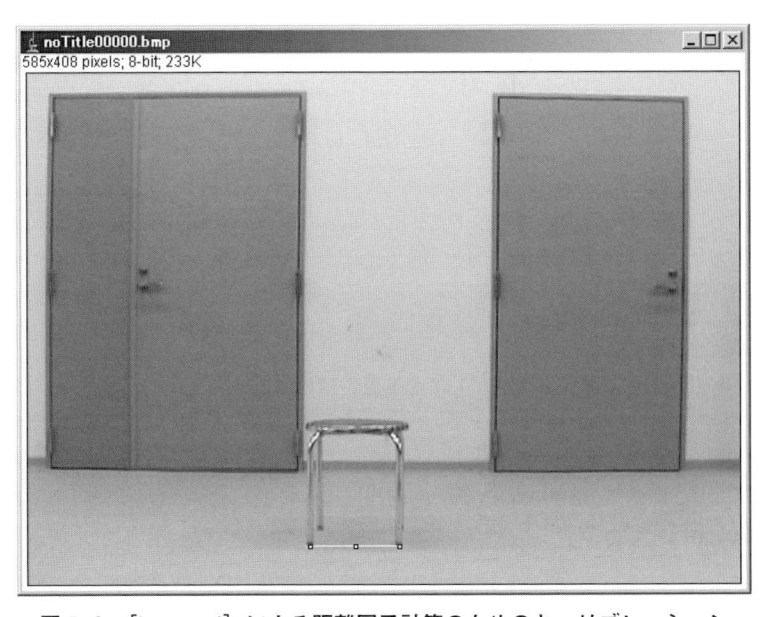

図5-9　［Image-J］による距離因子計算のためのキャリブレーション

表 5-1 [Image-J] による時間・距離因子の分析例

| A 右踵 | 204 (pixels) | 歩幅 | $(B-A)/D = 576$ (mm) |
| B 左踵 | 362 (pixels) | E ストライド長 | $(C-A)/D = 1173$ (mm) |
| C 右踵 | 526 (pixels) | 歩行速度 | $E/1.2 = 3.5$ (km/h)注) |
| D 較正用被写体 | 337 (mm)/92.5 (pixels) | | |

注) 分母の 1.2 は，1 歩行周期時間 1.2 秒（図 5-3 より），この 3,600/1,000 倍が時速（km/h）

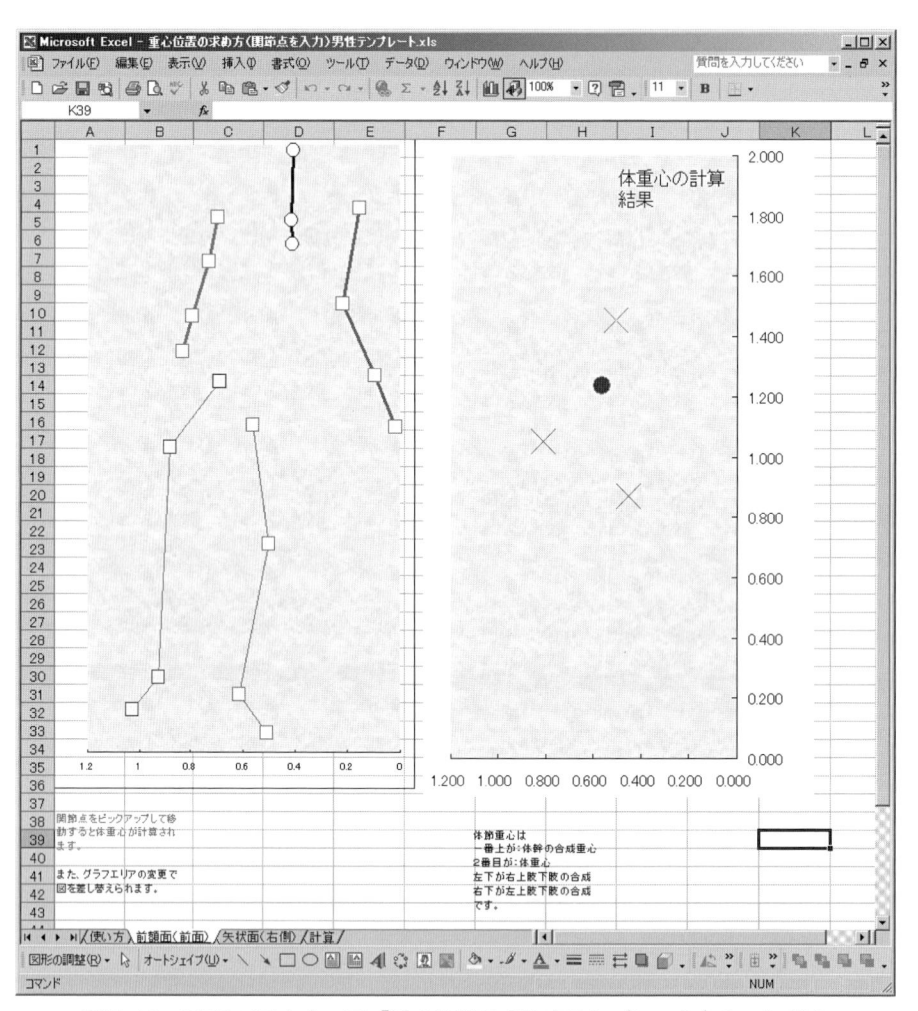

図 5-10 DIFF ソフトウェア「重心位置の求め方テンプレート」ウィンドウ

ターを表 5-1 に示す．

### 4) 身体重心位置を計算する方法

DIFF のソフトウェアで体重心位置が推定できる．これには 2 つの方法がある．歩行中のある時点のみの身体重心位置を求めたい場合は「重心位置の求め方テンプレート」を使用する（図 5-10）．これは MS Excel のマクロ機能で動作しており，静的なアライメントの分析に用いる場合はデジタルカメラでも撮影可能である．

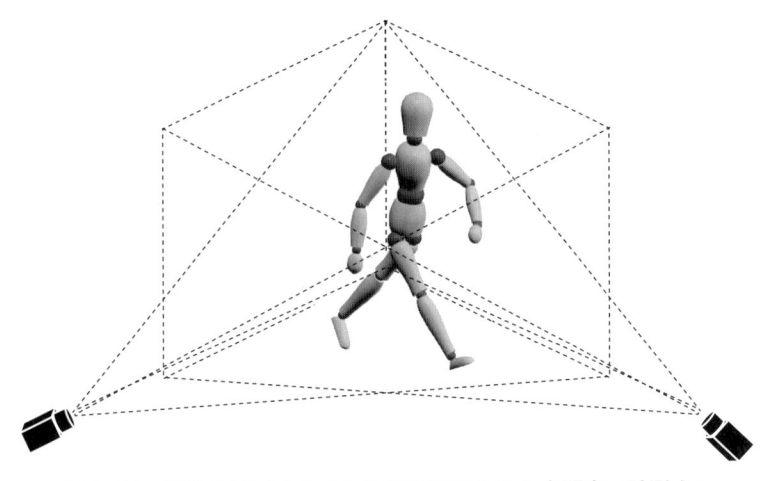

図 5-11　複数のビデオカメラの視野に囲まれた空間内で計測する

歩行中の特徴的な時点を調べる場合は，前項のAVIファイルから連続静止画への変換作業があらかじめ必要となる．

連続した重心変位の計算は，DIFFライブラリーのソフトウェアであるCalca3で可能である．この場合，関節点の3次元空間座標から計算するため，次項の3次元計測とDIFF変換作業が必要になる．

## 3. どのように定量化するか（市販ソフトの活用）

### 1）2次元計測と3次元計測の違い

2次元計測の場合，矢状面では「真横から見る」，前額面では「真正面から見る」ことの必要性を前項で説明した．3次元計測の場合，撮影の段階で「奥行」を認識できることが必要となる点が2次元計測と異なる．そのため，カメラの配置が異なるので注意が必要である．画像の3次元化により得られた関節点の座標は，ビデオカメラのレンズ歪みなどの細部を除いて矢状面，前額面，水平面上の運動を表していると考えてよい．

最初に3次元計測空間の設定を行う（図5-11）．これにはビデオカメラが少なくとも2台必要となる．マーカーの3次元座標の検出には2台のビデオカメラで認識されている必要がある．すなわち，2台のビデオカメラの視野が重なる部分が計測空間となる．ただし，側方から撮影した場合，反対側のマーカーは身体の陰に隠れてしまう．その結果，全身のマーカーを認識するためには少なくとも4台のビデオカメラで撮影すべきである．しかし，処理にかかる労力は2次元処理にビデオカメラの台数をかけたものになる．また，1つのマーカーを3台以上のビデオカメラで認識できたとしても計測精度が高まるとは限らないので，手作業でマーカー認識を行う場合，5台以上のビデオカメラを使用する目的は，後述する隠れ点を少なくすることや，広い範囲で複数歩の計測に対応するためである．

次に3次元空間の較正を行う．2次元画像からDLT（Direct Linear Transformation）法でコンピュータ上に3次元空間を再構成する．これにより2次元画像と3次元空間の関係を定義する．真横，真正面から撮影すると平面が線に見えてしまうので，2次元計測の際の較正とは異なり，上下，前後，左右が認識できるよう前方斜め上，後方斜め上から撮影する（図5-12）．3次元計測の較正用被写体はすべてのビデオカメラから座標入力点が見えている必要があるため，図のようなフレーム状のものを撮影する．一般に5点，あるいは8点以上の座標入力点が設定されている．

### 2）3次元計測の手順

#### (1) 3次元標点位置計測システムの計測処理手順

一般的なビデオカメラによる3次元標点位置計

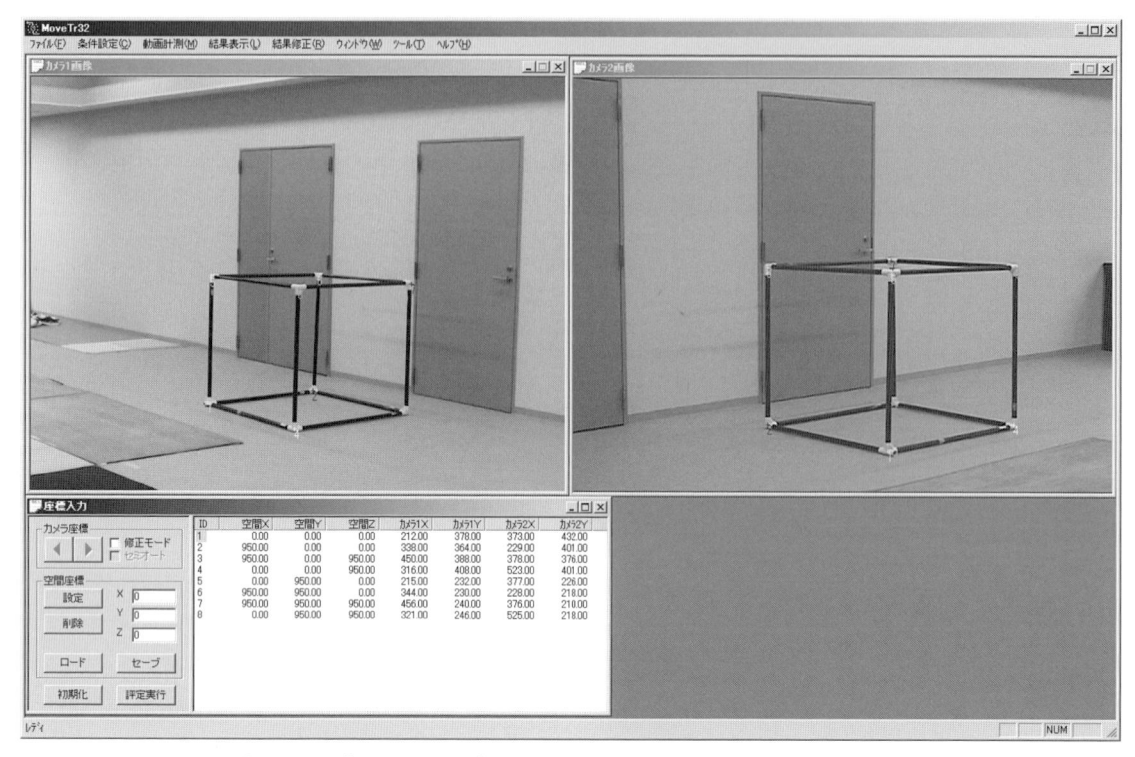

図5-12　[Move Tr/3D] による3次元計測のキャリブレーション

測システムの計測処理手順を図5-13に示す．機種により呼称は異なる場合がある．デジタイズとラベリングを同時に行う機種もある．機種により搭載しているフィルターは異なる．機種による相違の詳細は次項で解説する．

① キャプチャーでの同期点の抽出と動画ファイルの作成

使用されている複数のビデオカメラを特別な同期装置を使用して連動していない場合，各ビデオカメラのフレームを揃える必要がある．ビデオカメラから見えている状態で，ボールを床に落下させる，風船を割る，フラッシュライトを点灯するといった当該フレームが判別できる被写体を撮影する．ただし，サンプリングレートが30 Hzであるため，1/30秒以内の誤差が生じていることも理解すべき点である．得られた同期点を基準に，何フレーム目から何フレーム目までを映像ファイルに変換するか決定する．この作業は前述のUlead Video Studioなどでも可能である．

② デジタイズ

デジタイズの方法には手入力とオートデジタイズとがある．ここではオートデジタイズについて説明する．オートデジタイズの機能，性能は機種によって異なり，2つの方法に大別できる．1つは蛍光マーカを用いた場合で，発光しているマーカーを白，それ以外をすべて背景として黒色になるよう映像の明るさとコントラストを調整し，白黒映像にする．この処理を2値化という．もう一方は撮影時のマーカーごとに色を変え，デジタイズの段階で色認識するものである．手入力とオートデジタイズの中間で，前のフレームで入力したマーカー位置からマーカーの運動軌道を算出，次のフレーム中のマーカー予測位置を表示して，操作者は微修正を加えるのみのセミオートデジタイズの機能をもった機種もある．

次に，とくに問題となるマーカーの隠れ点の処理について説明する．歩行中，上肢の振りによって大転子が前腕や手に隠れるフレームがある（図5-14）．理想的には隠れ点のない撮影が望ましいが，片側にビデオカメラ2台の配置では現実には不可能に近い．ビデオカメラの位置で注意が必要な点は，隠れ点を少なくするために真正面と真後

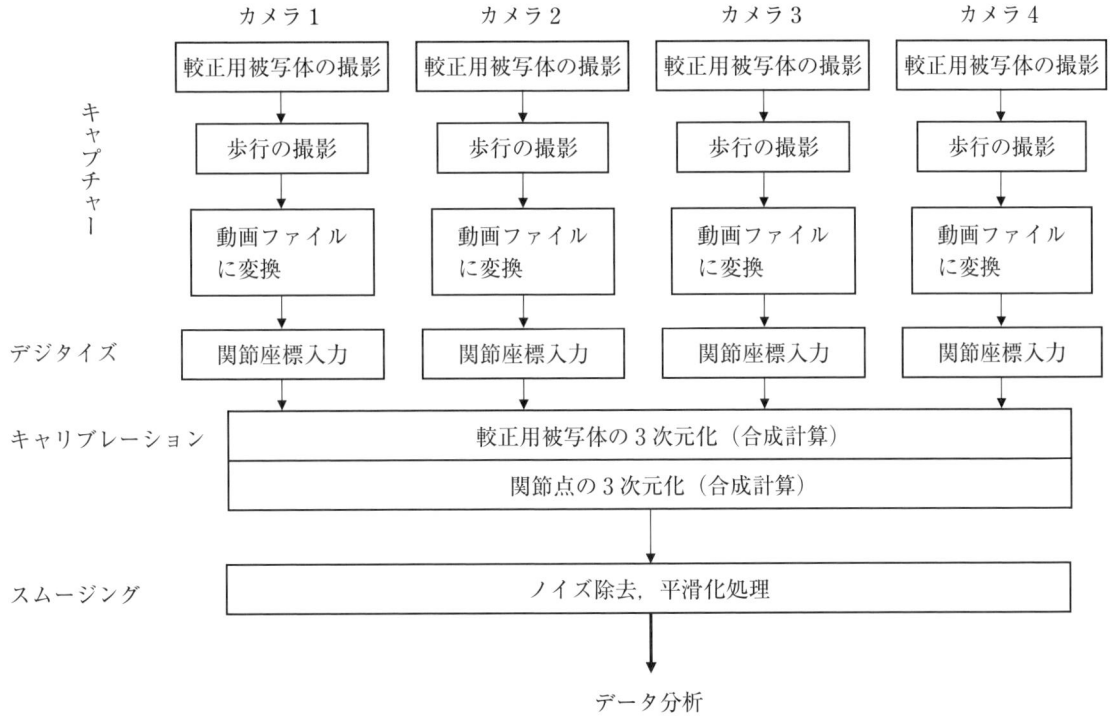

## 3. どのように定量化するか（市販ソフトの活用）　57

**図5-13　一般的なビデオカメラによる3次元標点位置計測システムの計測処理手順**

```
キャプチャー：
  カメラ1／カメラ2／カメラ3／カメラ4
  → 較正用被写体の撮影
  → 歩行の撮影
  → 動画ファイルに変換

デジタイズ：
  → 関節座標入力

キャリブレーション：
  → 較正用被写体の3次元化（合成計算）
  → 関節点の3次元化（合成計算）

スムージング：
  → ノイズ除去，平滑化処理

→ データ分析
```

ろに設置する方法である．この方法では立体視ができなくなるため，3次元化できないか，精度が大幅に低下する．ビデオカメラの数を増やせば隠れ点の問題は解決するが，簡便さを旨とするこの方法の利点とは矛盾する．被験者が腕を組んで歩行すれば，大転子は隠れなくなるが，認識不能なフレームは大転子とは限らず，また障害者の場合，上肢でバランスをとっている症例もあるため，これも最善の策とは限らない．この解決方法の1つとして補間がある．前後のフレーム中のマーカー位置から当該フレーム中のマーカー位置を推定する方法で，もっとも単純なものは線形補間，複雑なものとしてはスプライン関数あるいは指数関数などの非線形近似法などがある．認識不能なフレームの数が重要で，多くのフレームで欠落が生じている場合は，マーカーの運動軌道の概要すら判別できなく，データの精度が低下するので，ビデオカメラの台数などの撮影の段階での改善が必要となる．

### ③　スムージング，平滑化

ここでフィルターについて簡単に説明する．生体計測信号には必ずノイズやエラーが存在する．図5-13に示したすべての過程において混入すると考えてよい．そこでデータ分析の前に，これらを除去する必要がある．基本的には移動平均法，スプライン関数などの関数近似を用いるもの，バターワースなどのデジタルフィルターがある．歩行のようなヒトの動作では，5 Hz程度のローパスフィルター（5 Hz以上の周波数帯域の信号を遮断する）が適当といわれている．動作の種類によって，どのフィルターが最適であるかは信号処理の専門書を参照していただきたい．

### (2)　アナログ信号との同期

ビデオカメラの制御がオンライン方式の場合，床反力計，筋電計などとの同期が可能である．オフライン方式の場合，複数台のカメラの同期をとる時点に床反力計，筋電計にもトリガー信号が加えられる装置が必要になる．床反力計の場合はボールを床反力計に落下させても可能だが，前述のように高精度の計測には不向きである．

### (3)　ビデオ解析の精度

多くの機種で，キャリブレーションの際に計測

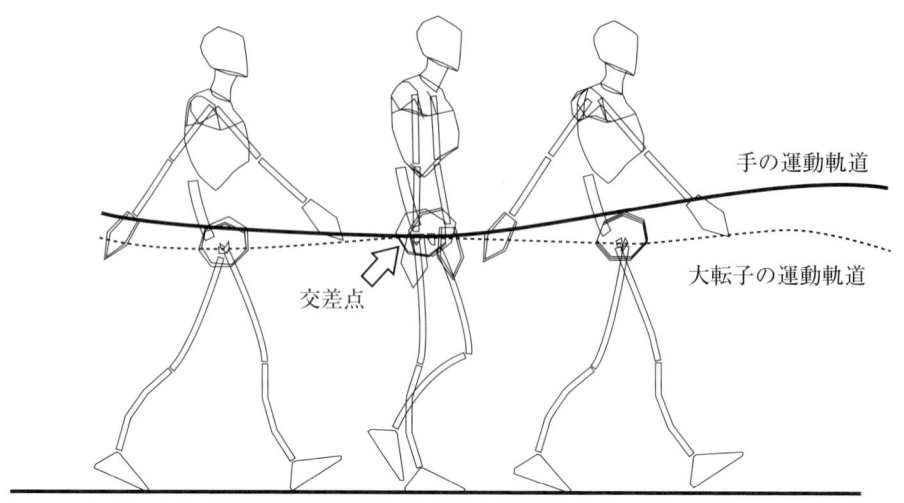

図 5-14　関節点の運動軌道が交差する点付近ではマーカーが隠れる

誤差が表示されるが，この数値が歩行計測の誤差とは限らない．とくに撮影した映像の鮮明度やデジタイズの際の入力技術によって誤差が変化する．計測環境，処理技術に影響を受けやすいので，あらかじめ杖や較正用被写体を計測して距離，角度の精度を検定しておく必要がある．

### 3) 各社のビデオカメラによる標点位置計測システム

#### (1) オフラインかオンラインか

オフライン方式の最大の利点は計測環境を選ばない点である．屋外，水中でも可能である．一方，オンライン方式はコンピュータのキャプチャーカード，IEEE1394ポートを介してコンピュータと接続されているため，設置により多くの作業が必要だが，キャリブレーション終了後，計測開始と終了スイッチを押すだけでキャプチャーから3次元化まで終了する機種も多く，むしろ赤外線反射マーカー方式の計測システムに近い用途となる．

#### (2) 操作の容易さも重要な性能

表5-2(a), (b)は，2007年9月にビデオ動作解析システム販売元に対して行ったアンケートに回答のあった3機種の仕様である．その他の機種については販売元，機種を紹介する．

ビデオ方式のキャプチャー，デジタイズは多大な労力を要求される．マーカーの自動追尾機能によりオートデジタイズが可能なソフトウェアもあるが，この機能がどの程度実用に耐えうるかなどの数値で表されない点が，実際は重要である．購入を検討される場合は，実際に使用して性能を確認していただきたい．

## 4. 臨床応用例―変形性股関節症患者の水中歩行分析

水中での運動は，浮力により体重の数十％の免荷が得られるため股関節，膝関節などの変形性関節症（Osteoarthlitis，以下 OA と略す）や術後の免荷期間中の運動療法に適するといわれており，従来，病院，スポーツ施設で実施されている．しかし，その有効性，安全性の定量的な検証は進められていない．そこで OA 患者および健常者の水中歩行について関節角度，関節モーメントの変化を指標として，下肢筋群への負荷がいかに変化するか解析，検討を行った．

### 1) 対象

THA 後 5～72ヵ月を経過した OA 患者 11 例（女性 10 例，男性 1 例，年齢 58.4±6.4 歳，身長 1.54±0.05 m，体重 59.4±10.2 kg，右片側例 4，両側例 7，運動機能として全例疼痛なく独歩可能）を対象とした．対照群として健常男性 9 例（年齢 22.9±3.5 歳，身長 1.73±0.43 m，体重 65.6±6.4 kg）を対象とした．

## 4. 臨床応用例—変形性股関節症患者の水中歩行分析

**表 5-2(a)　ビデオカメラによる標点位置計測システム一覧**

| 販売元 | （株）DKH | インターリハ（株） | ライブラリー（株） |
|---|---|---|---|
| 商品名・型式 | 2次元/3次元ビデオ動作解析システム Frame-DIAS II（フレームディアス） | VICON MOTUS | 2/3次元 マルチ運動解析システム 「Carrot」 |
| 取込方式 | DVテープ　高速1394カメラ（100FPS）　バッテリ式高速カメラ（250FPS）他社カメラにも対応 | デジタルビデオ　アナログビデオ　IEEE1394 ハイスピードビデオ | 専用カメラ（DVテープ，NTSCカメラからも可，ファイル読み込みも可） |
| 取込ソフト | 標準 | IEEE1394 DV端子よりインポート | 標準 |
| 取込ファイル形式 | AVI（市販ソフトで変換しMPEG, HDV, AVCHD 等に対応可） | AVI | AVI, BMP, JPEG, TIFF（MPEG, VOB, 読み込み可） |
| 取込周波数 | 60 Hz，任意指定可 | カメラ周波数による　ハイスピードカメラ対応可能 | 30 Hz, 60 Hz（GE60 カメラタイプ）　150 Hz, 300 Hz（SP200 カメラタイプ） |
| 取込画像サイズ | 最大 2000*2000　ハイビジョン対応可 | 640*480 が基準　HDTV ハイビジョン対応可能 | 640×480（高解像度タイプ 1600×1200 まで対応可） |
| マーカー追尾 | 手動，自動，双方 | マニュアル　オートマチック　パターンマッチング | 手動，自動，両方可能 |
| マーカー認識 | 2値化 | グレースケール 256 bit (Black to White) | 2値化，色認識，パターン認識 |
| マーカー数の制約 | 200個まで | なし | 制限なし |
| 3次元化 | 3D（カメラ台数4台まで） | 2Dおよび3D（カメラ台数12台まで） | 3D　カメラ32台まで対応 |
| 解析機能（標準　オプション） | 位置，速度，加速度，角度，角速度，角加速度，傾斜角，重心（BSP選択可），運動量，力，パワー，力学的エネルギー，2次元/3次元関節トルク，2点間距離，累積移動距離，スライドショットオプション（連続写真） | 位置，速度，加速度，角度，角速度，角加速度，傾斜角，重心，その他（セグメント重心，仮想点） | 位置，移動距離，速度，加速度，角度，角度変位，角速度，角加速度，進行方向角度，変位量，2点間距離，6自由度，体重心 |
| グラフ機能 | あり | あり | あり |
| スティック図描画 | あり（AVIへの書出し可） | あり | あり |
| 書き出し機能 | CSV, BVH, DIFF, C3D | あり（txt, csv, DIFF, C3D, BVH, アニメーション用フォーマット） | あり（txt, csv） |
| アナログ信号の取込 | 別売TRIASシステムと連動 | オプションにて可能（32ch） | あり（オプション） |
| その他，特徴 | ノートパソコンでも可，カメラパンニングでの2次元/3次元解析可能，Kistler社・AMTI社床反力計に対応，国内580本以上出荷の実績（2007年9月現在） | IEEE1394端子を有するノートPCでも可能・ストロボショット機能・計算式構築ソフト（KineCalc） | ノートパソコンでも可．全てのカメラ映像にスティック，軌跡の描画が可能 |

表5-2(b) ビデオカメラによる標点位置計測システム一覧

| 販売元 | URL | 商品名・型式 |
| --- | --- | --- |
| 東総システム（有） | http://www.saturn.dti.ne.jp/toso/products.html | tomoco VM |
| キッセイコムテック（株） | http://www.kicnet.co.jp/medical/biosignal/kinematracer/index.html | Kinema Tracer |
| （株）フォーアシスト | http://www.4assist.co.jp/sc/sc_001.html | siliconCOACH Pro |
| （株）ジースポート | http://www.gsport.co.jp/ | ARMO |
| （株）ナックイメージテクノロジー | http://analysis.nacinc.jp/products/soft/index.html | MOVIAS Pro |
| ダートフィッシュ・ジャパン | http://jp.dartfish.com/jp/software/index.htm | Dartfish |
| （株）日本ローパー | http://www.roper.co.jp/hp_nmi/pdt1_d15.htm | MiDAS |
| （株）ベルテック・ジャパン | http://www.bertec.co.jp/ | WINanalyze2D/3D |
| （株）デジモ | http://www.e-image.co.jp/digimo/Typept.html | ImageTracker 2D-PTV |
| エムピージャパン（株） | http://www.mpjapan.co.jp/product/dvm/dvm.htm | DVM |
| カトウ光研（株） | http://www.kk-co.jp/dipp-motion.htm | DIPP-Motion 2D/3D/XD |
| （株）バーシティウェーブ | http://www.varsitywave.co.jp/products/VIDEOPOINT/index.html | VIDEOPOINT with Capture |
| （株）OAサイエンス | http://www.oasci.co.jp/ | PVStudio |

## 2) 方　法

十分なオリエンテーションの後，歩調を揃えるため全被験者とも1歩／秒の歩調で動作に習熟するまで練習を行った．水深1m，奥行8m，幅5mのプール中央に設置した歩行路上を歩行させた．上肢の流体抵抗を除外し，上部体幹の回旋を防止するため水面上で腕組みをさせた．体幹の動き，視線の変化による影響を除外するため視線は4～5m前方，体幹はなるべく傾けず，骨盤を回旋させないよう指示した．計測には防水型床反力計（Kistler社：type 9253，60×40cm）1台を使用した．下肢関節の水中での3次元座標は，計測に水中ハウジングに収めたデジタルビデオカメラ4台を床反力計より両側に45°斜め前方，斜め後方に三脚で固定，記録し，モーションキャプチャー用ソフトウェア（東総システム：TOMOCO VM）を用いて3次元化，座標を算出した．

計測精度の検定を以下の方法で行った．鋼鉄製のパイプを用いて一辺92cmの立方体を作成し，立方体の各辺を較正空間上のxyz軸と一致させた後，この立方体を進行方向（y軸）に5cm移動させた．この間のビデオ画像を記録（2秒間，120サンプル），3次元化，各辺の長さを算出した．陸上および水中における計測誤差を比較したが，有意差はみられなかった．

関節座標の検出には水中では色調と彩度によるビデオ方式を用いるため，白地に黒のコントラストをつけた8×8cmの防水パッチ，陸上では赤外線感知CCD方式を用いるため直径1.5cmの球形赤外線反射マーカーを両側の肩峰，大転子，膝関節外側裂隙，腓骨外果，第5中足骨頭に貼付した．体表上のマーカーの座標は各体節長を基準にソフトウェア上で補正し，推定関節中心に座標変換した．床反力計測値および関節座標計測値は臨床歩行分析研究会標準フォーマット（DIFF）に変換し，各体節の重心位置，慣性モーメントなどの生体力学定数とともに数学モデル，および力学モデルに代入し，関節モーメントを計算した．ここで定義される関節モーメントとは，関節運動に関与する複数の筋により生じる力の関節運動の回転中心に関する力のモーメントの総和である．数値の比較には$t$検定（対応あり）を用いた．

## 3) 結　果

床反力前後成分のなかでも制動力に相当する立脚初期の床反力後方成分は消失し，明確な踵からの接地はOA群，健常群ともにみられなかった（図5-15）．床反力垂直成分はOA群，健常群とも水中歩行では陸上と比較して低値を示し，抜重部分も減少する傾向を示した．床反力左右成分はOA群，健常群とも著明な変化を認めなかった（図5-15）．

健常群において水中歩行での下肢関節角度の変化は屈曲，伸展ともに陸上歩行より減少する傾向を示した（図5-16，表5-3）．歩行の特徴点であ

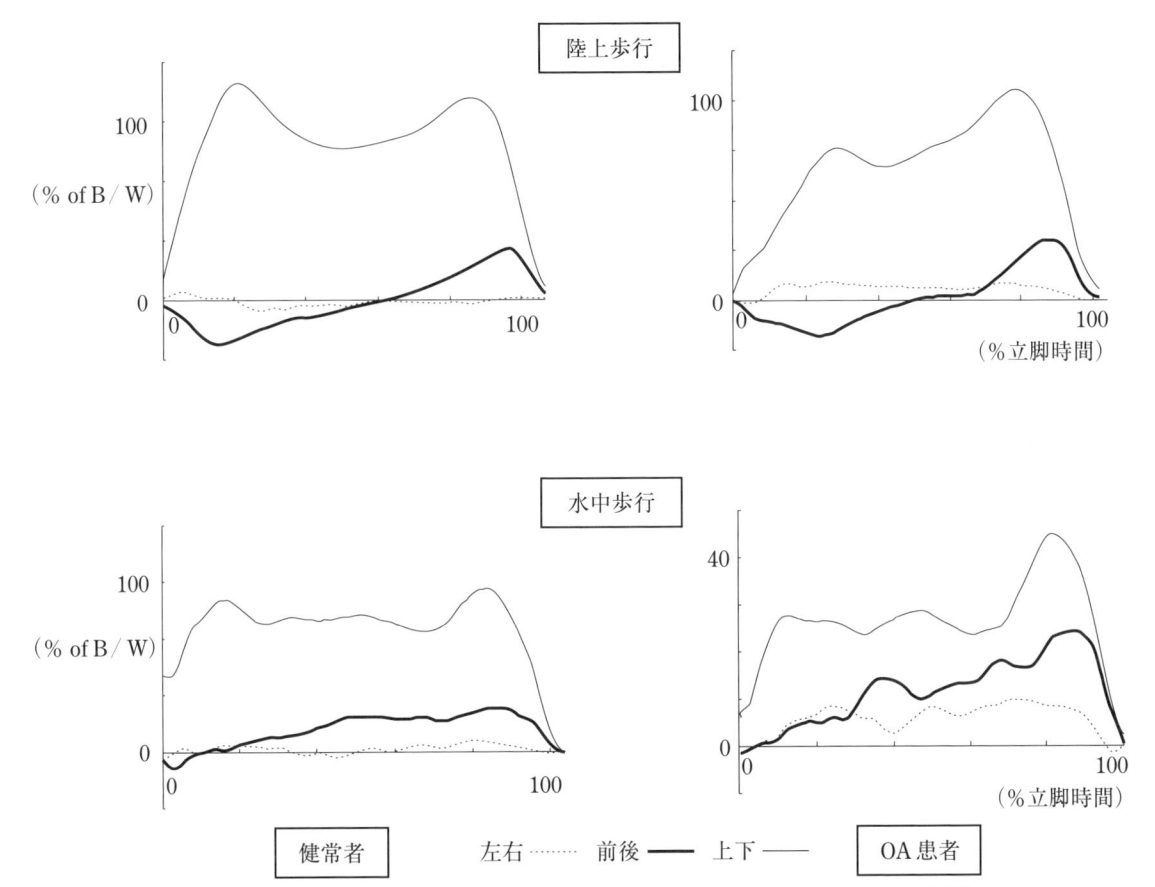

図5-15 陸上および水中歩行における床反力（左：健常者例，右：OA患者例）

る踵接地時の膝関節伸展角度の減少，遊脚中期の膝関節屈曲および足関節背屈角度の減少，踵離地時の股関節伸展角度の減少を認めた（p＜0.05）．

下肢関節モーメントは水中歩行では陸上歩行と比較して立脚初期の膝関節伸展，立脚後期の足関節底屈モーメントの減少を認めた（p＜0.05）（**図5-17**）．

一方，OA群において水中歩行での下肢関節角度の変化は，踵接地時の膝関節伸展角度の減少を認めた（p＜0.05）以外は陸上歩行と比較して有意差はみられなかった．下肢関節モーメントは健常群と同様に，水中歩行では陸上歩行と比較して立脚初期の膝関節伸展，立脚後期の足関節底屈モーメントの減少を認め（p＜0.05）（**図5-18**），さらに立脚初期の股関節伸展モーメントの増大を認めた（p＜0.05）（**表5-3**）．

### 4）考 察

水中運動の力学的解析はもっぱら水泳を計測対象として20世紀初頭から研究されてきた[5]．1933年，Karpovichは人体をロープを介して牽引する電動ウインチにかかる力を実測する方法により水泳中，身体に働く水の抵抗は泳速のほぼ二乗と比例関係にあると報告した[2]．1970年代には流水を発生させるスイムミルを用いた水槽実験が行われたが，原理的には全身にかかる抗力の計測に止まった[1]．1990年代には人体を模した手部義手，あるいは前腕義手と流水を用いた実験により揚力係数，抗力係数が計測可能となった[2,4]．

一般に流体抗力 $F_D$ は次の式で求められる[3]．

$$F_D = C_D \frac{1}{2} \rho v^2 A$$

ただし $C_D$ は抗力係数，$\rho$ は流体の密度（水：1000で固定），$v$ は物体の移動速度，A は流体を

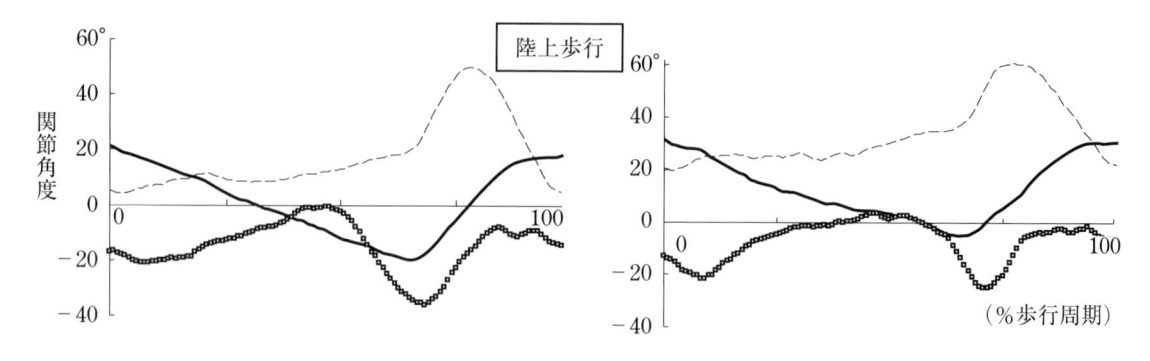

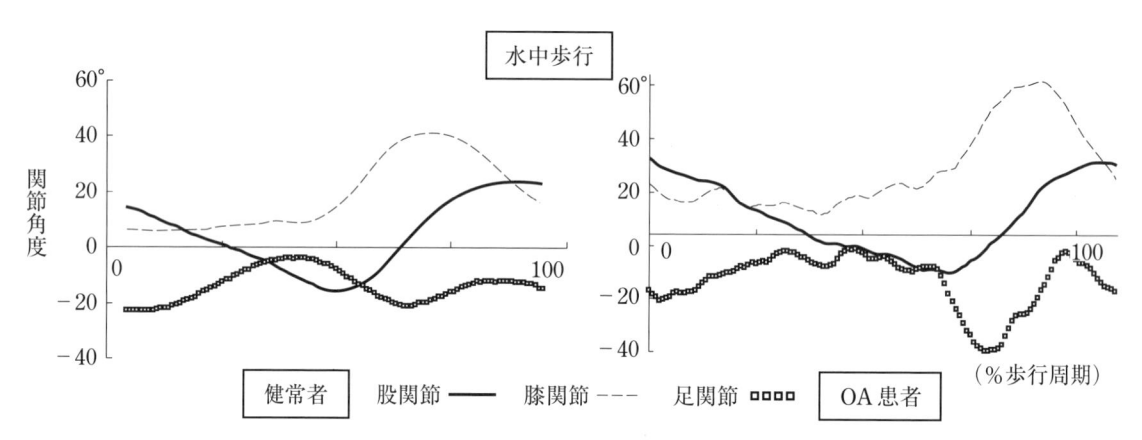

図 5-16 陸上および水中歩行における関節角度（左：健常者例，右：OA患者例）

凡例：健常者　股関節 ——　膝関節 ---　足関節 ▫▫▫▫　OA患者

表 5-3　OA患者群，健常群の陸上歩行，水中歩行の関節角度，関節モーメントの比較

|  |  | 股関節伸展 平均 | 標準偏差 | 膝関節伸展 平均 | 標準偏差 | 足関節底屈 平均 | 標準偏差 |
|---|---|---|---|---|---|---|---|
| **OA (n=11)** |  |  |  |  |  |  |  |
| 関節角度 | 水中 | 3.5 | 5.3 | 15.7 | 6.4 | 37.5 | 7.5 |
| （度） | 陸上 | 5.0 | 6.2 | 10.8 | 7.5 | 30.0 | 7.0 |
| 関節モーメント | 水中 | 23.7* | 5.1 | 13.2* | 11.8 | 18.9* | 8.6 |
| (Nm) | 陸上 | 17.4 | 6.7 | 25.9 | 20.1 | 34.4 | 19.9 |
| **健常者 (n=9)** |  |  |  |  |  |  |  |
| 関節角度 | 水中 | 13.1 | 6.1 | 22.2* | 8.2 | 34.7 | 9.2 |
| （度） | 陸上 | 14.0 | 7.6 | 5.9 | 4.3 | 35.2 | 1.6 |
| 関節モーメント | 水中 | 44.7* | 15.2 | 18.2* | 9.0 | 42.2* | 17.5 |
| (Nm) | 陸上 | 41.2 | 14.8 | 49.8 | 10.9 | 67.9 | 30.2 |

*：$p<0.05$

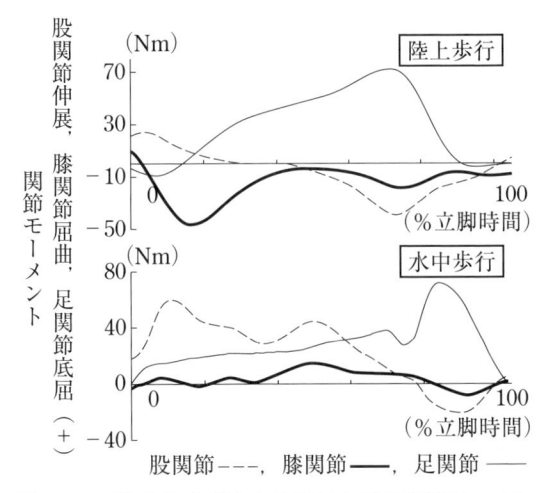

図5-17 陸上および水中歩行における関節モーメント（健常者例）

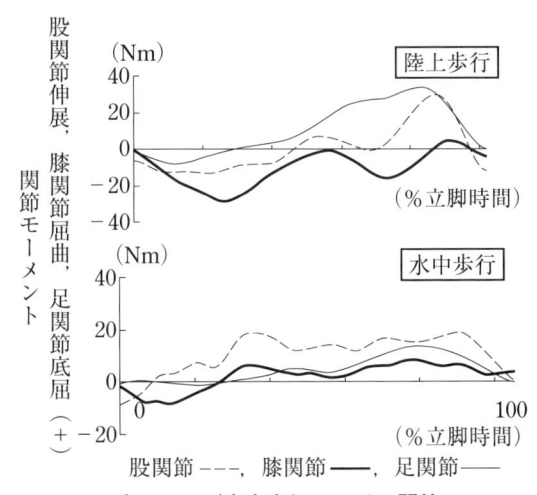

図5-18 陸上および水中歩行における関節モーメント（OA患者例）

横切る物体の断面積とする．下肢全体を直径$D=0.2\,m$，長さ$L=0.8\,m$の円柱に近似し，$A=D\times dr$として計算する．また抗力係数はレイノルズ数の関数であるが，$C_D=1.2$で固定とする．下肢の振り出しを円柱の一端を中心とした回転とし，$v=r_i\times\omega$，ただし$r_i$は回転軸から抵抗を受ける位置までの距離とする．角速度$\omega=\pi/3$（60度/秒），$\pi/2$（90度/秒），$\pi$（180度/秒）で回転したときの円柱にかかる流体抵抗を求める．$F_D$とレバーアーム$r_i$の積である$\tau$は

$$\tau = 1.2 \times \frac{1}{2} \times 1000 \times \omega^2 \times 0.2 \times \int_0^{0.8} r_i^3 dr$$

で求められ，$\omega=\pi/3$のとき13.5 N，$\omega=\pi/2$のとき53.9 N，$\omega=\pi$のとき121.3 Nであった．

歩調1歩/秒の歩行において下肢の振り出しが90度/秒を超えることはないので，計算から得られた遊脚期における流体抵抗による抗力モーメントの理論値と立脚期の体幹，骨盤支持に必要な股関節モーメントを比較すると近似していると考えた．

仰臥位で下肢伸展挙上をする際，最初に足関節背屈，次いで膝関節伸展，股関節屈曲，さらに腹直筋の収縮がみられるが，このような運動連鎖をクラインフォーゲルバッハは「運動の拡がり」と呼び，末梢から起こった運動が中枢部に伝搬し，四肢の運動中，体幹の固定に働く筋活動を賦活すると説明している[7]．この理論に基づいて今回の

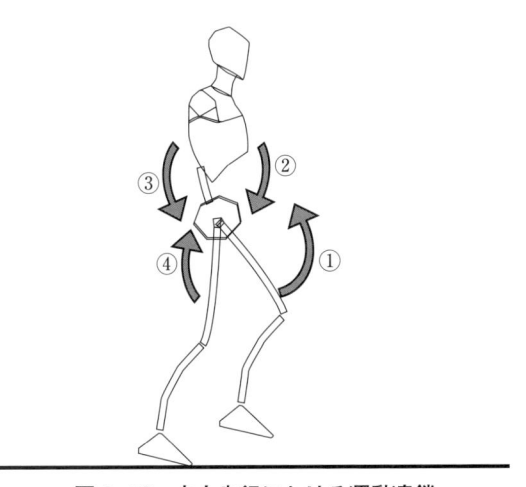

図5-19 水中歩行における運動連鎖

結果を解釈すると遊脚側の振り出し，すなわち，①股関節屈曲に際して共同筋として，②体幹前屈筋が働き，これに対して体幹直立位保持のための，③脊柱起立筋群および骨盤前傾に拮抗して骨盤直立位保持のための，④股関節伸筋群の活動を反映していると考えた（図5-19）．

正常歩行の原則として消費エネルギーを最小になるよう最適化が図られるが，水中歩行において消費エネルギーが最小となる歩行は抗力最小，すなわち流体抵抗を可能な限り受けない歩容である．関節角度変化として遊脚後期から踵接地時にかけて股関節屈曲，膝関節伸展の減少として捉えられるが，OA群における陸上と水中における差

は健常群と比較して少なくなる傾向を示した（図5-16）．健常者と異なる原因は OA 群では陸上歩行で股関節伸展角度が低値を示し，すでにステップ長が短いため，下腿を前方に振り出さなくても膝伸展が可能であるためと考えた．関節モーメントは健常群と同様に OA 群でも水中歩行において陸上歩行と比較して股関節伸展モーメントの増大，膝関節伸展モーメントおよび足関節底屈モーメントの減少を認めたが，各関節とも健常群より低値を示していた．これは OA 群の身長が健常群より低く，同じ水深では免荷量が多くなったためと考えた．

今回得られた OA 群の最大股関節伸展モーメントの約 24 Nm は，下肢長 80 cm の被験者が伏臥位で足関節に 3 kg の重りをつけての下肢伸展挙上に等しく，遅い歩行速度でも筋力低下のみられる術後患者の場合，大きな負荷となる可能性を推察した．実際の股関節への負荷は関節間力計算や FEM などの詳細な分析が必要だが，速い歩行速度での歩行練習には注意が必要と考えられる．

## 文 献

1) Astrand, P.O.：A swimming flume. *J Appl Physiol*, **33**：514, 1972.
2) Berger, M.A., Groot, G.：Hydrodynamic drag and lift force on human hand/arm model. *J Biomech*, **28**：125-133, 1995.
3) Fossen, T.I.：Guidance and control of ocean vehicles. New York, Wiley, 1994．p.93-162.
4) Huub, M., Beek, T.：Biomechanics of competitive front crawl swimming. *Sports Med*, **13**：8-24, 1992.
5) 池上康男：水中運動中の抵抗と推進力．*J J Sports Sci*, **7**：7-8, 1988.
6) Karpovich, P.V.：Water resistance in swimming. *Res Quart*, **4**：21-28, 1933.
7) Klein-Vogelbach, S.：Functional Kinetics. Springer Verlag, New York, 1989, p.34-52.

## ■コラム■

### フィルター・平滑化

　動作計測のときに身体に取り付けた標点マーカーの座標値や関節角度データは，時間軸を横軸にとってグラフを描くと多少ギザギザした波形が得られる．たとえば歩行動作時には，足接地時の衝撃によって，マーカーが取り付けられた皮膚のずれや衣服のずれでマーカーが振動する．その振動を身体の運動と同時に計測しているため，体節の運動を表す波形に細かなマーカーの振動波形が上乗せされたようになる．図Aに下肢の関節角度データを示す．グラフ縦軸の正値は股関節屈曲，膝関節屈曲，足関節背屈の運動方向である．足関節には振動を示す"ギザギザ"の形（ノイズ）が顕著にみられる．

　この"ギザギザ"波形（ノイズ）を取り除く作業をフィルタリング（平滑化）と呼び，ギザギザ波形を取り除くソフトウェアや数学的方法をフィルターと呼ぶ．フィルターを実際に使うことはそれほど難しいことではない．適当な本を購入すればフィルターソフトウェアが付属 CD-ROM に収録されていたり，Excel で行う方法が丁寧に記載されていたりするので，その説明どおりに使えばよい[1]．あるいは，動作解析システムのなかに自動的にフィルターが組み込まれていることも多いので，とくに気にしない

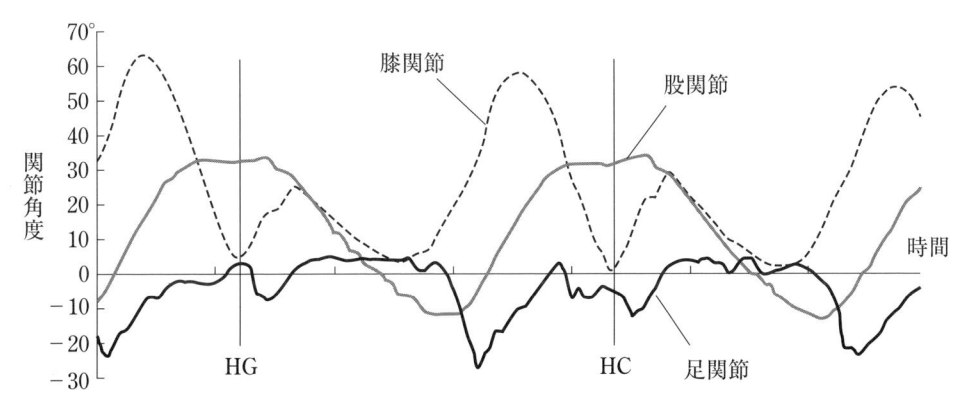

**図A　歩行中の下肢関節角度**

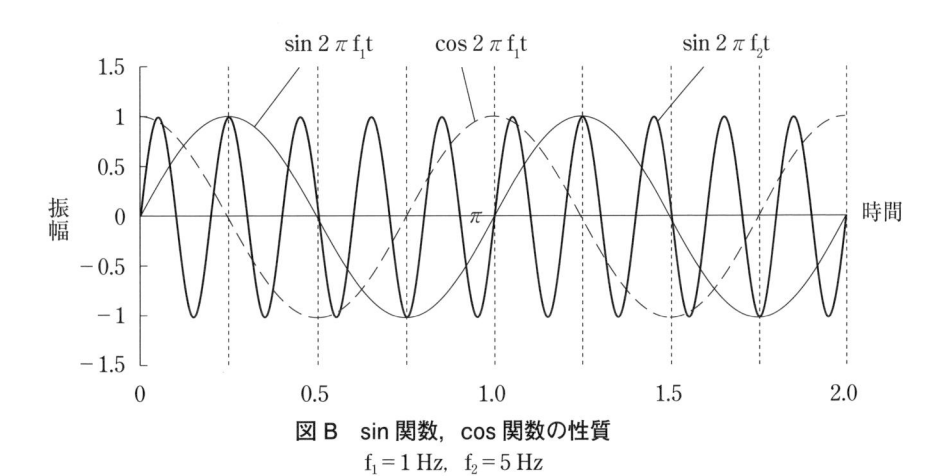

**図B　sin 関数，cos 関数の性質**
$f_1 = 1\,\mathrm{Hz}$,　$f_2 = 5\,\mathrm{Hz}$

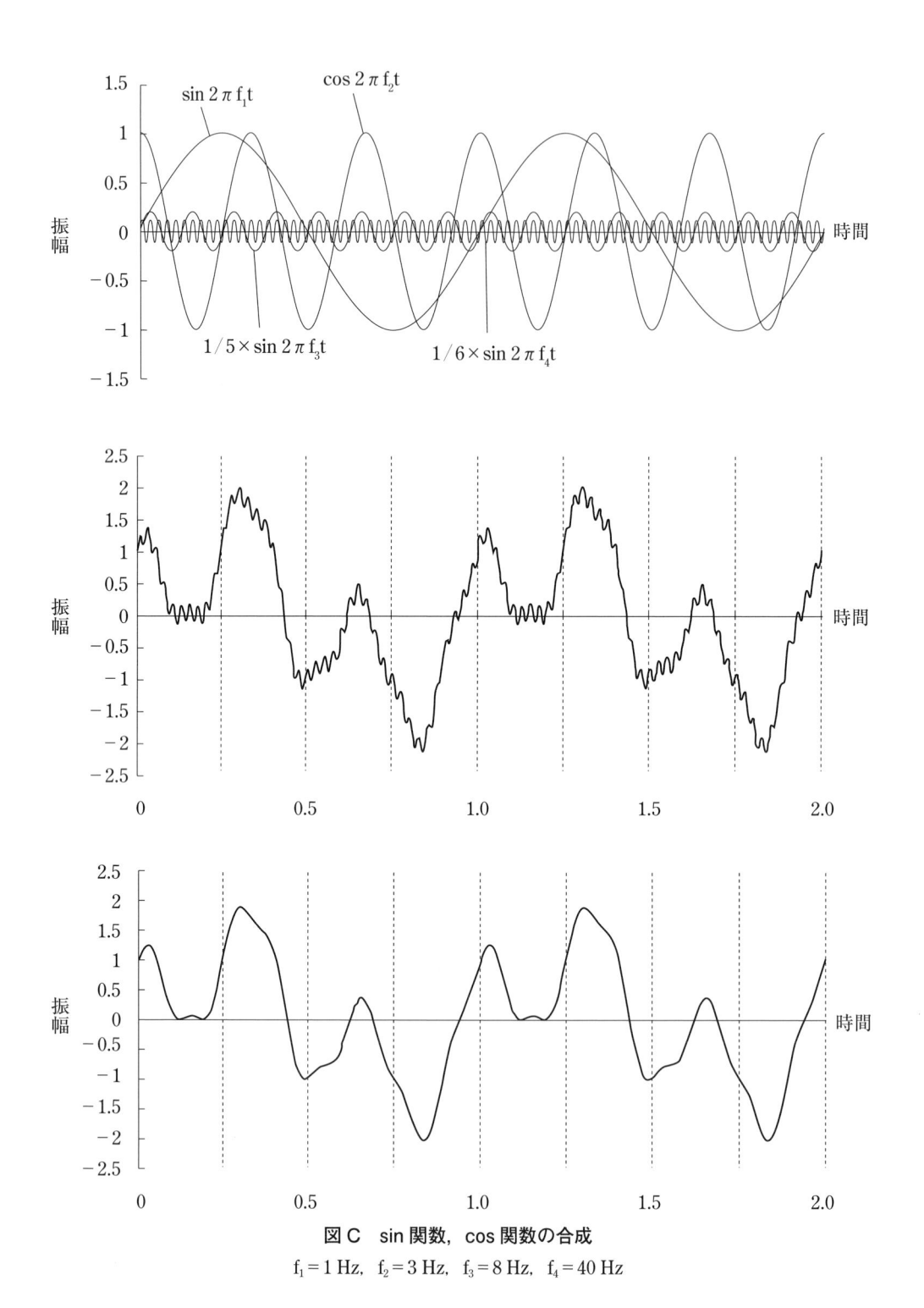

図 C　sin 関数，cos 関数の合成
$f_1 = 1$ Hz, $f_2 = 3$ Hz, $f_3 = 8$ Hz, $f_4 = 40$ Hz

でもよい場合も多い．しかし，フィルターの意味（原理に関する概念）をわからずにいると，関節角度の波形が本当に正しいかどうかを判断できずに，間違ったデータを信じ込むことになりかねない．

フィルターの根本概念は，特定の周波数の波形を取り除くことである．周波数というのは波が1秒間に何回繰り返し起こるかを意味し，単位はHzである．たとえば，10 Hzの周波数は1秒間に10回の波が起こるということである．歩行中の関節角度データは通常では周波数が低い10 Hz以下の波形であり，ノイズは周波数が高い．周波数の高い波形を取り除くという考え方（意味）は何か．この意味を理解するには，あらゆる波形が三角関数の波形合成で表せることを知ればよい．三角関数の特性を**図B**のグラフで示す．周波数を決めているのが三角関数の変数$\theta$の係数であることが容易に理解できるであろう．

次に三角関数の合成の例として，$\sin 2\pi f_1 t + \cos 2\pi f_2 t + 1/5 \sin 2\pi f_3 t + 1/6 \sin 2\pi f_4 t$（ただし$f_1 = 1$ Hz, $f_2 = 3$ Hz, $f_3 = 8$ Hz, $f_4 = 40$ Hz）を計算してグラフ表示してみる（**図C**）．

図Cの上段のグラフは，4つの三角関数をグラフにしたものであり，中段のグラフはこれら4つの三角関数を加算したものである．細かい"ギザギザ"波形の一番の張本人は$1/6 \times \sin 2\pi f_4 t$である．したがって，このギザギザ波形（ノイズ）を取り除くフィルタリングという意味は，$1/6 \times \sin 2\pi f_4 t$を減算することと同じである．下段波形は，中段の波形から$1/6 \times \sin 2\pi f_4 t$を除いた波形である．

フィルター作業を数学的に丁寧に行う方法として，フーリエ級数，フーリエ変換と呼ばれる数学知識がある[2]．たとえば，フーリエ級数で表現するという問題は，**図A**の足関節角度波形をいくつかの三角関数の加算の形式で表すことであり，フーリエ変換というのは，フーリエ級数で表現された足関節波形の周波数特性を調べることである．あとは高周波成分を指定して減算すればフィルター作業ができたことになる．詳細な手順や扱う数式は適切な書籍や文献を参照していただきたい[3]．デジタルフィルターとしてよく使われるのはFIRフィルターやIIRフィルターである．一般的にはIIRフィルターが推奨されている[4,5]．

## 文　献

1) 並木秀明：Excelではじめるディジタル信号処理．技術評論社，東京，2000．
2) 小暮陽三：なっとくするフーリエ変換．講談社，東京，1999．
3) 阿江通良，藤井範久：スポーツバイオメカニクス20講．朝倉書店，東京，2002，p.170-172．
4) 持丸正明，河内まき子：人体を測る　寸法・形状・運動．バイオメカニズムライブラリー，東京電機大学出版局，東京，2006，p.105-107．
5) Bryant, J.T., Wevers, H.：Method of data smoothing for instantaneous centre of rotation measurements. *Medical & Biological Engineering & Computing*, **22**：597-602, 1984.

# 第6章　加速度計による歩行計測

〔何が計れるか〕

　身体各部の加速度が計測できる．加速度計を骨盤後面につければ，重心の加速度に近似したデータが採取できる．データを波形処理すれば1周期時間が算出できる．左右の立脚期で重心の加速度がどうなるかが観測できる．

　得られるデータは加速度計に固定された座標系のデータである．空間の絶対座標系のデータではない．したがって，たとえば骨盤に固定された加速度計についていうと，骨盤は前後傾・側屈・回旋をするので，加速度計のあるチャンネルのデータが常に進行方向の加速度を示すわけではない．骨盤の向きが変化することによって，進行・左右・上下の加速度データが入り混じることになる．とくに加速度計は重力を加速度として検知してしまうので，重力方向への向きが変化すると，これがデータに混じってしまい分離が不可能となる．重力加速度は歩行時の重心の加速度の5倍ほどであり，この一部がデータに混じっていることを忘れてはならない．

## 1. 加速度計による計測の原理

　加速度計の計測原理は，箱のなかに設置した重りにかかる慣性力を計測するものである（**図6-1**）．箱にかかる加速度を $\alpha$，重りの質量をmとすれば，運動方程式は

　　$\alpha = F/m$

となり，Fを計測すれば加速度が求まる．ここでバネ（バネ定数k）で物体が固定され外力Fが加わった場合，

　　$F = kx$

となる．変位量のxがわかれば，力が求められる．このように，

　　$\alpha = F/m = kx/m$

となり，変位xを計測することで加速度 $\alpha$ を求める．

## 2. 加速度計の種類

　**表6-1**に加速度計の種類を示す．

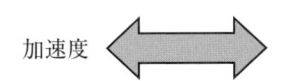

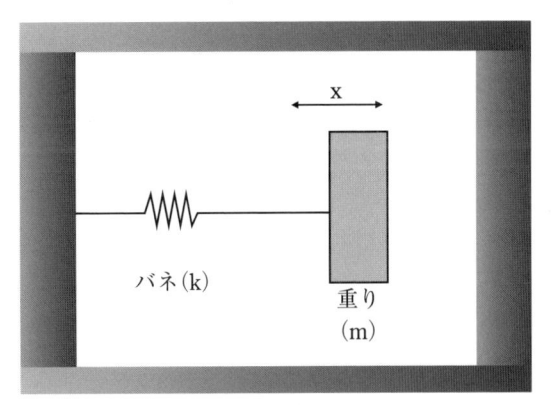

**図6-1　加速度計の原理**

### 1) ピエゾ抵抗型（図6-2）

　重りを十字に4方向からバネで懸垂したような形状になるが，SOI（Silicon On Insulator）を微細加工しフレーム部，重り部，ビーム（梁）部の3つの部分から構成される．フレームから伸びる4本のビームで支えられている重りは可動であり，4本のビームはSOI基板の活性層で形成され

## 表6-1 加速度計の種類

| ピエゾ抵抗型 | 力 → 結晶の歪み → 電圧 |
| --- | --- |
| 歪みゲージ型 | 力 → 電気抵抗の変化 → 電圧 |
| 静電容量型 | 力 → 電極の変位 → 静電容量の変化 |
| 熱検出型 | 力 → 熱した空気の移動 → 温度分布の変化 |
| FET型 | 力 → ゲート電極の変位 → S/D電流の変化 |
| サーボ型 | 変位をゼロにする力を検出 |

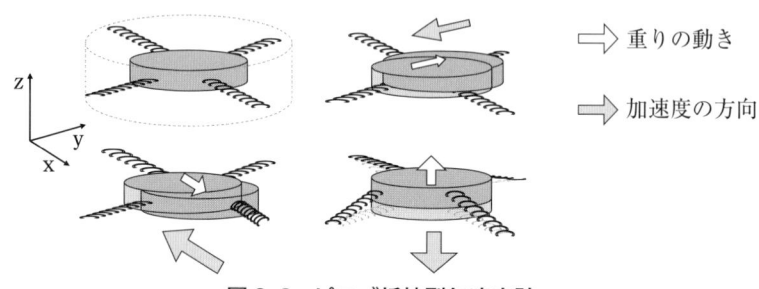

図6-2 ピエゾ抵抗型加速度計

a. 加速度変換器の構造

b. 1軸加速度変換器

c. 3軸加速度変換器

d. 歪みゲージ型加速度変換器の基本構造例

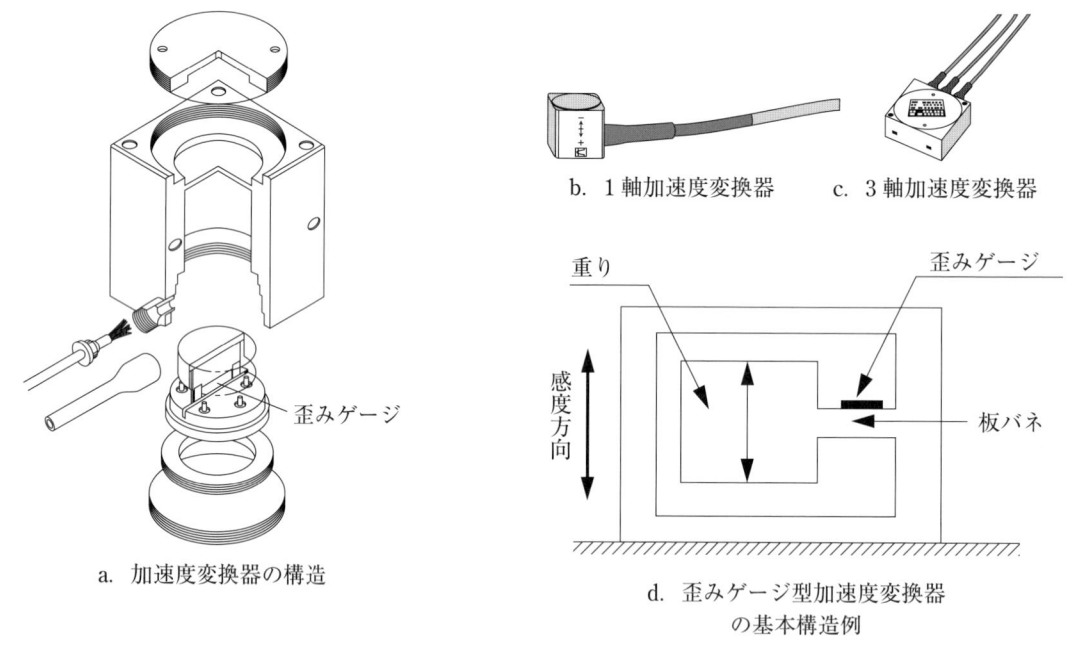

図6-3 歪みゲージ型加速度計

ビーム上にはイオン注入などによりピエゾ抵抗が埋め込まれる.

印加された加速度に対応して重り部が変位し，ビームに歪みが加わり，この応力によりピエゾ抵抗の抵抗値が変化する．ピエゾ抵抗をブリッジ回路の出力電圧として取り出している．これにより加速度が検出される．

x軸，y軸については直交するビームが軸となり，変位を求められるが，z軸については4つのビームを用いて変位を計測する．

ピエゾ抵抗型の特徴としては3軸加速度センサーをつくりやすいこと，検出回路が比較的簡単であること，小型化に適していることなどが特徴である．

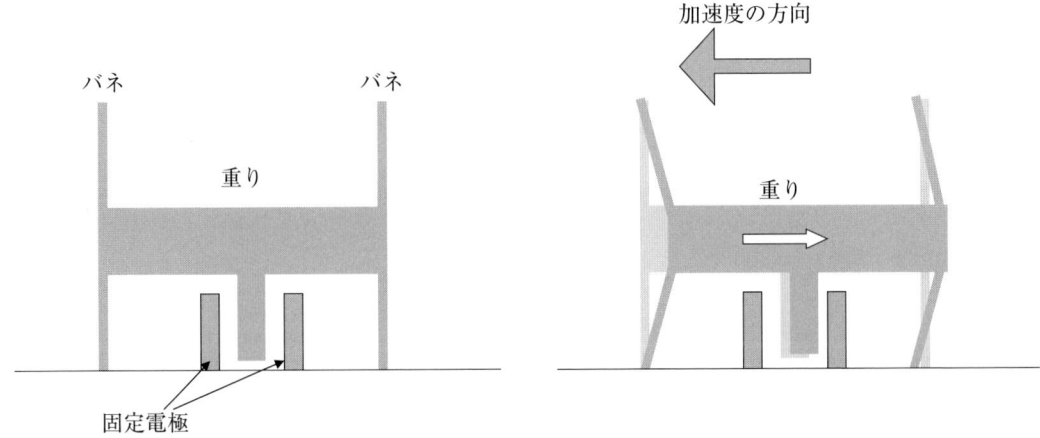

**図6-4 静電容量型加速度計**
センサーが加速度を受けるとセンサーのフレームは移動，重りは慣性で残るためフレームに対して相対的に動く．固定電極との距離が変わり静電容量が変わる．

## 2) 歪みゲージ型（図6-3）

図6-3に原理図と実際のセンサーの構造を示す．片側を固定した片持ばりの他端に重りが取り付けられており，重りにかかる慣性力をはりの曲がりによって検出するものである．3軸加速度計はこれを3つ組み合わせてx, y, z軸の加速度を計測する．歪みゲージは力のセンサーとして床反力計など種々の計測器に使われており，それらの増幅器が加速度センサーにも転用可能であり，その意味ではすでに増幅器を所有しているユーザーには有利であろう．定格以上の大きな衝撃的な加速度を与えるとセンサーが破損することがあるので取り扱いは慎重に行う．

## 3) 静電容量型（図6-4）

加速度印加により可動部が変位して生じる静電容量の変化を電圧に変換している．図では模式的に示しているが，製品では櫛歯型にして重なりを増やし，わずかな動きでも検出できるようにしている．

## 4) 熱検出型（図6-5）

検出器にチャンバーを設け，その中央にヒーターを置き，両側にある温度検出器で暖められた空気の分布を計測する．加速度が印加されると計測器は動くが，空気は留まろうとし，そのため静止時との温度分布の差が生じる．温度分布の差を計測することで，移動を検出し，加速度を計算する．小さなヒーターを中央に置き，検出器を2次元配置することで，2軸の加速度を計測することが可能な熱検出型のセンサーもある．

## 5) FET型（図6-6）

FET構造のゲート直下の酸化膜を除去し，ゲート容量を可変にする．加速度に応じてゲート容量が変化するために，ドレイン電流の変化として捉えることができる．x, y軸への移動でゲートの面積が変化し，ゲートとの距離の変化による電流の変化でz軸の動きを検出する．他の加速度センサーが静電容量や抵抗など受動素子として働くのに対して，FET（能動素子）動作を原理とする．もともと増幅機能とセンサー機能が一体化できているので，高感度化および小型化しやすいという特徴がある．

## 6) サーボ型

何らかの形で変位を検出するが，検出される変位がゼロになるように重りに力を加え，加えた力が加わった加速度と同じ大きさで反対向きであるとして加速度を検出する．閉ループの検出機構であり，質量はほとんど動かず，重りの位置はほぼ一定に保たれる．重りの駆動系が必要になるため構造はやや複雑になるが，バネが変形しないため，

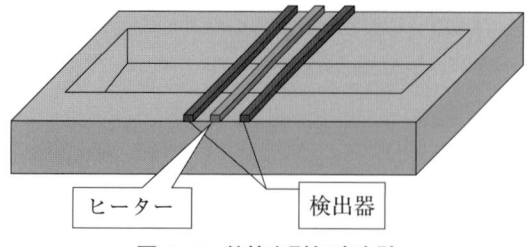

図6-5　熱検出型加速度計

位置を検出する方法の非線形性の影響を受けない．非線形な変位検出機構を用いても線形な出力が得られる．動きがないので共振現象の影響が少なく，大きな質量，柔らかいバネの組み合わせで小さな力を計測することが可能になる．

## 3. 加速度計の選択

現在，臨床で用いられる加速度センサーとしては，小型軽量の計測機器であることから，ピエゾ抵抗型，歪みゲージ，静電容量型，熱検出型，FET型などが使われる．各方式とも用途に応じて種々の仕様のセンサーがある．まず身体に貼付するものなのでセンサーの重さは極力軽いものを選択する．たとえば骨盤に装着する装置としては20g〜150g程度であろう．次に出力レンジを選ぶ．骨盤に装着して通常の歩行を計測する場合であれば，データ自体は$-2G$〜$+2G$程度（G：ジー，重力加速度$9.8 m/s^2$）なので$±5G$程度のレンジをもつものが適当である．計測されるデータに対して計測レンジが大きすぎるものでは正確なデータ計測ができない．車の乗り心地，身体の動揺，自動搬送車，静止状態での姿勢など，精度を要するものには$±2G$が推奨である．四肢の動きなどは通常は$±4G$の範囲である（激しい運動，衝撃を除く）．激しい動きの場合$10G$，$25G$型となり，エアバッグの動作はこの範疇である．ジャンプの着地・ランニングなどでは$±20G$程度であろう．衝撃試験などには$±100G$が使われるが，振動の場合は振動周波数で加速度は大幅に上がる．また加速度計を床に落としてしまった場合などでは加速度の値は$1,000G$にも達するといわれており，歪みゲージ方式などでは検出部が損傷を受ける場合があるので取り扱いには慎重さが必要

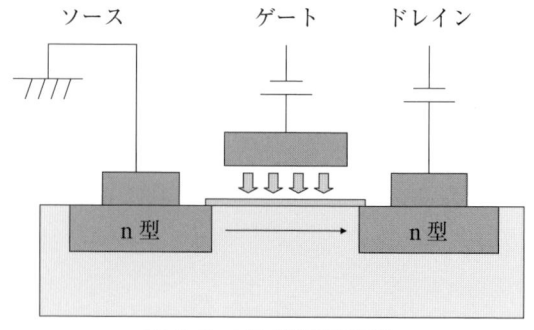

図6-6　FET型加速度計

である．

次に周波数帯域について説明する．加速度計はほとんどが原理的に見て重りをバネで吊るした構造となっている．バネを用いたセンサーでは周波数f［Hz］が，

$$f = 1/2\pi\sqrt{K/m}$$

で共振する性質がある．この共振周波数よりもゆっくりした運動には重りの動きが追従する．しかし，共振周波数と同じ周波数の動きが外部から与えられると重りが共振を起こし，異常に大きな運動となって正しい計測ができない．さらに高い周波数になると，外部の運動に重りが追従できず正反対の向きに運動を始めるようになる．こうなってしまっては計測自体が無意味である．したがって，加速度計にはどの周波数まで計測ができるかという性能がある．これを周波数帯域という．周波数帯域は，どれくらいの速い振動に対応できるかという性能であると同時に，急激な加速度の増加に対してどれくらいの応答が得られるかという性能でもある．たとえば，図6-7のような加速度が与えられた場合に周波数帯域が広い機種では上図のとおりの波形データが得られるが，帯域の狭い機種では下図のように鈍った波形しか得られない．このように加速度計では重りの重さを小さくしないと応答性が低くなる．昨今のMEMS技術（Micro-Electro-Mechanical System）を用いて製作される加速度計についてはmが小さくなっており，速い動きにも対応できる．

以上のことからわかるように，計測すべき対象の加速度の急峻さによって周波数帯域を選定する必要がある．1日の生活活動のなかで大まかに動いているか静止しているかを計測しようというと

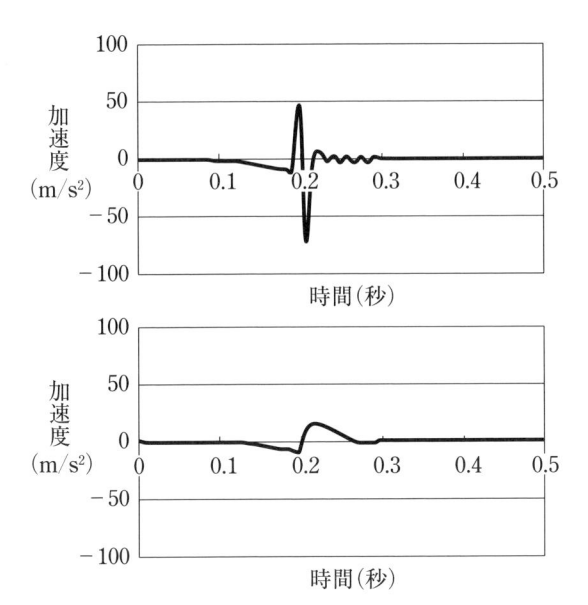

**図 6-7 周波数帯による波形の変化**
杖の衝撃力の計測．上段は高い周波数帯域での計測，下段は低い周波数帯域での計測．低い帯域に設定すると，急激な変化に追随することができない．

きには，周波数帯域は数Hzで十分であるが，立ち上がりの動作を計測しようと思うと50Hz以上は必要である．跳躍を計測し，着地の瞬間の加速度を計測したいとなれば200Hz以上の周波数帯域が必要になる．ゴルフクラブのインパクトの計測ではもっと広い周波数帯域が必要である．また周波数帯域としてDC～と記載してあれば直流分から計測が可能という意味である．これはたとえば静止時でも重力加速度が計測可能ということである．一部のセンサーでは加速度が一定になってしまうと出力がゼロとなる機種があり，この場合には重力加速度が計測できない．この場合には周波数帯域にDC分が含まれないという記載になる．

センサーを選択したら，当然それに対応した増幅器を購入する．3軸加速度計では3台の増幅器が必要である．出力電圧をコンピュータのA/Dコンバーターに合わせて調整し，A/Dコンバーターに接続する．センサーから増幅器・A/Dコンバーターまでは長いケーブルを使用するが，ワイヤレスのトランスミッターでデータを送る機種もある．場合によってはデータロガーでデータを蓄積する．その場合は，計測時間によりデータロ

ガーメモリー容量や電源容量を選択する．

## 4．どのように計測するか，計測上の留意点

センサーと記録器の設定を調整し，計測結果をアスキー出力した際に物理量として計算できるようにする．個々の加速度計の固有値として，性能表には加速度と出力の関係が示されているので，この値を用いてアスキーの数値にこの数値をかけ加速度の値に変換する．具体的には以下のように計算する．

まずコンピュータで取り込んだデータをエクセルで表示する．この数値が出力電圧を表示するようにA/Dコンバーター用のソフトのマニュアルを参照して値を変換する．たとえば，$-5\,\mathrm{V}$が$-4095$，$+5\,\mathrm{V}$が$+4095$で表示されているのであれば得られた数値に$5/4095$を乗ずれば電圧に変換される．別の例では，$-5\,\mathrm{V}$が0，$+5\,\mathrm{V}$が$+8190$として表示されているのであれば，得られた数値から4095を引いてから$5/4095$を乗ずれば電圧に変換される．次にこの電圧を増幅率で割り算するとセンサーの出力電圧になる．電圧には1000を乗じてmVで表示しておくとよい．さらにこれをセンサーの感度（たとえば$5\,\mathrm{mV/G}$）で割れば，加速度がGの単位で計算される．これに9.8をかけると$\mathrm{m/s^2}$の単位になる．

周波数帯域がDC～のものでは計測軸を鉛直方向にして静止時に重力加速度を計測し，データがどの程度正確かを確認しておく．

実際の計測においては，センサーの向きが重要になり，センサーの軸と計測したい座標系とがなるべく一致するように，また計測中に不要な振動がなく，計測したい物体との間になるべく緩衝材となるものが入らないように固定する．たとえば重心の加速度を計測するのであれば，骨盤の仙骨部に3軸センサーをしっかりと固定する．センサーの上下軸・前後軸・左右軸を骨盤に合わせる．リード線が運動の邪魔になったり，余計な力が加わらないように固定する．データロガーやトランスミッターを用いる場合は，運動の邪魔にならないように取り付け場所を選択する．

まず静止での計測を行い，必要ならばセンサー

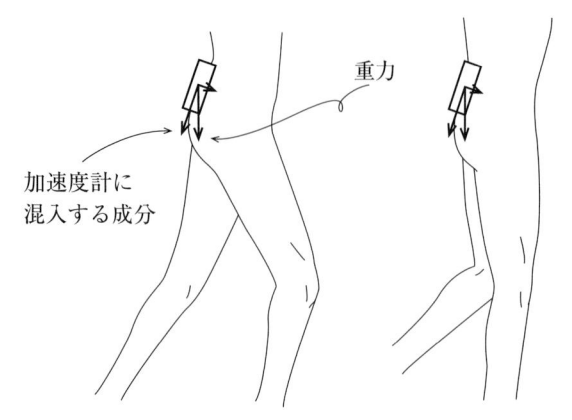

**図6-8 重力加速度の混入**

重力の大きさは同じだが，加速度計の傾きによって混入する成分の大きさが変わってくる．

を校正するための計測を行う．たとえば仙骨にセンサーを貼付した場合，上下軸は鉛直から前傾し，前後軸は水平から下を向いているであろう．場合によっては左右軸も水平から傾いているかも知れない．したがって，これらのデータには重力加速度の成分が表れていることになる（**図6-8**）．これは加速度の値ではないので，計測時のデータからこれらの値を減算して考えるのが妥当である．動作時には骨盤の傾きは変動するので，たとえ減算しても正確な値にはならないが，この誤差は加速度計を使用する場合の宿命である．これ以上の正確さを要求する場合はジャイロセンサーなどと組み合わせる必要がある．

次に動作時の計測に移る．骨盤につけた加速度計の場合，サンプリング周波数は100 Hz 程度とする．得られたデータはまずフィルタリングを行い，高周波成分を排除する．フィルタリングの方法としては加速度の場合は瞬間的な立ち上がりがあることが多く，移動平均は適さないので，デジタルフィルターを前からと後ろからの2回かけることで位相のずれを少なくしてノイズをフィルタリングすることができる．カットオフ周波数としては，動きの周波数の10%か20%を目安にローパスフィルタリングを行う．一般の運動では動きの周波数は10 Hz 以下の場合が多いので，ローパスフィルターの遮断周波数は8〜9 Hz となる（フィルタリングについてはコラム p.65 を参照）．

加速度計で求められた加速度は積分することで

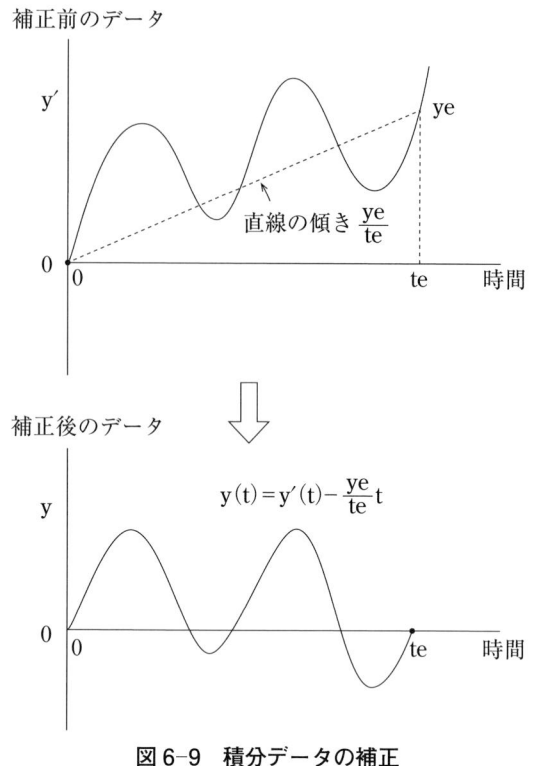

**図6-9 積分データの補正**

速度となる．たとえば，静止時から膝を屈曲伸展するスクワット動作で，またもとの静止直立に戻る動作を考える．得られた加速度データを積分する（積分の方法は付録1を参照）．この際，積分の初期値（計測開始時の速度）は xyz ともゼロであることがわかっている．したがって，積分して得られる速度はそのまま速度のデータとして使用できる．しかし誤差の影響で，計測終了時（すなわち動作の終了時）に速度の値がゼロでないことが多い．本来はこの値はゼロになるはずである．そこでこれを**図6-9**のように補正する．

速度をさらに積分することで原理的には変位を得ることができる．ただし，延べ2回積分されるので，誤差の影響は大きくなる．具体的な手順は以下のとおりである．積分の初期値（すなわち計測開始時のセンサーの位置）はとりあえずゼロとする．速度データを積分すると位置データが得られる．しかし誤差の影響で計測終了の時点でゼロに戻らないことが多い．スクワットしたあとで重心がもとの位置に戻るという前提であるならば，計測終了の時点で位置のデータはゼロになるはず

## 4. どのように計測するか，計測上の留意点

**上下方向加速度**

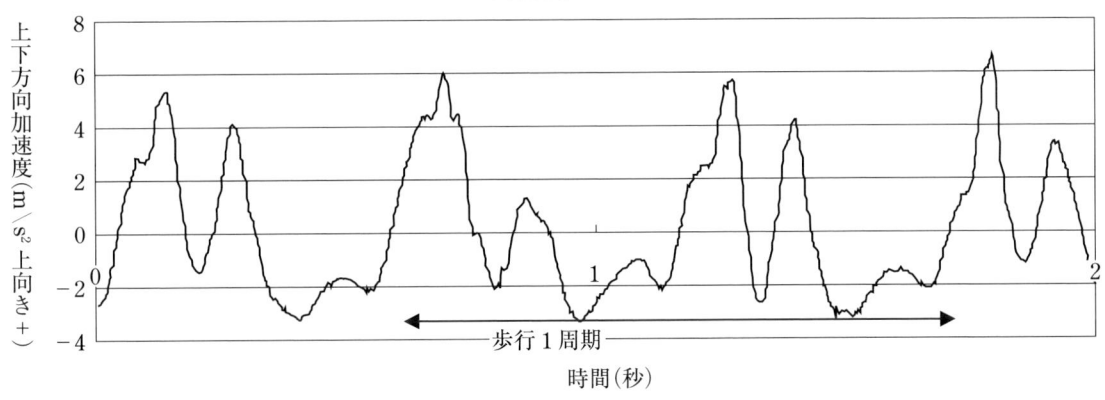

**前後方向加速度**

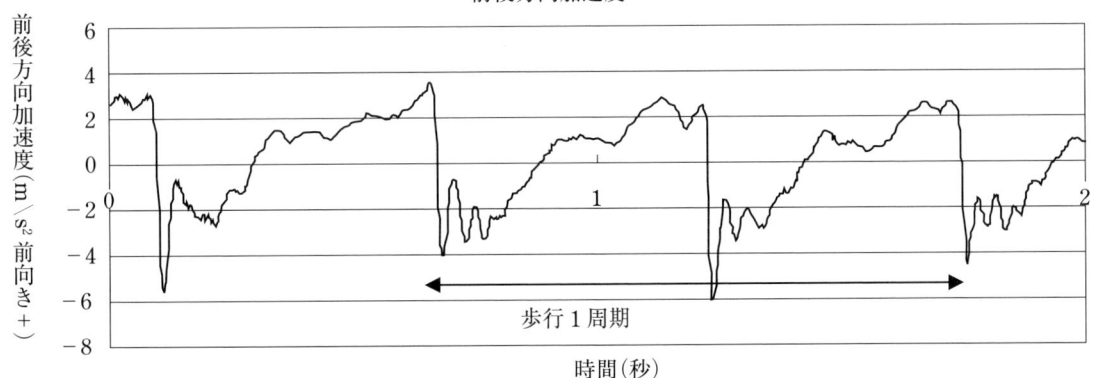

**図6-10　加速度データから歩行1周期の切り出し**

である．そこでこれを前述の図6-9と同じ方法で補正する．積分の初期値はとりあえずゼロと考えたが，加速度計ではこの値を求めることはできない．このように加速度データを積分して速度データを求め，これをさらに積分して位置データ（の変動分）が計算できる．しかしながら，動作の最中に骨盤の傾きが変動すれば，重力加速度の影響で加速度データの信頼性は低下するし，積分操作は元来誤差の影響を受けやすいので，必ずしも正確な速度・位置データが得られるわけではない．

定常歩行でも同様に骨盤の加速度データから速度・位置が計算できるが，方法はいくぶん煩雑である．まず得られたデータからエクセル上で1周期のデータを切り出す．フットスイッチなどを併用しているのであれば，これを参照して1周期を

切り出す．そうでないならば加速度データそのものから歩行の1周期の判定をする（**図6-10**）．上下・前後のデータでは同じ波形が2回連続したものが歩行の1周期であり，左右方向のデータでは波形の1周期が歩行の1周期である．どのタイミングを1周期の開始のタイミングとしてもよい．このように歩行の1周期が切り出せたら，積分操作を行う．積分の初期値は本来はゼロではないが，とりあえずゼロとして計算をする．このようにして速度の変動分が計算できる．

ここでは歩行の1周期のデータを積分しているので，歩行の1周期の終了の時点で，歩行の1周期の開始時点での速度に等しいはずである．この観点から前述の図6-9と同じ手法で補正をする．次に上下・前後・左右それぞれの速度データの平均値を計算する．歩行の1周期のデータを平均し

ているので，上下・左右の速度平均値はそれぞれゼロになるはずである．この観点から速度データを補正する．すなわち各時刻の速度データから平均値を引き算すればよい．この操作によって，速度の初期値に適正な値を与えたのと結果的には同じになる．前後方向データについては平均値を計算してもゼロにはならないので，この方法は適用できない．各時刻の速度データから平均値を引き算するまでは同じである．このあと，別途ストップウオッチなどで計測した歩行の平均速度を各時刻の前後方向速度データに加算する．このようにすると1周期間における前後方向速度データのグラフを描くことができる．このように上下・前後・左右の速度データが得られたら，これを積分すると位置データが計算できる．初期値（積分を開始する時点での位置）はとりあえずゼロとする．上下・左右については1周期後にもとの値に戻るという性質を活用して補正をする．前後方向については補正はできない．上下方向については1周期中でもっとも高い値は，直立静止時の値にほぼ等しいという性質を活用して補正をする．

　以上のように，得られた加速度データをもとにして速度・位置データが計算できる．しかしここで具体的な手法を示したのはこれを推奨するためではない．計算にあたってはいくつかの前提が必要であり，かつ誤差の影響を受けやすいことを示し，取り扱いに注意を喚起するためである．たとえば，前述の歩行1周期中の上下・左右の速度平均値がゼロ，上下方向で1周期中にもっとも高い位置は直立静止時とほぼ等しいといった前提は健常歩行では成り立つが，それ以外では仮定することはできない．加速度計から得られるデータでもっとも信頼がおけるのは加速度データである．それでさえも重力加速度の影響が入っている．速度，位置と計算が進むにつれて信頼性が低下するのでそれをわきまえて活用して欲しい．

　以上は加速度計を骨盤に貼付し，重心の加速度を計測する想定で記載をした．別の用途として革靴の踵に加速度計を装着し，接地時の衝撃加速度を計測するような用途では事情が異なってくる．まず加速度範囲は±20〜±50G程度が想定されるのでそのレンジが計測できるセンサーを選択する．加速度が大きいので重力加速度の影響は重要でない．加速度の方向も重要でなくなり，最大の加速度がどれくらいになるかに関心が移る．このような用途には加速度計は向いている．テレビ方式や3次元動作計測装置でも加速度が計算できるが，この場合にはまず位置データが得られ，それを2回の微分をすることで計算をするので加速度の信頼性は劣る．とくに画像データではフィルター処理をせざるを得ないので，急峻な動きの計測には向いておらず，大きな加速度の計測には不向きである．

## 5. 床反力と重心加速度の関係

　加速度計を骨盤に貼付して計測した重心加速度データと床反力データとの関係について説明する．運動する身体には外部から重力と床反力が作用している．床反力の上下方向成分（左右足合成）を$W_z$とすれば，身体にかかる正味の力の上下方向成分$F_z$は

$$F_z = W_z - mg$$

となる．ここで$m$は身体の質量，$g$は重力加速度$9.8\,m/s^2$である．ニュートンの運動方程式から，力を質量で割れば加速度が求まる．すなわち，

$$\alpha_z = F_z/m = (W_z - mg)/m$$

この式により床反力データから重心加速度データが計算できる．このようにして得られた加速度データは，加速度計を骨盤に貼付して得られた加速度データと同じものとなる．逆にいえば，加速度計から得られた上下方向の加速度を$\alpha_z$とすれば，

$$W_z = m\alpha_z + mg$$

によって，床反力の左右足合成の上下方向成分が計算できることになる．床反力の左右方向成分$W_x$，前後方向成分$W_y$も同様に

$$W_x = m\alpha_x$$

$$W_y = m\alpha_y$$

によって計算できる．

　この方法によって得られた床反力は，あくまで左右合成の値であり，加速度計から左右足それぞれの床反力を求めることはできない．

# 6. 臨床応用例

　加速度計を体動の評価に応用した報告は多々あり[7, 8, 9]，一軸の加速度計を内蔵した腕時計型の計測器なども開発されている[10]．また，動きが少ないなかで力をとらえることは可能で，人工関節後の膝の状態の評価の報告がある[11]．また，周波数解析を行うことで，正常・異常の差異を量的に示した報告もある[12]．足底圧分布と組み合わせて対称性などを評価することで片麻痺患者の足関節手術後の評価を行った報告もある[13]．

　光学的計測や床反力を同時に計測することで，内側股継手付長下肢装具による歩行の加速度計測が適切に行え，簡便にもかかわらず実用性のある結果が得られたという報告もある[14]．非拘束性を生かした研究として400m走での下肢筋筋電図の記録に加え踵に加速度計を置き，下肢の動きを併せて計測した報告がある[15]．いずれも，計測機器が小型なこと，非拘束での計測が可能であることなどを有効に利用した応用例である．

## 文　献

1) 上田智章：加速度センサ，角速度センサのしくみ：用途によって求められる応答速度や検出範囲が変わるセンサを適材適所に使いこなす．Design Wave Magazine, 70-73, 2007.
2) 熊谷正朗：加速度センサ，角速度センサの活用事例：車輪移動型倒立振子の開発にみるセンサの使い方．Design Wave Magazine, 94-105, 2007.
3) 藤田博之：センサ・マイクロマシン工学．オーム社，東京，2005.
4) 前田龍太郎，小林健，池原毅，単学伝：MEMSのはなし．日刊工業新聞社，東京，2005.
5) A.M. Leung, J.Jones, E.Czyzewska, J.Chen and B.Wood：Micromachined Accelerometer based on convection heat transfer, IEEE MEMS 98, Heidelberg, Germany, January 25-29, 1998, pp.627-630.
6) 多摩川精機（株）編：ジャイロ活用技術入門—その原理・機能・応用のポイントを詳述．工業調査会，東京，2002.
7) 岡久雄，井上智紀：加速度センサを用いた身体活動のモニタリング．電子情報通信学会技術研究報告（MEとバイオサイバネティックス），98：59-64, 1998.
8) 本井幸介，田中志信，野川雅道，山越憲一：姿勢・歩行速度の無効側同時計測法に関する基礎的検討．生体医工学，41：273-279, 2003.
9) Yumiko Yokoyama, Takashi Kawamura, Akiko Tamakoshi et al.：Comparison of Accelerometry and Oxymetry for Measuring Daily Physical Activity. *Circulation Journal*, 66：751-754, 2002.
10) 市川和豊：人体の行動識別が可能な腕時計型装置の開発．マイクロストーンテクニカルニュース'06.01 http://www.microstone.co.jp/pdf/MST_TechNews0601.pdf
11) 松下直史，大橋弘嗣，今久保伸治，中土保，井上茂之，田中真司，山本浩司，高岡邦夫：ポータブル動作解析機の人工股関節置換術前後の機能訓練への応用．日本臨床バイオメカニクス学会誌，26：431-436, 2005.
12) 関根正樹，吉村拓巳，Akay Metin，田村俊世，東祐二，山越憲一，藤元登四郎：加速度センサを用いたパーキンソン病患者における歩行障害の評価．ライフサポート，16：90-97, 2004.
13) 小野崎晃：脳卒中片麻痺における足関節機能再建術の評価　歩行分析による検討を中心に．リハ医学，30：127-137, 1993.
14) 田中尚文，園田茂，村岡慶裕，富田豊，千野直一：小型加速度計による歩行分析の再現性および妥当性の検討．リハ医学，33：549-553, 1996.
15) 五味宏生，土江寛裕，木村孝三，小林海，保原浩明，村岡哲郎，磯繁雄，川上泰雄，福永哲夫，彼末一之：短距離トップランナーの400m走行中脚筋電図の記録．スポーツ科学研究，4：10-17, 2007.

# 第7章　ジャイロセンサーによる歩行計測

〔何が計れるか〕
　角速度が計測できる．角速度を時間で積み足していく（積分）と角度が算出できるので，計測開始時点での角度がわかれば，ここから出発して任意の時点での角度が算出できる．しかし同時に誤差も雪だるま式に集積されていくので，どの程度正確かをそれぞれの装置で確認する必要がある．ここで計測できる角度は空間に対する絶対角度なので，骨盤や体幹の3次元角度計測に向いている．原理的には2つの装置を使用すれば，体節の相対角度が計算できるが，おのおのの体節の動きが同じ平面でない限りは相対角度の計算には向いていない．角速度や角度のデータを処理することで，1周期時間も推定できる．

## 1. ジャイロセンサーとは

　ジャイロセンサーは慣性センサーとも呼ばれ，角速度が計測できる．最新の技術を利用して小型化に成功した製品が多く登場し，カーナビゲーションの姿勢推定，デジタルカメラなどの手ぶれ補正などに用いられている．小型で安価なジャイロセンサーはほとんどの場合，コリオリの力を利用している．コリオリの力は，角速度をもって回転する座標系から直線運動をする物体を見たときに観測される見かけの力であり，この力を電気的に計測することで，角速度が測定できる．ジャイロセンサーには機械式，流体方式，振動式，光学式などがあるが，センサーの価格および大きさの制限により，人体の運動計測には流体ジャイロや振動ジャイロが用いられることが多い．流体方式では，ガス流がコリオリ力によって横にそれる現象を利用している．振動ジャイロ方式では，振動する素子に角速度が加えられると，角速度に比例したコリオリの力が発生し，素子がその速度の垂直方向にも振動する．その振動を素子の電気的変化として計測し，角速度を求める．

## 2. コリオリの力

　コリオリの力とは，回転する座標系のなかで直線運動（慣性運動）をする物体を見ると，あたかも外部からの力で直線運動が曲線運動に変化するように見えるが，そのときに働くとみなされる見かけの力である（図7-1）．たとえば，角速度$\omega$で回転する座標系のなかで質量がmのボールが速度Vで動くとすると，この物体には$2m\omega V$という力が動きと垂直方向に働く．mとVがわかっていて，コリオリ力が計測できれば，角速度$\omega$が計算できることになる．振動式ジャイロセンサーではmは小さいものの，振動子の動きの速度Vを大きくすることにより，コリオリの力を精度良く計測することが可能である．

## 3. 計測原理[1]

　流体ジャイロではガス流を利用していることから，ガスレートセンサーとも呼ばれている．図7-2は原理図である．ポンプによって内部に充填されたガスが循環してノズルから検出器（ホットワイヤー）に噴流している．ホットワイヤーには微少の電流が流れ，W1とW2の部分の温度が上

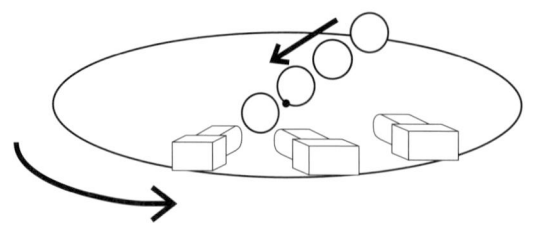

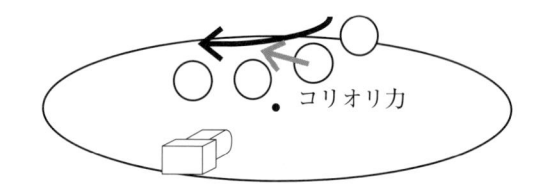

図7-1 回転体の外部から見たボールの動き（上図：カメラが円盤と一緒に動く）と内部から見たコリオリ力（下図）

昇している．ガスの噴流によってワイヤーが冷却されるが，装置が静止している状態ではW1とW2の中央部にガスが当たるため，W1とW2の温度は等しい．しかし装置に角速度が与えられるとガスが偏流し，W1とW2の温度のバランスが崩れる．このバランスの崩れを電気的に検出することで角速度を測定する．ガスレートセンサーは従来の機械的ジャイロと比較すると，回転部分・摺動部分がないので長寿命・高信頼性，起動時間が短い，ヒステリシスがない，消費電力が少ない，振動・衝撃に強い，過度の角速度入力に対してもダメージを受けない，という特徴がある．

図7-3は振動ジャイロの原理図である．質量mのボールをx軸に沿って電気的に振動させておく．このとき装置全体に角速度Ωが与えられると，ボールの速度に比例してy軸方向にコリオリの力が発生する．ボールはx軸に沿って振動しているのでその速度はサインカーブで変化している．したがって，y軸に発生するコリオリの力もサインカーブで変化するのでボールはy軸方向にも振動を始める．このy軸方向への振動の大きさは装置全体の角速度Ωに比例しているので，これを検出することで角速度が計測できる．振動ジャイロは摩擦部分がないので長寿命であり，起動時間が短い．小型化に適しており低消費電力で安価である．そのため各種カメラの手ぶれ防止，ナビゲーションシステム，ロボットの姿勢制御用のセンサーとして実用化が進んでいる．

## 4. どのように計測するか

ジャイロセンサーによる歩行計測の利点は，空間に対する体幹や骨盤などの姿勢角[*1]を求めることが可能なことである．電気角度計では空間に対する角度を求めることはできない．

ジャイロセンサーによって直接計測されるのは，測定対象の角速度である．角度変化は，ある角速度がある一定時間継続したときに両者の積になる．通常は角速度は一定値ではなく変化しているわけだが，きわめて短い間であれば一定値と考えることができる．コンピュータでデータを取り込んだあとに，その値に「次のデータを取り込む

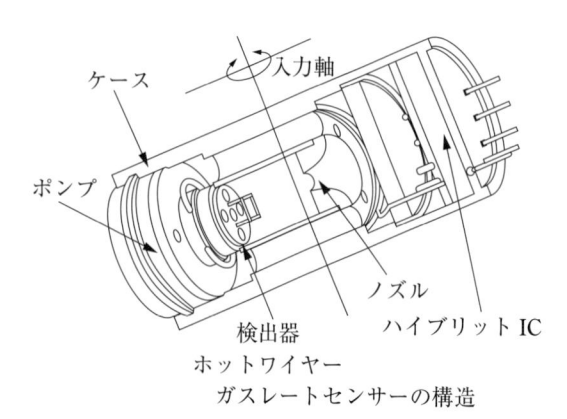

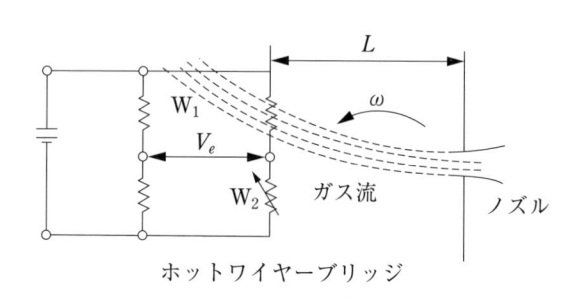

図7-2 ガスレートセンサーの構造と原理図

図7-3 振動ジャイロの原理図

コリオリ力　$F_c = 2m\Omega_0 \dot{x}$

$\Omega_0$：角速度

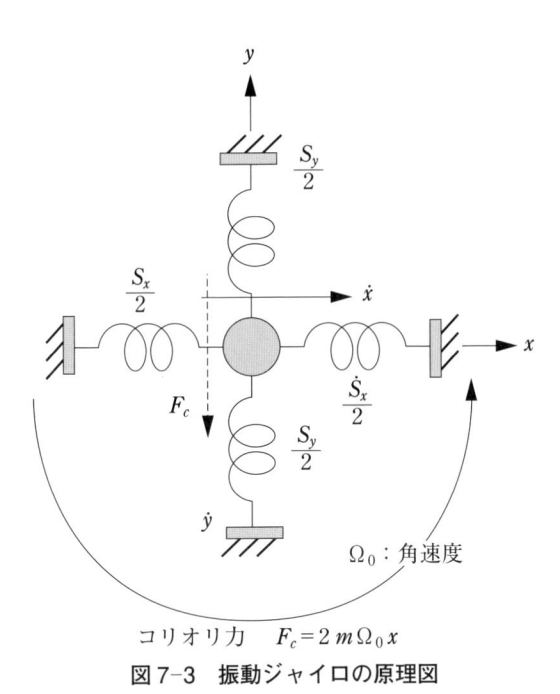

までの時間幅」をかけると，この時間内の角度変化となる．これを順次加えていくと角度変化が計算できる．これが積分操作である．この方式では計測開始時における角度が基準となる．つまり計測開始時の角度はゼロとなる．ジャイロセンサーでは計測開始時の角度を求めることはできない．したがって，計測開始時に装置を水平などにしておくか，何らかの方法で初期値を求めておく必要がある．また計算した値を順次加えて任意の時点における姿勢角を算出するため，計測時間が長くなるにつれて角速度のゼロ点の誤差や温度によるドリフト成分の積分誤差が集積され，誤差が無視できなくなる．

後述する多摩川精機社製 Pocket IMU は振動ジャイロを搭載した計測装置である．ここでは加速度計を併用して初期値を求めており，また誤差の補正にも利用している．まず計測開始時に装置を身体に装着し静止させる．加速度はゼロであるはずであるが，重力の影響で3軸の加速度計で計測すると装置の傾きに応じて値が出力される（p.74 図6-8参照）．したがって傾きの初期値が求められる．これは装置が静止状態であるから可能なのであって，動いている状態では加速度計からは装置の角度は計算できない．計測が開始されたあとでも何らかの方法で静止状態が確認できれば，加速度計の値から傾き角度を求めることが可能であり，これを利用してジャイロセンサーの誤差を補正している．しかし，計測の最中に静止状態かどうかの判定は実はやっかいな問題である．加速度計の値がゼロなら静止状態であると判定するわけにはいかないからである．すなわち静止状態でも傾き角度がゼロでなければ，加速度計の値はゼロではないからである．そこでジャイロセンサーで求めた傾き角度を参照し，これに見合うだけの加速度が出ていれば静止，そうでなければ静止でないという判定が行われている．このような微妙な判定によって誤差の軽減をはかっている．そこで歩行計測への応用をする際には，実際の現場でどれくらいの正確さでデータが得られているのかをあらかじめ検証しなくてはいけない．重力方向の軸周りの回転運動については，初期値の計測ならびに傾きの補正ともにジャイロセンサーでは困難である．被験者に装置を取り付けてから，装置が特定の方向をもつように（たとえば骨盤が正面を向くように）直立静止させ，そこから計測を開始するのが現実的である．

このような初期値の算定は計測のたびに行う必要があるなど煩雑さがある．したがって，ジャイロセンサーは空間内における骨盤や体幹の動きなど，電気角度計では計測できない空間角度の計測に用いるのがよい．複数の装置を用いれば相対的な角度計算も原理的には可能であるが，3次元空間角度は単純な引き算が適用できないので，2つの体節の運動が同一平面内にない限りは相対角度の計算には向かず，クウォータニオンなどの数学の導入が必要となる．

## 5. 動作分析で用いられる角度定義への変換

市販されるジャイロセンサーより出力される姿

---

[*1] 姿勢角：剛体の3次元回転を回転軸と角度により表したもの．通常は重力方向を下方向とした初期姿勢からの相対角で表す．

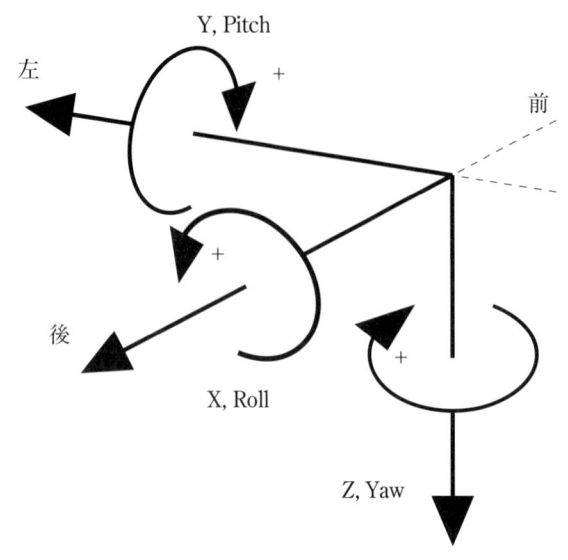

**図7-4 ジャイロセンサーの座標定義**

勢角の定義は，航空工学や宇宙工学においてよく用いられる Pitch（ピッチ）軸回転[*2]，Roll（ロール）軸回転[*3]，Yaw（ヨー）軸回転[*4]で表現されることが多く（**図7-4**），前後傾回転，左右傾回転，回旋と読み替える必要がある．また，オイラー角は回転の順序によって，示す姿勢角が変化するため，動作分析でよく用いられる回転軸[*5]および回転の順序に変換する必要があることが多い．次に，Pitch/Roll/Yaw軸による角度定義と，一般的な動作分析で用いられる角度定義の違いについて述べる．

ここでは市販されている加速度計を併用したジャイロセンサー（多摩川精機社製 Pocket IMU）を用い，測定結果から動作分析における一般的な角度に変換する手法について述べる．ジャイロセンサーによる回転行列[*6]を一般的なYaw（Z軸）→ Pitch（Y軸）→ Roll（X軸）の順で演算する（**図7-5**，Z・Y・X軸回りに順に回転）．Z軸回転をRz，Y軸回転をRy，X軸回転をRxとすると，回転行列 R = Rz Ry Rx となる．一方，動作分析で通常用いられる座標定義（**図7-5**）は正面より右方向：X軸，進行方向：Y軸，上方向：Z軸とすると，回転の順序は前後傾（X軸）→ 左右側屈（Y軸）→ 回旋（Z軸）であり，下記④のように回転行列は R※ = Az Ay Ax となる．

① ジャイロセンサー X，Y，Z軸の回転行列 Rx Ry Rz より3軸の絶対座標（VX'，VY'，VZ'）を導出

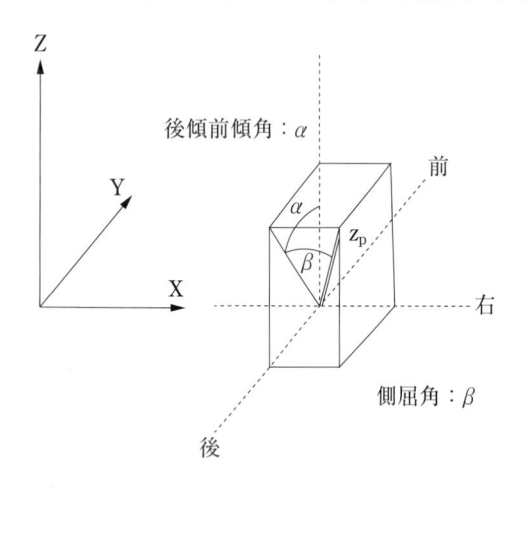

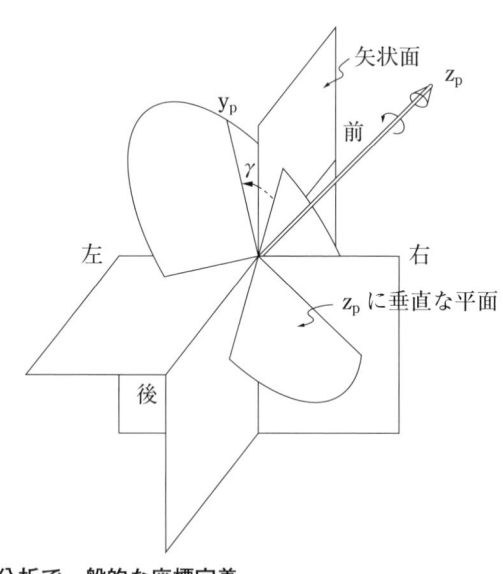

**図7-5 DIFF形式に基づく動作分析で一般的な座標定義**

---

[*2] Pitch（ピッチ）軸回転：左右軸周りの回転．
[*3] Roll（ロール）軸回転：前後軸周りの回転．
[*4] Yaw（ヨー）軸回転：方位角の回転，つまり初期姿勢では重力方向を回転軸とした回転．
[*5] 回転軸：剛体を回転する中心軸を表す軸．
[*6] 回転行列：複数の回転軸に対する回転を行列で表したもの．通常は3つの回転軸に対して3×3の行列で表す

## 5. 動作分析で用いられる角度定義への変換

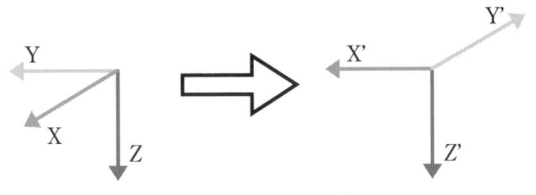

図 7-6　座標軸の変換

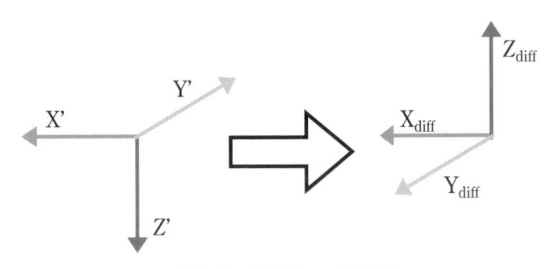

図 7-7　DIFF への変換

図 7-8　骨盤へのセンサーの取り付け例

$VX' = Rz\ Ry\ Rx\ VX$
$VY' = Rz\ Ry\ Rx\ VY$
$VZ' = Rz\ Ry\ Rx\ VZ$
$(VX = [0,0,1]^T, VY = [0,1,0]^T, VZ = [0,0,1]^T)$

$$Rx = \begin{bmatrix} 1 & 0 & 0 \\ 0 & \cos(x) & -\sin(x) \\ 0 & \sin(x) & \cos(x) \end{bmatrix}$$

$$Ry = \begin{bmatrix} \cos(y) & 0 & \sin(y) \\ 0 & 1 & 0 \\ -\sin(y) & 0 & \cos(y) \end{bmatrix}$$

$$Rz = \begin{bmatrix} \cos(z) & -\sin(z) & 0 \\ \sin(z) & \cos(z) & 0 \\ 0 & 0 & 1 \end{bmatrix}$$

② 座標軸を変換（図 7-6）

$VX'' = VY'$
$VY'' = -VX'$
$VZ'' = VZ'$

③ 座標よりオイラー角ベクトル A' を導出

$A'x = \tan^{-1}(-VZy/VYy)$
$A'y = \tan^{-1}(-VXz/VXx)$
$A'z = \tan^{-1}(VXy/(-VXz/\sin(A'x)))$

（ただし，$\sin(A'x) < 0.00001$ の時は $A'z = \tan^{-1}(VXy/-VXz)$）

④ 座標軸を変換し，DIFF の定義に変更（図 7-7）

$Ax = A'x$

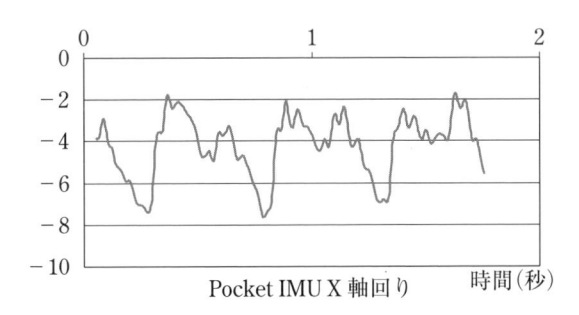

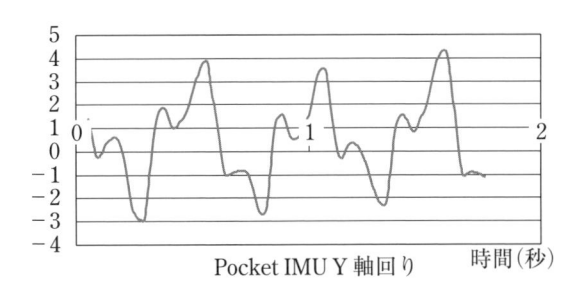

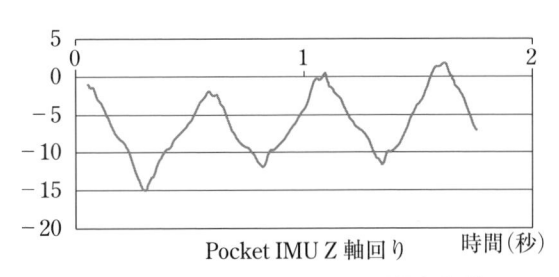

図 7-9　Pocket IMU センサーの骨盤角度グラフ

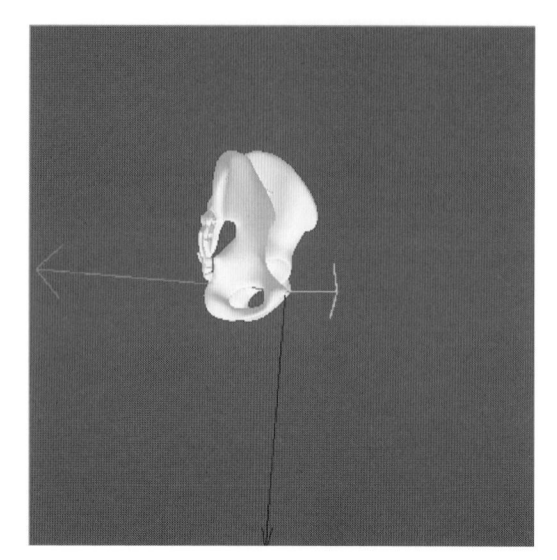

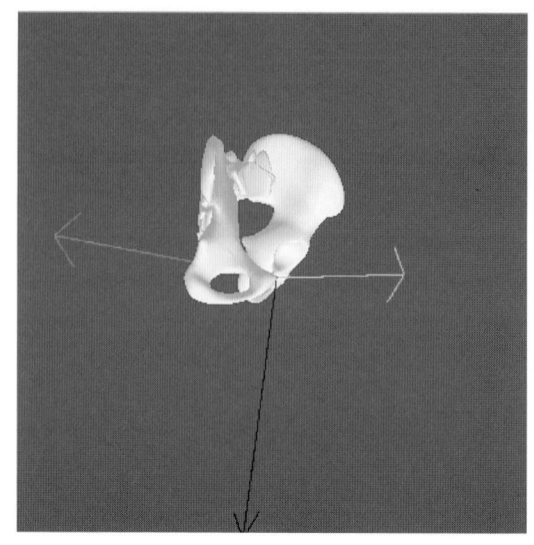

図7-10　Pocket IMU センサーの骨盤アニメーション

$Ay = -A'y$
$Az = -A'z$
（AはDIFF定義におけるオイラー角ベクトル）

## 6. 臨床応用例（骨盤角度の計測例）

ジャイロセンサー（多摩川精機社製 Pocket IMU）を用いた骨盤角度の計測例をあげる．**図7-8**のように骨盤の仙骨付近に固定し，歩行中の骨盤角度を計測した結果が**図7-9**である．データは前述の座標変換処理を行い，DIFF形式に基づく動作分析における一般的な座標系でグラフ化している．また，データをリアルタイムで骨盤アニメーションを表示したものが**図7-10**である．

### 文　献

1) 多摩川精機（株）編：ジャイロ活用技術入門．工業調査会，東京，2002．
2) 平成16年度スリー・バイ・スリー（3×3）産業コンソーシアム研究開発事業「超小型慣性センサを利用した人体姿勢モニタリング装置の開発」成果報告書．
3) 堀川悦夫：「歩行時の動的姿勢制御機構に関する研究」調査研究報告書．東北大学医療技術短期大学部．
4) 多摩川精機（株）：Pocket IMU ユーザーズマニュアル．

# 第8章　圧力センサーによる歩行計測

〔何が計れるか〕

　中敷き式のセンサーを靴のなかに入れるか，靴裏に設置すると圧力の分布が計れる．すなわち第1指に力がよりかかっているか，外側にかかっているかなどが観測できる．足の接地に際して踵から接地するか，前足部から接地するか，足裏全面接地かがわかる．これらの時間的タイミングや経過時間がわかる．すなわち半周期時間，1周期時間，立脚時間，遊脚時間，単脚支持時間，両脚支持時間，フットフラット時間，踵離地時間がわかる．データ処理によって，床反力作用点が足裏のどこに位置するかが算出できる．また床反力の鉛直成分の値が推定できる．

　床上設置型のセンサーの場合は上記に加えて，足を接地した位置がわかるので，左右の歩幅，ストライド長，歩隔，足が接地した際の足の向きが観測できる．データ処理によって左右の床反力作用点の位置だけでなく，左右合成の床反力作用点位置が算出できる．歩行速度が算出できる．

　一般的には圧力の数値の正確性は高くない．おおざっぱでもよいのであれば，足関節の関節モーメントのおおよその量が推定できる．

## 1. どのように計測するか

### 1) 靴のなかに入れるセンサーの場合

(1) インソール型圧センサーの仕組み[1, 2]

　わが国においてもっとも普及しているインソール型足圧センサーは F-scan（ニッタ株式会社製）である．F-scan の他にも高速サンプリング可能な footscan インソール（RSscan INTERNATIONAL），などの計測システムがある．これらのシステムは可搬性に富み，屋内外問わず計測に用いることが可能である．センサーシートは靴の中敷きの形をしており，靴のサイズに合わせてトリミングすることができる（図8-1）．このセンサーシートはタクタイルセンサーシートとも呼ばれる．センサーシートは2枚のフィルム状の樹脂シートで構成されている．それぞれのシートには行電極と列電極が一定の間隔で配置され，電極の上に特殊インキが薄膜で形成されている．センシング部分以外に粘着剤を塗布しシートが貼り合わされており，行と列の交点が個別の力検出点（センサーセル）となる．センサーシートの構造を図8-1に示す．分解図で示されたそれぞれのセンサーセルは 5 mm×5 mm で，四角形のなかに25個のセンサーセルがある．荷重がかかっていないときにセンサーセルは，感圧導電性インクどうしが軽く接触している状態であり，このときの電気抵抗値はおおよそ無限大である．足裏などでそのシートを踏みつければ，足裏の押す力と地面からの反力によって両面からセンサーシートが押される．そのときに感圧導電性インクどうしが押しつけられ，加えられた力に反比例して抵抗値が減少していく．各電極は超高速で電気抵抗値の変化を読み取ることが可能である（100〜500 Hz の範囲）．電気抵抗値は A/D 変換回路により8ビット・256段階のデジタル値に変換されてコンピュータに取り込まれる．デジタル値に変換された出力値は加えられた圧力とほぼ比例した関係にあり，このデジタル値の相対比較により圧力の分布がリアルタイムに測定可能となる．

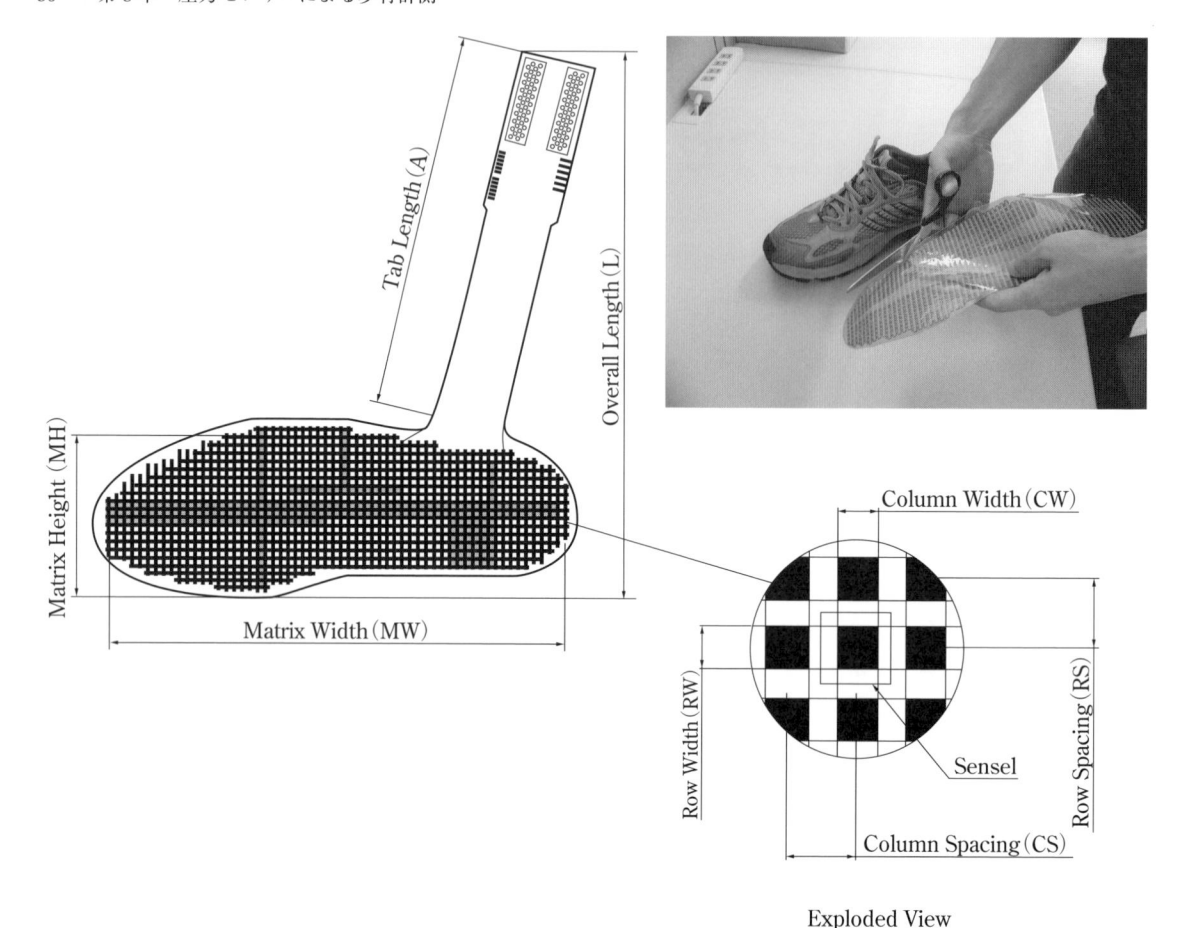

図 8-1　センサーシートと構造（ニッタ株式会社 HP より）
(http://www.nitta.co.jp/images/product/pdf/tactile_system/f-scan.pdf)

(2) インソール型圧センサーによる計測方法

図8-1のように計測用の靴を用意し，中敷きに合わせてセンサーシートをトリミングする．中敷きに入れるシートの裏面には両面テープなどを貼り付け，靴のなかでセンサーが動かないように接着した後，靴を履く．このときにセンサーシートが折れてしまうと，荷重がかかっていない状態でもセンサーが反応してしまうためセンサーに曲がった部分ができないように注意する．図8-2のように，靴のなかに入れたセンサーシートを計測ユニットに接続し，下腿にバンドを巻くなどして計測ユニットを固定する．コードをパーソナルコンピュータに設置したPCIカードに接続する．ノートPCを使用する場合には，LANカードを設置して計測ユニットを接続することができる．ソフトウエアを起動してキャリブレーション（較正）を実施する．キャリブレーションはセンサーシートを装着し，靴を履いた被験者の自重により片足ずつ行う．このキャリブレーションは計測ごとに必ず行う必要がある．キャリブレーション終了後，被験者に歩行を行わせる．また，各センサーセルの反応を均一にするためのイクイブレーションも定期的に行った方がよい．イクイブレーションについては各計測システムのマニュアルを参照されたい．動作を記録すると足圧分布の変化，足圧中心軌跡の変化，床反力鉛直方向成分の変化をそれぞれ記録することができる．

本節では有線タイプの足圧分布計測システムについて説明したが，図8-3に示すように携帯データロガ方式のモバイル版の圧分布計測システムも販売されている．このシステムを用いれば，記録されたデータはすべて携帯データロガに記録され

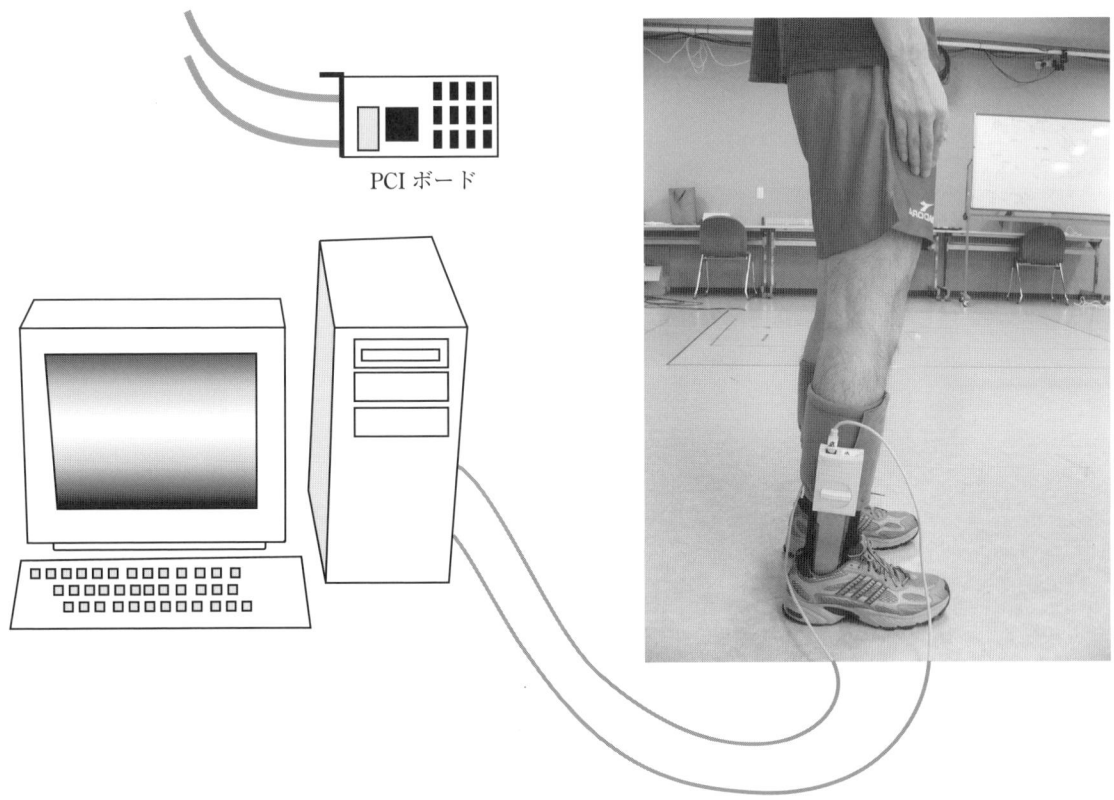

図8-2　足圧センサー計測システムのセットアップ（ニッタ株式会社 HP より）
(http://www.nitta.co.jp/images/product/pdf/tactile_puroduct/f-scan.pdf)

るため，病院，施設内，屋外などにおいて長時間の歩行計測が可能となる．記録されたデータは後で PC に USB ケーブルなどで接続し，データを再生することができる．

(3) インソール型圧センサーにおける留意点

インソール型圧センサーを使用する場合，以下の特性に留意する必要がある．1つは時間遅れ特性で，センサーに加えられている力に急激な変化が生じているとき，実際の値と計測される値に時間遅れによる誤差が生じるという特性である．圧力が上昇するときは実際の値よりも低い値を示し，圧力が下降するときは実際の値より高い値を示す．2つ目はヒステリシス特性で徐々に力を加えた場合と徐々に力を減じた場合とで，同じ圧力であるのに出力に差が生じる特性である．3つ目がクリープ特性で，時間経過に伴い，実際の値よりも計測値が上昇していく特性である．その要因については，センサーの温度依存性や歪みなどが考えられる．4つ目は撓み特性で，圧抵抗素材ではセンサーに撓みが生じると，その部分の圧力上昇が検出されてしまうという特性である．靴にセンサーを内挿する場合，とくに注意を払う必要がある．これらの誤差が小さければ小さいほど，センサーの精度は高いといえる．

2) 床型足圧センサー（床に置くタイプの足圧センサー）の場合

(1) 床型足圧センサーの種類と仕組み

床型足圧センサーは footscan プレート（RS scan INTERNATIONAL），PDM（Zebris 社製）などの1歩のみ計測できるような小さなものから，ゲイトスキャン（ニッタ株式会社），FDM（Zebris 社製）などの数歩計測できるような長いものまで多岐にわたる．ゲイトスキャンはインソール型の足圧計測システムと同様の感圧導電性インクを使用したシート状のセンサーであり，現在のところわが国ではもっとも普及している床型の足圧計測システムである（**図8-4**）．計測の仕

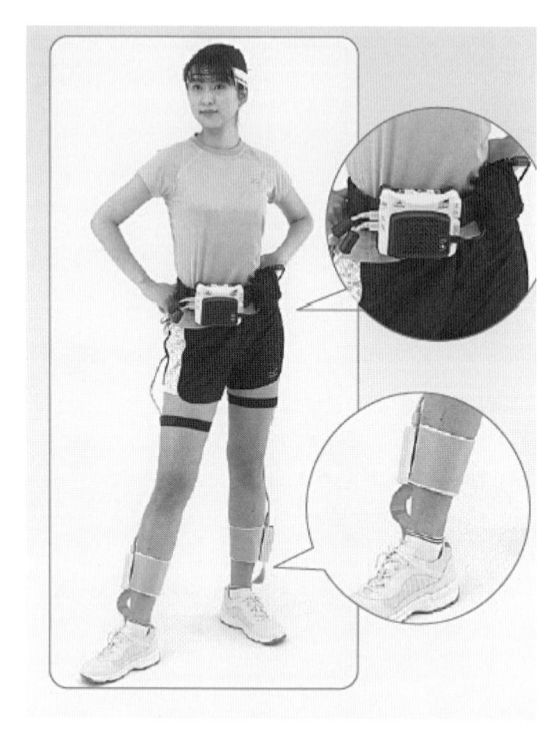

88　第8章　圧力センサーによる歩行計測

図8-3　モバイル型足圧分布計測装置（F-scan モバイルカタログより）
(http://www.nitta.co.jp/images/product/pdf/tactile_product/f_scan_mobile041028.pdf)

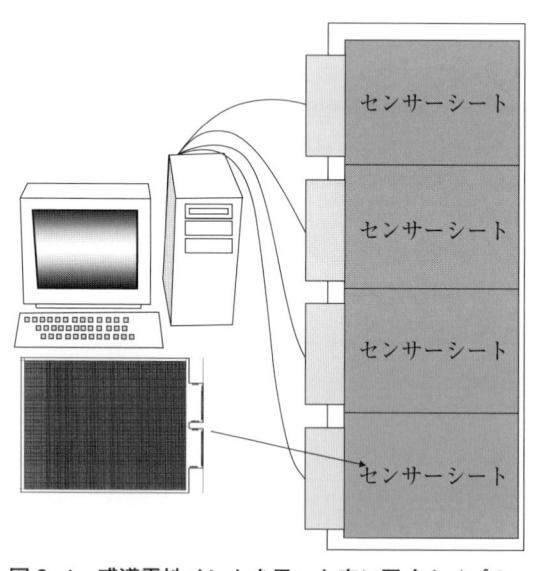

図8-4　感導電性インクを用いた床に置くタイプのセンサーシート（ニッタ株式会社 HP より）
(http://www.nitta.co.jp/images/product/pdf/tactile_system/gatescan.pdf)

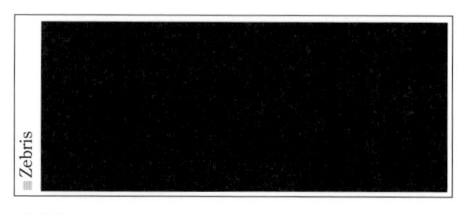

FDM

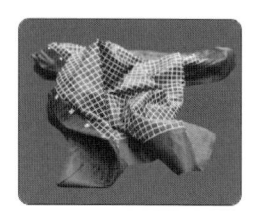

PDM　　　　　　　Xsensor

図8-5　キャパシタ方式を用いた圧センサー（Xsensor 社，Zebris 社 HP より）
(http://www.xsensor.jp/xsensor/index.html, http://www.zebras.de/)

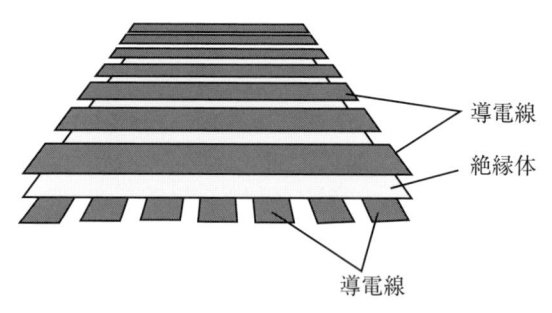

図8-6　キャパシタセンサーの構造

組みとしては，前述したインソール型の足圧計測システムとほぼ同じである．床に置くことが可能となるため計測精度は高まるが，サンプリングレートは 60～100 Hz となりインソール型のものよりも若干下がる．また，使用上の留意点はインソール型センサーで述べた内容と同様である．

近年，Xsensor（Xsensor 社），PDM，FDM のような圧力検出に静電容量を検出する方法（コンデンサーを用いた方式，キャパシタ方式とも呼ばれる）を採用した高精度計測可能な圧センサーが販売されるようになった（図8-5）[3, 4]．Xsensorはフレキシブルなシート状の構造で，車いす座面やベッド臥位における圧計測に適しており，PDM，FDM は静止立位時や歩行時の圧計測に適している．キャパシタ方式ではセンサー部に力が

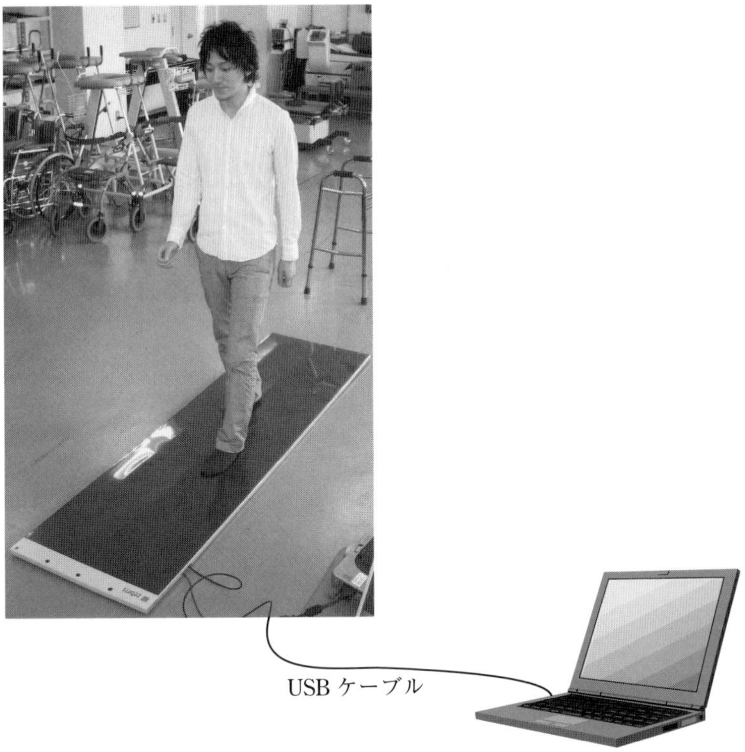

図8-7 FDMの計測方法

加わると静電容量が変化する．このときの容量の変化を記録し，コンピュータ上に圧力変化として表示する．静電容量とはコンデンサーなどに蓄えられる電気エネルギー（電荷）の量を示している．図8-6のようにコンデンサーは導体（電気を通す物体）の間に絶縁体（電気を通さない物体）が挟まれているものであり，電気エネルギー（電荷）を蓄えたり，放出したりすることが可能である．なお，一般的にはコンデンサーの原理を用いた圧力計測装置よりも，圧抵抗素材などを用いたものが知られている．この圧抵抗素材ではセンサーに加えられる力により電極自体が磨耗しやすいという欠点がある．Xsensor社によると，コンデンサー方式では電極自体が接触し合うことがないので耐久性に優れているということであり，実際に耐久性は高くセンサー部自体の恒久的な使用が可能である[3]．

PDM，FDMシリーズは歩行計測や立位計測を目的として制作されたキャパシタ方式の圧計測システムである[4]．サイズによって1,506から17,000個までのセンサーを配置しており，本体内部のボードコンピュータがリアルタイムで演算処理を行っている．サンプリングレートはサイズにより60〜360 Hzと異なり，センサーのサイズが大きくなるに従ってサンプリングレートが下がる．すべてのセンサーそれぞれが自動的にキャリブレーションされる方式であり，感圧導電性インクを使用したセンサーのように荷重をかけた状態でキャリブレーションする必要はない．感圧導電性インクを使用したセンサーは前述したインソール型センサーの仕組み，計測方法とも類似しているため，本節ではキャパシタ方式を使用した足圧センサーを中心に解説を進めてみたい．

まず計測に使用するパーソナルコンピュータに必要なソフトウエアをインストールした後にセンサー（ここではFDMを想定する）をUSBケーブルで接続する（図8-7）．直接床にセンサーを置いた場合，上を歩行する際に滑って動いてしまうことがあるので，下にゴムマットなど滑りにくい素材のものを置いておくとよい．インソール型センサーと違い床型圧センサーは計測範囲が限られるため，少なくともセンサーの手前4歩から歩

き始めて，センサーの上を通過後すぐに止まらないように指示する．おおよそ5歩目から定常歩行に至るため，歩き始めの要素を含んで足圧の計測を行わないようにすること，同様に歩き終わりの要素を含んで計測を行わないようにすることから上記の設定が必要となる．これは床反力計で歩行計測する場合も同じである．また床に置いたセンサーがゲイトスキャンなどのようにシート状ではない場合（たとえばFDMは2.5 cmの高さをもつ），センサーの前後に板を置くなどして高さを合わせて歩行路を作製するとよい．このようにすることで被験者のつまずきや転倒を防止することができる．

### (3) 床型足圧センサーの留意点

インソール型床センサーの最後で示した，時間遅れ特性，ヒステリシス特性，クリープ特性，撓みに対する特性に関して，床に置く足圧センサーを使用する場合にも同様に留意する必要がある．しかしながら，感圧導電性インクを使用したシステムよりも，キャパシタ方式のセンサーはこれらの特性に対して強いことが報告されている[3]．

## 2. データの再生と分析

前述のようにさまざまな足圧センサーが存在するが，インソール型圧センサーでは感圧電導性インクを使用したF-scanを，床型足圧センサーではキャパシタ方式のFDMを取り上げ，データの再生と分析について述べていく．

### 1) インソール型圧センサーのデータ再生と分析

床反力計では足部の圧中心の軌跡は表示することができても，立脚期をとおして足部のどこにもっとも荷重がかかっているかを知ることは困難であるが，足圧センサーを用いればこの部分を補うことができる．図8-8（口絵参照）に立脚期における足圧の変化と，足圧中心の軌跡の変化を示す．この足圧中心の変化はそれぞれのサンプリングレートで（今回は1秒間に100コマ）ムービーデータとして観察することが可能であり，1コマずつ切り出して分析に用いることも可能である．

圧力分布はコンピュータ画面上で異なった圧力段階を色で示す．圧力が大きくなるに従って，色は青，緑，黄，オレンジ，赤（1-125 psi）の順番で変化する．このようなかたちで表示することができれば，立脚初期において後足部のどこにもっとも荷重がかかっているか，立脚後期において前足部のどこにもっとも荷重がかかっているかを知ることができる．

分析は足圧分布全体の分析と部分的な分析に分けられる．全体的な分析では全体の荷重値や足圧中心軌跡の座標値をグラフ化し，ASCIIファイルなどに書き出して分析することができる．ここで得られる荷重値は床反力計などで得られる床反力鉛直方向成分と同様のものであるが，床反力計と比較すると精度はそれほど高くないことに注意を払う必要がある[5]．部分的な分析では1コマごとの足圧分布の画面上にボックスを挿入し，ボックス内のピーク圧を表示したり，分割された画面それぞれのピーク圧を表示したり，画面上にメジャーを描き込み簡易的に足圧中心軌跡の長さを測ることができる．圧力は生データ，PSI, Pa, $kg/cm^2$, Hg, Bar, atmなどの単位で，足圧軌跡は生データ，セル，インチ，cmなどで，床反力鉛直方向成分はポンド，kgf, Nなどで表示することが可能である．

このようにすることで，センサーにかかる部分的な圧力をある一定の制限があるものの，定量的に分析することができる．一定の制限というのは前述したようにとくに感圧導電インクを用いたインソール型センサーが時間遅れ特性，クリープ特性，ヒステリシス特性，撓み特性などに弱いため，使用する際は常に計測したデータの信頼性，妥当性に留意する必要がある．センサーの精度を上げる試みがなされてきてはいるが[6]，このような限界を考慮に入れた上でインソール型圧センサーによって得られたデータを分析する必要性がある．

### 2) 床型足圧センサーのデータ再生と分析

床型足圧センサーもインソール型の足圧センサーと同様に，ムービーデータとして歩行時の足圧分布の変化を記録することができる．図8-9（口絵参照）に歩行における足圧と足圧中心の軌跡の

変化を示す．インソール型と同様に2次元，3次元的な表示が可能である．インソール型のセンサーでは，歩数の制限なく足圧分布を計測することができるが，床型センサーではセンサー上を通過したときのみ，データを計測することができる．分析可能な項目はインソール型の足圧センサーと類似しているが，図8-9（口絵参照）に示すように接地した足部の左右を指定すると，左右脚おのおのの歩行速度，速度可変性，ステップ時間，遊脚時間，立脚時間，単脚支持時間，両脚支持時間，ステップ長，ストライド長，ステップ幅，ケーデンス，足圧分布，床反力鉛直方向成分，床反力鉛直方向成分平均値などの基本的な歩行パラメーターを即座に書き出すことができる．床型センサーはセンサーが撓みにくいため，インソール型のセンサーよりも精度が高まる．また，FDMのようなキャパシタ方式の床型足圧センサーであれば，クリープ特性，ヒステリシス特性に強いため，感圧導電性インクを使用したものよりも定量的な分析が可能となる．

## 3. 臨床応用例

### 1）先行研究における臨床応用例

先行研究において臨床評価に足圧センサーが用いられている．そのいくつかをここで紹介したい．

(1) 変形性股関節症患者の歩行分析[7]

目的：進行期，末期の変形性股関節症患者の歩行分析，片側と両側の差について検討する．

方法：人工股関節全置換術を施行した20名の術前歩行をゲイトスキャンにより計測し，歩行における時間因子と距離因子を計測した．

(2) 筋ジストロフィー症の歩行分析と靴型装具開発への応用[8]

目的：Duchenne型筋ジストロフィー症（DMD）の歩行における立脚期の足底圧の変化から解析し，健常者との差異と各ステージにおける特徴について検討する．

方法：8～10歳のDMD患者7名と7～13歳の健常男子の歩行をF-scanによって解析し，うちDMD患者1名の足圧パターンを正常歩行の足圧パターンに近づけるように靴型装具を作製し評価を行った．

(3) 小脳性運動失調に対する新しい靴型装具の開発[9]

目的：小脳性運動失調患者における下肢への重量負荷と靴底の形状の工夫を行った新しい靴型装具の開発を試み，その臨床的有用性を検討する．

方法：脊髄小脳変性症患者7名の歩行をF-scanによって解析し，各種の靴底調節板を着脱しながら足圧分析を繰り返し，最適な負荷重量と靴底の形状を求めた．

(4) 糖尿病性足壊疽の予防と対策—F-scanを用いた足圧分布測定[10]

目的：糖尿病患者の足壊疽を予防するために歩行時の足圧分布異常について検討する．

方法：2型糖尿病患者34名と健常者13名の歩行時の足圧分布をF-scanによって計測し，足部を4分割して各部分の荷重圧，荷重時間，荷重圧ピーク値などを計測した．

(5) 糖尿病性足壊疽の予防と対策—糖尿病性足病変患者に対する整形外科靴の作製[11]

目的：糖尿病性足壊疽による足骨関節変形および趾切断患者を対象に足圧分布を計測し，その解析結果より整形外科靴を作製する．

方法：2名の2型糖尿病患者と13名の健常者を対象とした．糖尿病患者はそれぞれ足関節変形と左母趾および第1中足骨骨幹部切断を伴っていた．歩行時の足圧分布をF-scanによって計測し，健常者の結果と比較しながら歩行時の圧集中を分散させるように整形外科靴を作製した．

(6) 義足ソケット内における圧分布計測[12]

目的：義足の種類によるソケット内部で断端にかかる圧の違いを分析する．

方法：3名の下腿切断者を対象とした．F-scanをカットして断端に貼り付け，義足ソケット内部の圧分布を計測した．合わせてセンサーの感度特性と信頼性，妥当性についても検討を行った．

上記のように整形外科的疾患，中枢性疾患，糖尿病，義足の評価などで足圧センサーが用いられている．データをもとに整形外科靴の作製まで至っているものもみられる．臨床評価では靴の中

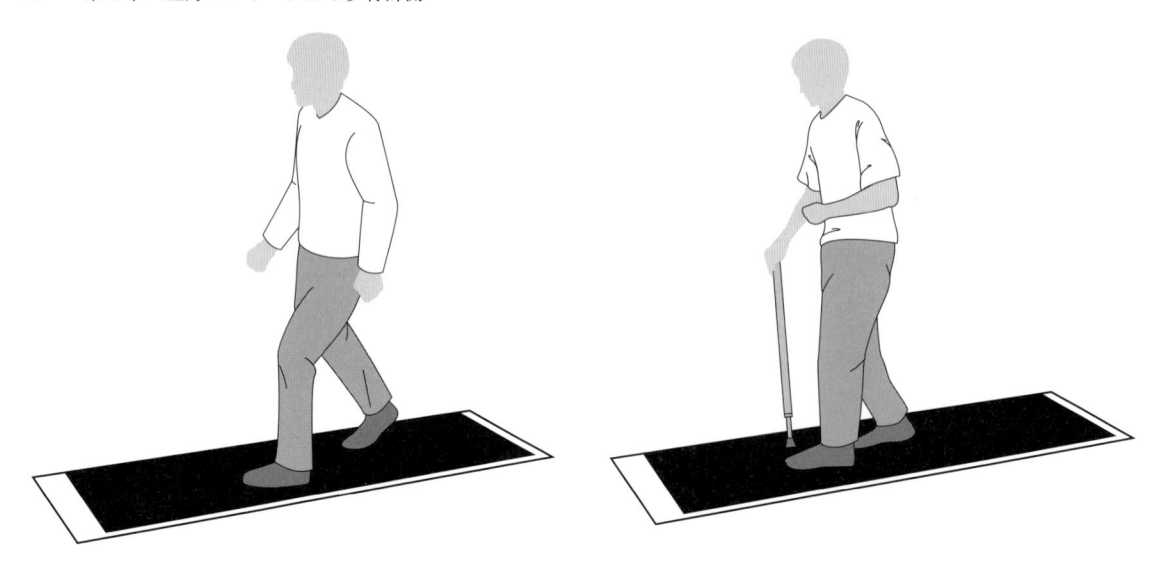

健常者による計測　　　　　　　　　片麻痺者による計測
図 8-10　床型センサーによる歩行計測の方法

敷きに内挿することのできるインソール型のセンサーの方が多く用いられているようである．筆者らは床に置くセンサーを使用した臨床応用を行ったので，以下で紹介する．

### 2）片麻痺者を対象とした臨床応用例

**目的**：片麻痺者の歩行時における足圧分布と基本的な歩行パラメーターの分析を行う．

**方法**：左片麻痺者1名（66歳，男性．平成12年に脳出血を発症，Brunnstromステージ下肢Ⅳ，上肢Ⅲ）と比較対象として健常男性1名（23歳）の足圧計測を実施した．使用機器はFDM2（縦218×横62×高さ2.5cm）である．サンプリング周波数は100Hzとした．片麻痺者は靴を装着し，健側にて杖を使用した自由速度でセンサー上を歩行してもらった．健常男性は裸足にて自由速度でセンサー上を歩行してもらった（図8-10）．

以下に，計測結果とデータの解釈について触れる．

#### (1) 足圧分布の比較

図8-11（口絵参照）に健常者，片麻痺者それぞれの足圧分布代表例を示す．このデータでは健常者で4歩，片麻痺者で7歩分のデータが計測できている．このうちそれぞれ4歩の圧データを選択して，基本的な歩行パラメーターを算出した．

また左右1歩ずつの足圧分布の拡大したものを図8-12（口絵参照）に示す．色は青，緑，黄，オレンジ，赤の順番で圧力の大きさを示している．本計測結果より，健常者は踵にしっかりと圧力をかけているのに対して，片麻痺者では非麻痺側であっても踵にしっかりと圧力をかけることができていない．健常者は前足部に圧力をかけて蹴り出しを行っているのに対して，片麻痺者の麻痺側の前足部にはほとんど圧力がかかっていない．また，片麻痺者の麻痺側は内反のため足部の外側に大きな圧力がかかっている，などの情報を得ることができる．また足圧中心点の軌跡であるが，センサーの感度が非常に高いため，わずかに圧力がかかっている部分でも軌跡が現れている．具体的には麻痺側の前足部にはほとんど圧力がかかっていないにも関わらず軌跡が表示されている．この部分については誤差が大きいため無視した方がよい．

#### (2) 床反力鉛直方向成分

図8-13に健常者と片麻痺者の床反力鉛直方向成分代表例を示す．健常者ではほとんど左右差がみられず，左右で等しい二峰性の波形パターンとなっているが，片麻痺者では非麻痺側への荷重量が増加し立脚時間が長くなっていることがわかる．

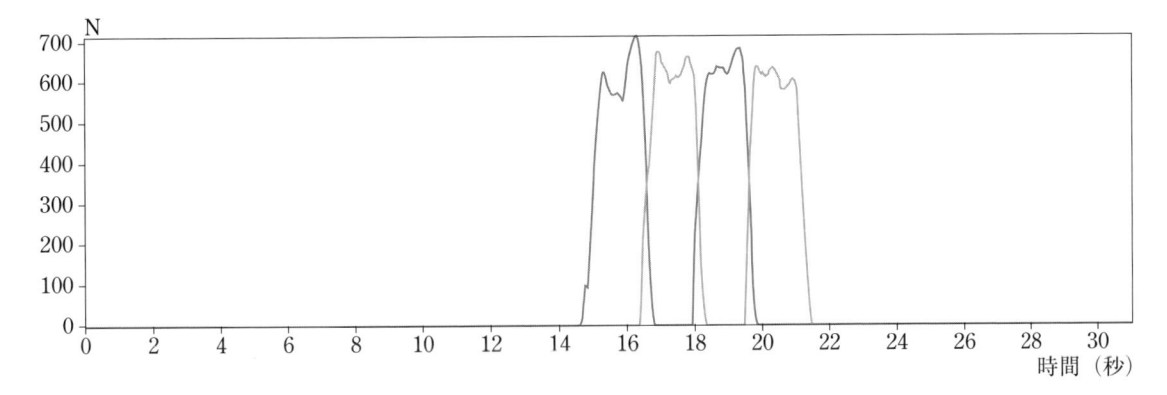

健常者の床反力鉛直方向成分

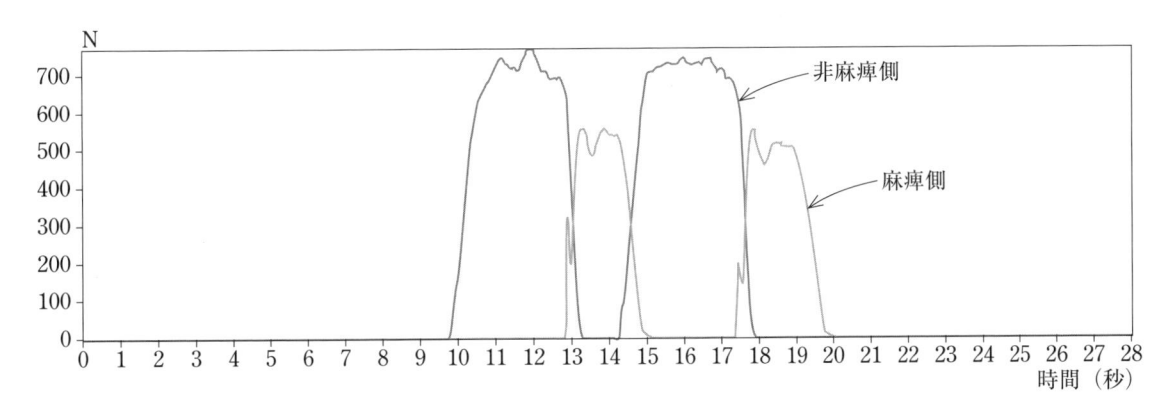

片麻痺者の床反力鉛直方向成分

図8-13 健常者と片麻痺者の床反力鉛直方向成分の比較（複数歩）

(3) 基本的な歩行パラメーター

図8-9で示したように，FDMを使用すると左右脚おのおのの歩行速度，速度可変性，ステップ時間，遊脚時間，立脚時間，単脚支持時間，両脚支持時間，ステップ長，ストライド長，ステップ幅，ケーデンス，足圧分布，床反力鉛直方向成分，床反力鉛直方向成分平均値などの基本的な歩行パラメーターを即座に書き出すことができる．書き出したパラメーターを比較すると健常者では左右の違いがみられないが，片麻痺者では左右脚おのおのの歩行パラメーターに差がみられ，歩行速度なども小さくなった．

(4) 杖にかかる荷重

センサー内に杖をついて歩行すると足部にかかる圧力だけでなく，杖にかかる圧力を知ることができる．図8-14左では麻痺側立脚中期における前足部と後足部，杖にかかる圧力のピーク値を，図8-14右では非麻痺側立脚中期における前足部と後足部にかかる圧力のピーク値をそれぞれ示している．白いラインは足圧中心の軌跡を示している．麻痺側では杖をついている分，圧力のピーク値が非麻痺側に比べて小さくなっていることがわかる．

センサー上を通過するだけで上記のような計測結果を即座に得ることができた．

本章ではインソール型足圧センサーと床型足圧センサーについて解説した．3次元動作分析装置や床反力計などを用いた大規模な歩行計測システムでは，多くのパラメーターを用いて歩行分析を行うことが可能である．しかしながら，そのような装置を用いる場合，患者に計測室にきてもらっ

94　第8章　圧力センサーによる歩行計測

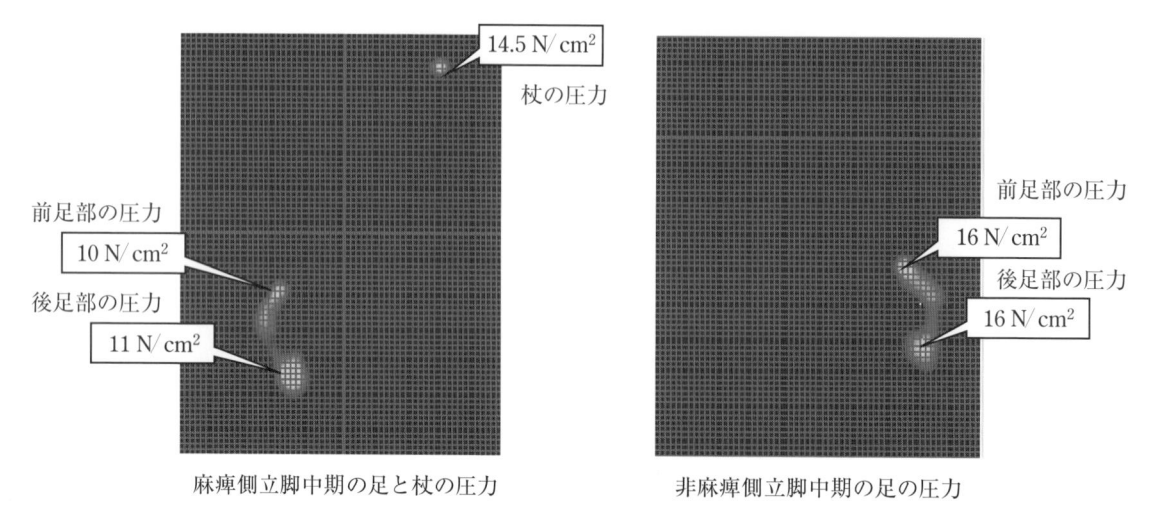

```
                14.5 N/cm²
                杖の圧力

前足部の圧力                          前足部の圧力
                                        16 N/cm²
  10 N/cm²
後足部の圧力                          後足部の圧力
                                        16 N/cm²
  11 N/cm²

麻痺側立脚中期の足と杖の圧力      非麻痺側立脚中期の足の圧力
```

**図8-14　杖をセンサー内部についた際の圧力分布**

て計測を行うか，病院や施設などがそのようなシステムをもつことが前提条件となる．一方，ストップウォッチやビデオカメラなど簡便な計測システムでは当然のことながら得られるパラメーターが制限される．本章で解説してきたインソール型もしくは床型圧センサーであれば，可搬性も高いため病院や施設に計測システムを運び込み計測を行うことが可能となるため，大型の歩行計測システムと簡便な歩行計測システムの間を埋める計測器として利用することが可能である．ただし，床反力計と比べると計測精度は劣るため，前述したようにデータの信頼性と妥当性には常に注意を払い，確認したうえでデータの分析を行っていく必要がある．

#### 文　献

1) Winter, D.A.：Biomechanics and motor control of human movement, 3. 2005, p.100-101.
2) http://www.nitta.co.jp/product/mechasen/sensor/tactile_system_sensor.html
3) http://www.xsensor.jp/xsensor/index.html
4) http://www.zebris.de/
5) 会津加代子，山本澄子，市江雅芳，百瀬公人：足圧分布システムによる歩行分析―床反力計との比較―．第21回臨床歩行分析研究会定例会抄録集，1999，p.58-59.
6) 東　輝明，岩田耕治，東浦伸治：最新のF-スキャンシステムについて．第23回臨床歩行分析研究会定例会抄録集，2001，p.72-73.
7) 植木里紀，重松正森，本岡　勉，荒　文博，佛淵孝夫：変形性股関節症患者の歩行分析．第25回臨床歩行分析研究会定例会抄録集，2003，p.14-15.
8) 安東範明，眞野行生：障害者の動作分析―新しい歩行分析法による検討．リハビリテーション医学，31(7)：483-488，1994.
9) 安東範明，安東美波留，眞野行生，錫村明生，高柳哲也，竹内孝仁：小脳性運動疾患に対する新しいインソール型装具の開発―歩行解析による臨床効果の検討―．リハビリテーション医学，35(2)：101-105，1998.
10) 金森　晃，矢島義忠，青木主税：糖尿病性足壊疽の予防と対策（その1）―F-SCANを用いた足底圧分布測定―．第12回日本義肢装具学会大会講演集，1996，p.344-345.
11) 青木主税，金森　晃，矢島義忠，森　照夫：糖尿病性足壊疽の予防と対策（その2）―糖尿病性足病変患者に対する整形外科靴の製作―．第12回日本義肢装具学会大会講演集，1996，p.344-345.
12) 大峯三郎，舌間秀雄，新小田幸一，緒方　甫，蜂須賀研二，有薗秀昭，大庭勇治：TSBおよびPTB式下腿義足のインターフェイス特性―Fスキャン・センサーを用いた圧分布特性―．第12回日本義肢装具学会大会講演集，1996，p.122-123.

# 第9章　床反力計による歩行計測

〔何が計れるか〕
　床反力の前後・左右・上下方向の成分が計測できる．床反力作用点の位置が算出できる．これによって床反力の作用線が観測できる．身体全体が上下軸に対して回旋する際の回旋トルクが計測できる．複数台の床反力計の配置を工夫すれば左右足独立に計測できる．左右脚のそれぞれがどれくらいの加重を受け持っているかがわかる．半周期時間，1周期時間，立脚時間，遊脚時間，片脚支持時間，両脚支持時間がわかる．歩幅，ストライド長，歩行速度，歩隔，接地時の足の向きが推定できる．左右差・左右比が計算できる．左右合成の床反力の値より重心の前後・左右・上下の加速度が正確に計算できる．

## 1. 床反力計とは

　床反力計とは床に加えられる力を計測するための装置である．この「床に加えられる力」には，万有引力によって生じる重力のみならず，重心の移動による慣性力が含まれている．床反力計を裏側から眺めてみると，非常に強固な踏板（フォースプレート）にセンサー（ロードセル）を取り付けてあり（図9-1），踏板にかかる床反力を検出することができる．なお，体重計が鉛直方向の力しか計測できないのに対し，床反力計のセンサーは左右，前後，上下3方向の床反力成分（3分力）を検出できる．これは3方向のロードセルを使用することにより可能となる（図9-2）[1]．なお，水平方向の床反力は shear force（剪断力）と呼ぶことがある[2]．また各センサーにかかる上下方向の力の割合から床反力作用点の位置が計算できる．

### 1）床反力計の特性

　計測にあたり，床反力計の特性で留意すべき点を以下に挙げる（歩行分析の方法論，第1章，p.12）．
　① 定格負荷：性能を保証できる負荷の上限．

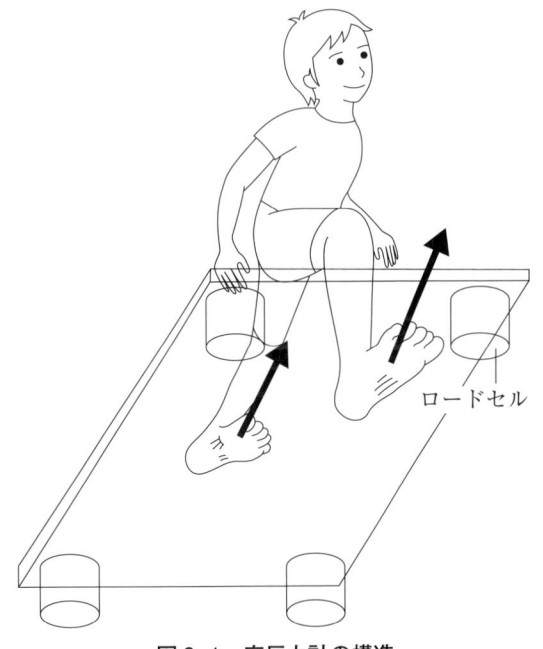

**図9-1　床反力計の構造**
歩行しているところを裏から眺めたところ．強固なフォースプレートの下に4つ以上のロードセルを設置している．

日本人の体格を鑑み，歩行計測では，鉛直方向 1500 N（150 kgf）以上，前後，左右方向 300 N（30 kgf）以上が望ましい．
　② 直線性：どれだけ直線的に力が計測できる

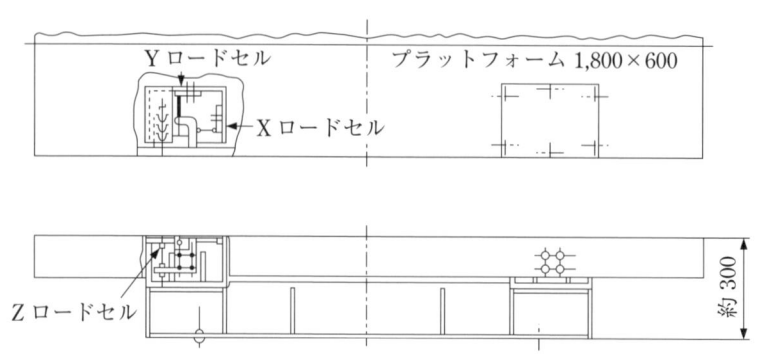

**図 9-2 床反力計のセンサーの構造（共和技報より抜粋）**

共和電業製大型床反力計．フォースプレートは 1,800×600 のプラットフォームを合計 12 個のバネ常数の大きなロードセルにより支持した構造をもっている．

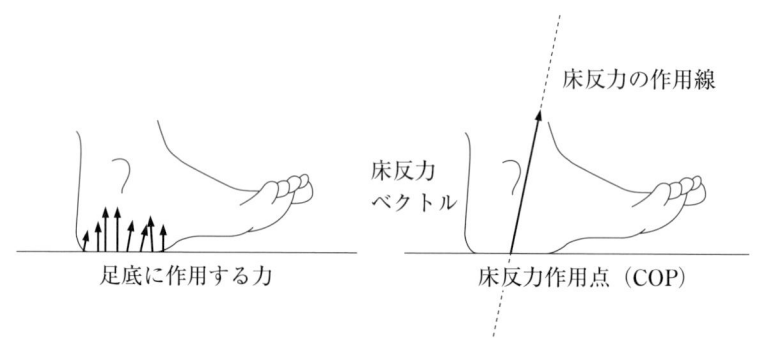

**図 9-3 足底にかかる床反力**
足底に作用する力を合成して 1 本の床反力ベクトルとして表示する．

かをいう．個人の日内体重変動などを考慮して誤差 5 N（0.5 kgf）程度を許容すれば，定格負荷 1000 N のとき ±0.5％ 以下とする．

③ ヒステリシス：負荷の増加するときと減少するときの最大誤差を定格出力に対する％で表す．1％ 以下が望ましい．

④ 干渉性（クロストーク）：ある軸方向へ定格負荷をかけた場合に発生する，本来検出されるはずのない他の軸方向への出力をいう．直線性以下の値であることが必要である．

⑤ 分解能：出力変化を得る最小の負荷変化量．床反力計では 1 N（0.1 kgf）以下の変化を感知できることが必要である．

⑥ 積載固有周波数：踏板中央に検査荷重を乗せて衝撃を加えた場合の自由振動数．共振を避けるために，計測したい現象の最高周波数の 3 倍以上とする．歩行周期運動成分は 10 Hz 以下，着地の衝撃は 25 Hz 程度である

ことから，固有周波数は 80 Hz 以上とする．床反力計が大型になるほど固有周波数が小さくなり計測データが影響を受けやすい．

⑦ 作用点位置精度：1/2 定格荷重時での実荷重位置と演算荷重位置との絶対的平均誤差．平均 3 mm 以下，最大値は 5 mm 以下であることが望ましい．半年に一度程度，50 kg 程度の重りを床反力計の中央に置いて，力と作用点が正しく表示されるかを確認する．

### 2）床反力作用点の位置の算出

足底が床面に接触すると，接触面には反力が生じる．この反力は 1 本の合成反力として考えることができる．これを床反力と呼んでいる．床反力計はこの床反力の 3 方向成分を 3 分力データとして経時的に計測している（**図 9-3**）．床反力ベクトルの作用線（床反力作用線）が床と交差する点（床反力作用点）は，足圧の中心という意味で

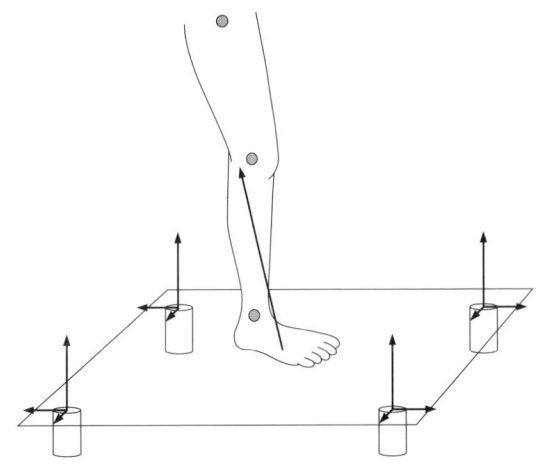

**図9-4 床反力作用点の演算**

それぞれのロードセルがXYZ3方向の力を検知することにより，床反力作用点およびそこから生じる床反力ベクトル線を求められる．

center of pressure (COP), または zero moment point (ZMP) と表現される．歩行分析では前者の用語を用い，ロボット工学などでは後者を用いるのが一般的である．作用点の位置は一直線上にない最低3点の支持反力を計測すれば求めることができるため，一般的な床反力計では**図9-4**のような4つ以上のセンサーを用いて計測する．

ところで，COPをどのようにして算出しているのであろうか．まずは矢状面について考える．床反力計に乗せられた足により生じた床反力は，**図9-5**のようにセンサーによって検知される．矢状面の床反力は，鉛直方向と前後方向に分解できる．センサーAとBで検出される前後方向の力 Fay，Fbyの力の作用線は同一であるため，これらの合力は床面に沿っている．しかし，鉛直方向の力 Faz，Fbzの作用線は異なるため，これらの合力の作用線を以下の手順で決める必要がある．床反力計の板はきわめて強固であるため，Fazと Fbzの力は足し算によって合成することができる．

Faz + Fbz = Fz

この際，あらかじめ設定された原点OからFazとFbzまでの距離をla, lbとして，これらの力のモーメントを求めてみる（**図9-6**）．la, lbはO点からのレバーアームということになるため，lyを合成力の作用線までの距離とすると，力のモー

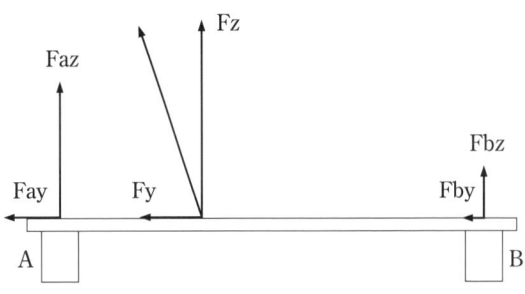

**図9-5 矢状面における床反力の分解**

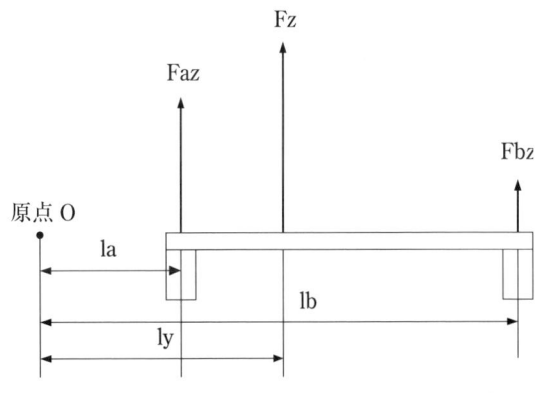

**図9-6 矢状面における床反力作用点の求め方**

メントの釣合い式は次のようになる．

Faz × la + Fbz × lb = Fz × ly

以上の2つの式より次のようになり，合成力の作用線のO点からの距離（ly）を計算できる．

ly = (Faz × la + Fbz × lb) / Fz
　 = (Faz × la + Fbz × lb) / (Fa + Fb)

（ただし Fz ≠ 0）

このように求められたlyがCOPの進行方向位置である．COPが鉛直方向の力の割合のみによって決まることは注意が必要である．

前額面でも同様の計算で左右方向の作用点 lxを求めることにより，床平面上での作用点の位置を同定できる．

### 3）鉛直軸周りの回旋モーメントの計測

足底にかかる力のベクトルは合成されて1本のベクトルとなるが，足部は鉛直軸周りの回旋モーメントも発生する．前述した歪みゲージは水平（前後・左右方向）の力も検出するため，回旋モーメントの計測も可能となる．計算の原理を**図9-7**で説明する．$F_1$〜$F_8$は水平力のセンサーの値であ

床反力計の中央軸周りの回旋モーメント
＝a×($F_1-F_4+F_5-F_8$)＋b×($-F_2+F_3-F_6+F_8$)

**図9-7 COP周りの回旋モーメントの計算方法**

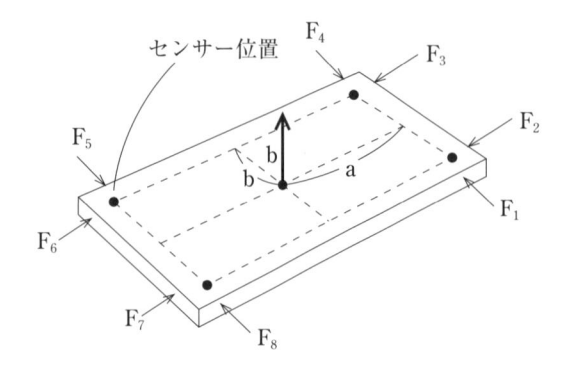

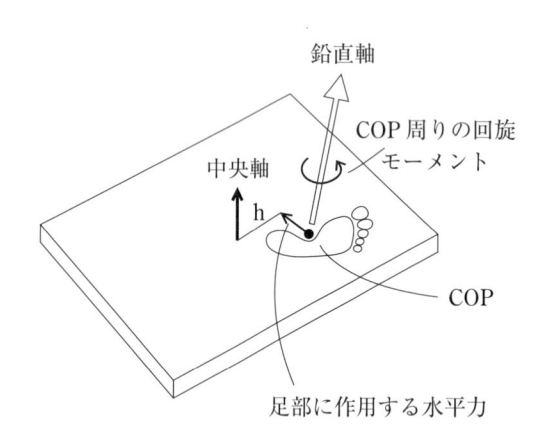

COP周りの回旋モーメント
＝床反力計の中央軸周りの回旋モーメント
　－足部に作用する水平力×中央から水平力までの距離

る．床反力計の中央軸周りの回旋モーメントは次のように計算できる（図9-7上）．

a×($F_1-F_4+F_5-F_8$)
　＋b×($-F_2+F_3-F_6+F_8$)

ただし，a，bは床反力計中央からセンサーまでの距離である．一方，この回旋モーメントを生み出しているのは，着地している足の鉛直軸周りの回旋モーメントと，床反力作用点（COP）に作用している水平力が中央軸周りに生み出す回旋モーメントの和である．

足の鉛直軸周りの回旋モーメント＝
　床反力計の中央軸周りの回旋モーメント
　　－（足部に作用する水平力）×
　　　（中央軸から水平力までの距離）

上記の式により，鉛直周りの回旋モーメントが求められるが，この値は通常の歩行分析ではあまり使用されない．義足歩行におけるトルクアブソーバーの効果を見るときなどには必要なパラメーターである．

## 2．床反力データの計測

### 1）どのように床反力計を踏ませるか

歩行中の床反力のデータは1歩分でも評価できるが，その情報はきわめて限定的である．対称性の検討には左右同時計測が，再現性の検討には連続複数歩計測が望ましい．そのため大型の床反力計を用いるか，複数台の小型床反力計を組み合わせて使用することが望ましい（図9-8）．なお，一方の足が複数の踏板面にまたがって接地した場合，個々の床反力計出力を合成して1歩波形を得ることができる（図9-9-1）．ただし他の足が同じ床反力計に乗っている場合は正確な計測ができなくなる（図9-9-2）．したがって，左右の床反力計の踏み分けは重要である．

定常歩行を計測するため，床反力計を踏む前に最低3歩を確保したい．一般的には床反力計の手前1.5〜3m程度から歩行を開始することが多い．小型の床反力計を用いた場合，あらかじめ予備実験によって，被験者が床反力計を目視しなくても踏める位置を決めておく．また，自由歩行の計測開始のタイミングは被験者の自由意思に任せた方が望ましい．一方，メトロノームを用いてケイデンスを一定にする計測方法もあるが，被験者の身体機能によっては困難なこともある．

計測の際は十分に検査室の雰囲気に慣れる必要がある．入室後いきなり計測せず，まずは雑談を交わしながら自由に検査室内を歩行し，被験者をリラックスさせるとよい．なお，歩行のリズムの影響が出るため，計測中に音楽を流すことは控えるべきである．

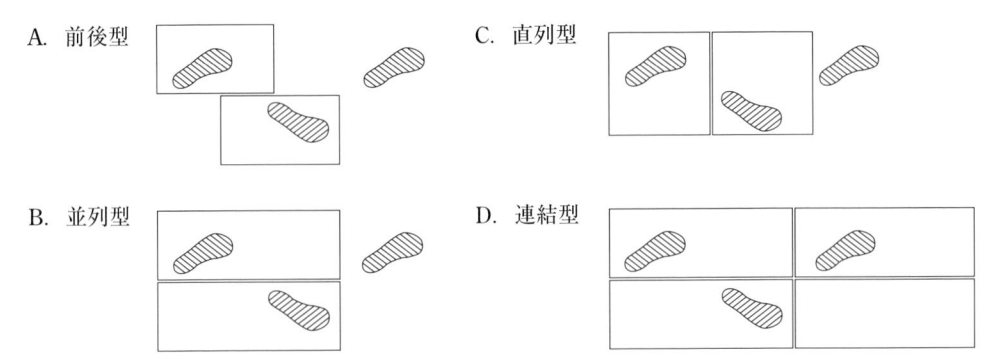

A. 前後型
C. 直列型
B. 並列型
D. 連結型

**図9-8 床反力計の並べ方**
A. 前後型：比較的小さい床反力計を用いた場合の配置．歩数の制約が多い．B. 並列型：比較的大きい床反力計を用いた場合の配置．歩数の制約が少なく，より自然な歩容となる．C. 直列型：左右の踏み分けを必要としないが，歩幅の制約がある．D. 連結型：両側複数歩計測に用いられる標準的配置．ほとんどの場合，BかDが選択される．

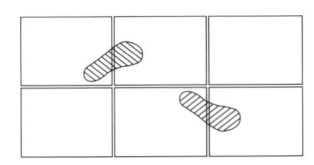

1. 左右の床反力を分離して計測できる
2. 左右の床反力を分離することができない

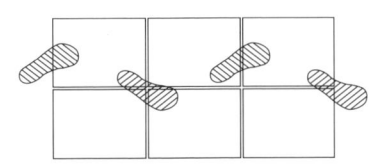

**図9-9 床反力計の踏み分け**

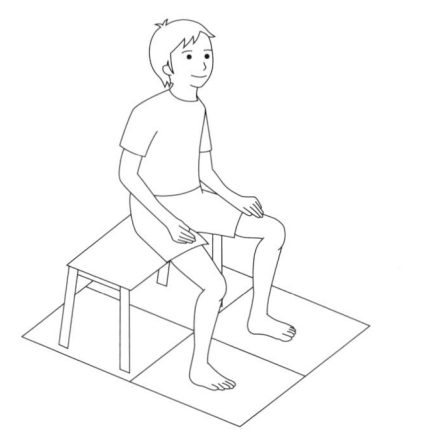

1. 足部と殿部の床反力を計測
2. 足部の床反力のみを計測

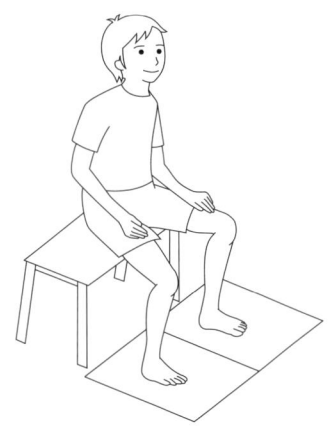

**図9-10 椅子を利用した床反力の計測**

## 2）椅子からの立ち上がりの計測

　床反力計は4枚あることが望ましい．椅子は4脚のものを用い，2枚の床反力計に左右均等に2本ずつの脚が乗るように設置する．椅子のみを床反力計に設置した状態で床反力計出力のリセットボタンを押す（ゼロ点調節）．一度リセットを行ったあとは椅子を移動してはならない．移動してしまった場合は，再度リセットボタンを押す．被験者は両足を椅子とは別の床反力計に乗せる．これ

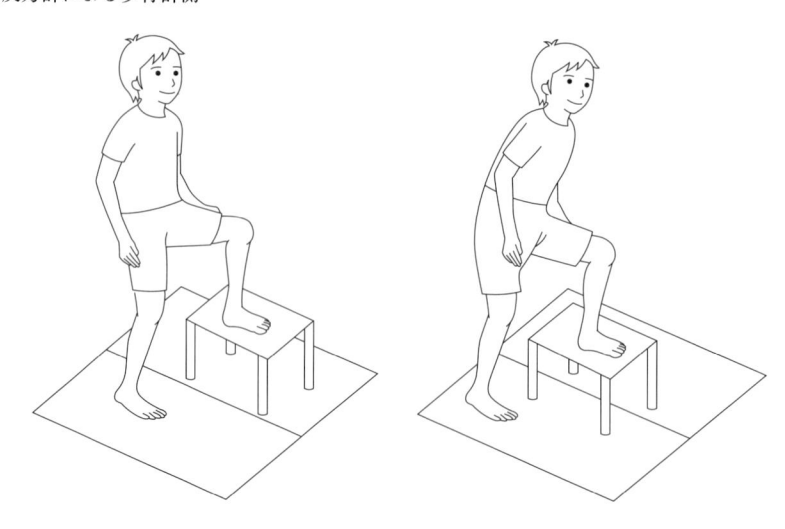

1. ステップ台の上と下の足の床反力を計測できる
2. 左右の足の床反力を分離できない

**図 9-11 ステップ台を使用した床反力の計測**

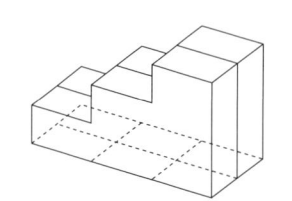

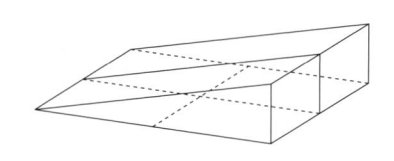

**図 9-12 階段・スロープを使用した床反力の計測**
左右に分離した階段・スロープを使用する．進行方向は連結していて差し支えない．

により殿部と両下肢の床反力をそれぞれ計測可能となる（図 9-10-1）．もし左右 2 枚のみの床反力計の場合，椅子は床反力計の外に設置し，右脚・左脚の床反力を計測する．こうすることで左右の床反力が計測できるが，殿部の床反力は計測できない（図 9-10-2）．

### 3）ステップ台を使用した計測

使用するステップ台は，必ず床反力計の左右にそれぞれ独立したものを用いる．これにより両下肢の接離地を左右足分離して計測できる（図 9-11-1）．もしステップ台が左右の床反力計をまたいでいたら，床反力の左右の分離が不可能となる（図 9-11-2）．ステップ台のすべての脚が床反力計上に乗っていなければならない．椅子の場合と同様に，ステップ台を設置後に床反力計のリセットボタンを押す．階段・スロープを使用した計測の場合も同様である（図 9-12）．

### 4）サンプリング周波数の決定

床反力計などのセンサーに生じたアナログの電気信号は，通常コンピュータ上で処理するために AD 変換器を介してデジタル化される．この際，本来，連続的なデータ（アナログ信号）から不連続的なデータ（デジタル信号）になるため，以下のサンプリング周波数（1 秒当たりの計測の回数（Hz））の設定が重要となる．

近年は計測機器やコンピュータの性能が向上し，1000 Hz を超える計測も容易となった．スポーツ時の衝撃的な力などを詳細に検討する場合には，可能な限り大きいサンプリング周波数が望ましい．ただし，あまりに大きなデータ量をもて余すこともしばしばである．ヒトの最速の動作（まばたき）の周波数は約 10 Hz であり，歩行周期運

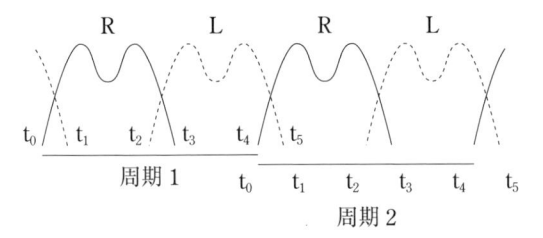

**図9-13 歩行周期の切り出しと各ポイントの設定**
右足から着床する場合（右足：実線，左足：破線）を示す．

動成分は10 Hz以下，着地の衝撃は25 Hz程度であることから，通常の歩行分析では100 Hz程度に設定しても，十分な情報を得られる．

## 3. 床反力データの表示方法

### 1）床反力波形の表示

#### (1) 時間・距離因子

時間・距離因子は床反力波形の経時的な変化を分析することにより，容易に求めることができる．定量化しやすく，床反力計で得られるデータとしてはもっとも信頼性の高いものといえる．以下に計算方法を具体的に示す．

① まず左右の鉛直床反力データを離着床判定レベル（通常は鉛直方向30 N，前後・左右方向10 N程度）にかけ，判定レベルより小さい場合は0とし，着床，離床ポイントを求める．

② 次に，得られた左右の着床，離床ポイントの並びを図9-13のように求める（1歩行周期の検出）．

③ 得られた各周期について各成分の値を求め，その平均値を各成分の指数とする．

以下に右足から着床する場合を例に示す．各指数の計算の説明において，1周期の各ポイントの時間を$t_i$，そのときの左右合成の床反力作用点前後座標を$y_i$とする（$i=0, 1, 2, 3, 4, 5$）．なお原データの単位は秒，mである．

**歩行速度（m/分）**：1歩行周期（左右どちらかの足が着床してから，再び同じ足が着床するまで）で，移動した距離を要した時間で割る．

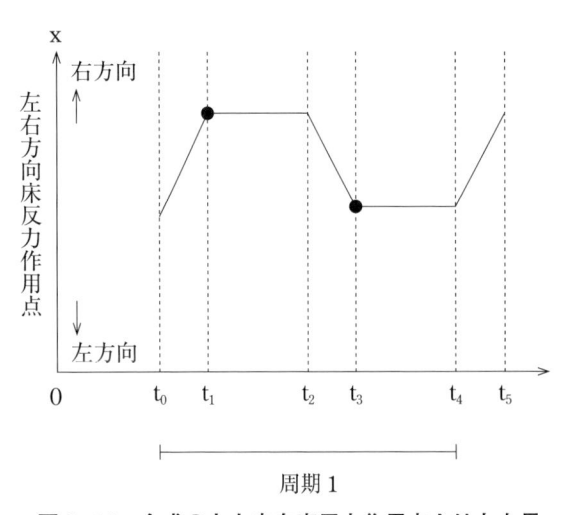

**図9-14 合成の左右方向床反力作用点より左右足の歩幅を求める概念図**

$$((y_4 - y_0)/(t_4 - t_0)) \times 60$$

**ケイデンス（歩/分）**：1歩行周期は2歩であるから，2歩を1周期に要した時間で割る．

$$(2/(t_4 - t_0)) \times 60$$

**立脚期（秒）**：右（左）足が着床してから離床するまでの時間．

右立脚期：$(t_3 - t_0)$
左立脚期：$\{(t_1 - t_0) + (t_4 - t_2)\}$
　　　　あるいは　$t_5 - t_2$

**遊脚期（秒）**：右（左）足が離床してから着床するまでの時間．

右遊脚期：$(t_4 - t_3)$
左遊脚期：$(t_2 - t_1)$

**単脚支持期（秒）**：右（左）足のみが着床している時間．逆脚の遊脚期と同じ．

右単脚支持期：$(t_2 - t_1)$
左単脚支持期：$(t_4 - t_3)$

**両脚支持期（秒）**：左（右）足が着床している状態で，右（左）足が着床してから反対足が離床するまでの時間．

左右両脚支持期：$(t_1 - t_0)$
右左両脚支持期：$(t_3 - t_2)$

**歩行周期（秒）**：左右どちらかの足が着床してから，再び同じ足が着床するまでに要した時間．

$(t_4 - t_0)$

**ストライド長（cm）**：1歩行周期において移動した距離．単位をcmとするため，得られた数値

102　第9章　床反力計による歩行計測

表9-1　歩行時間・距離因子の表示例

| | | 平均値の実測値 | 変動係数の実測値 |
|---|---|---|---|
| 歩行スピード | m/分 | 24.2 | 19.0 |
| 歩調 | /分 | 57.0 | 7.4 |
| ストライド長 | cm | 84.2 | 12.3 |
| 歩行周期 | msec | 2117.0 | 7.3 |
| 歩隔 | cm | 20.0 | 5.4 |
| 立脚期　右 | msec | 1441 | 10.9 |
| 立脚期　左 | msec | 1445 | 9.0 |
| 遊脚期　右 | msec | 676 | 7.0 |
| 遊脚期　左 | msec | 672 | 4.8 |
| 左右両脚支持期 | msec | 378 | 17.4 |
| 右左両脚支持期 | msec | 391 | 18.2 |
| 歩行周期 4成分比 | 左右両脚支持期 % | 17.7 | 11.6 |
| | 右単脚支持期 % | 31.8 | 4.6 |
| | 右左両脚支持期 % | 18.3 | 12.0 |
| | 右遊脚期 % | 32.1 | 9.5 |
| 単脚期比　右 | % | 47.0 | 7.4 |
| 単脚期比　左 | % | 47.1 | 10.4 |
| 右立脚期/歩行周期 | % | 67.9 | 4.5 |
| 左立脚期/歩行周期 | % | 68.2 | 2.1 |
| 立脚期比右/左 | % | 99.6 | |
| 立脚期比左/右 | % | 100.0 | |

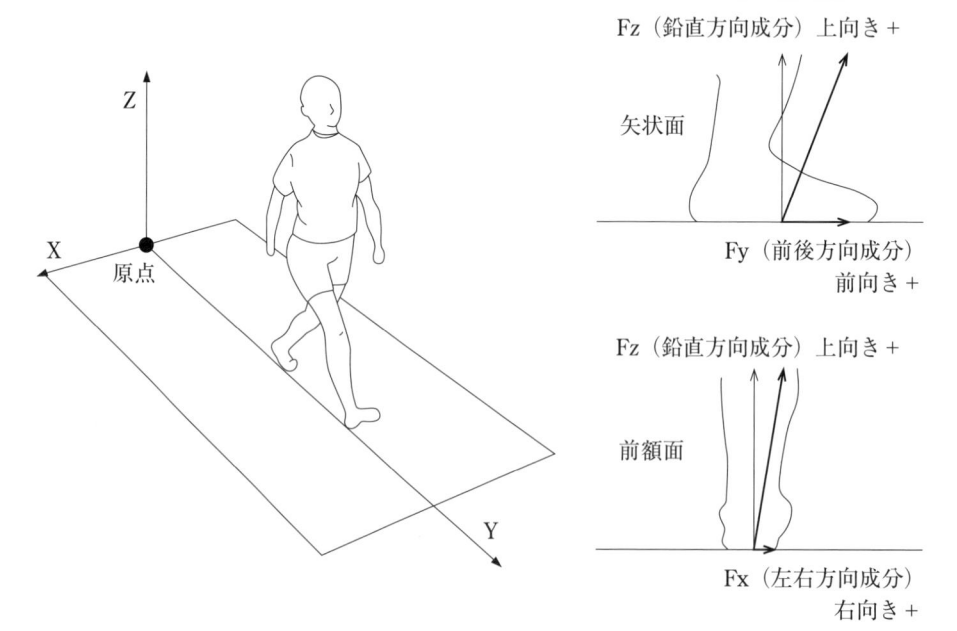

図9-15　座標系の定義
3分力は右手系：(Fx, Fy, Fz) = (左右方向, 前後方向, 鉛直方向) で表す．

床反力3分力実時間表示

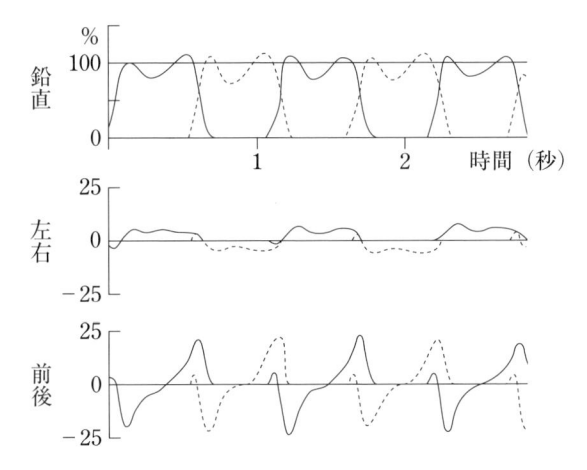

床反力3分力正規化表示

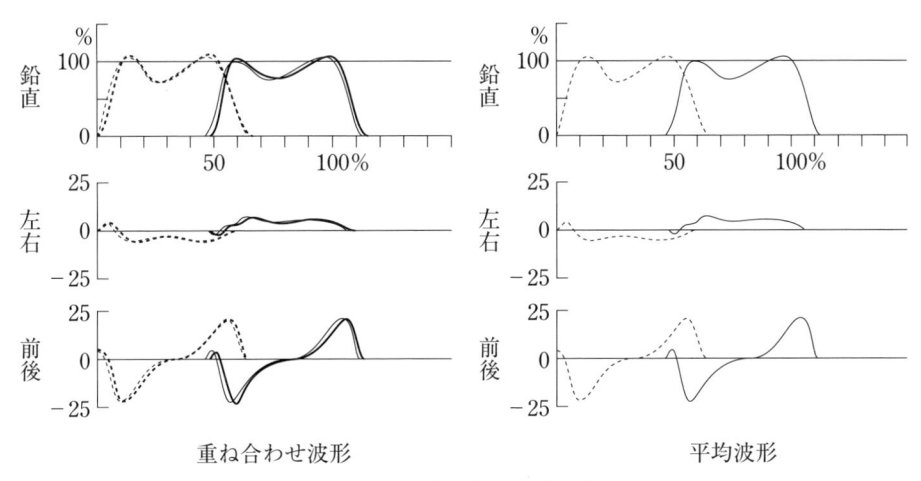

重ね合わせ波形　　　　　　　　　平均波形

**図9-16　床反力3分力の表示**

に100をかける．

$(y_4 - y_0) \times 100$

**ステップ長（cm）**：右（左）足の歩幅．すなわち左（右）足が着床してから反対足が着床するまでに移動した距離．

右ステップ長：$(y_4 - y_2) \times 100$

左ステップ長：$(y_2 - y_0) \times 100$

**歩　隔（cm）**：1歩行周期における右足と左足の左右方向の間隔．1歩行周期の$t_1$，$t_2$における合成の左右方向床反力作用点軌跡の差を求める（**図9-14**）．

時間因子・距離因子の表示例を**表9-1**に示す．

最低でも3歩行周期分の平均値を計算するのが望ましい．杖をついた際にはソフトウェアでの対応が困難になるため，杖を床反力計の外につくか，代わりに歪み計付き平行棒の利用が望ましい．なお，この際は平行棒にかかった荷重についても提示するとより情報量が多くなる．

**(2) 力学的因子**

**① 床反力3分力の時間軸表示**

3分力は右手系（Fx, Fy, Fz）＝（左右方向，前後方向，鉛直方向）で表す（**図9-15**）．なお，縦軸の符号は，左右方向では右方向が＋，前後方向では前方向が＋，鉛直方向では上方向が＋とする．

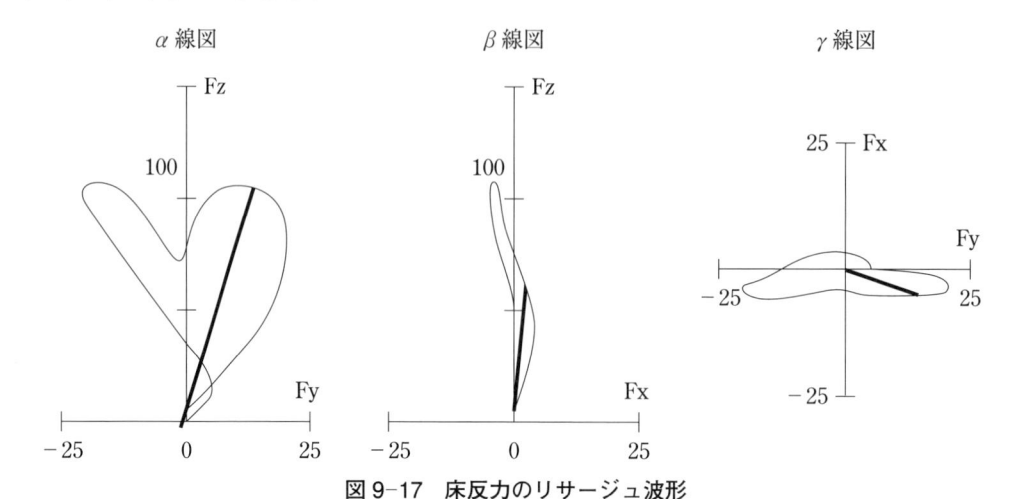

104　第9章　床反力計による歩行計測

**図9-17　床反力のリサージュ波形**

リサージュ図は床反力計からの値を時間の正規化をせずに重ね描きすることができる．なお，リサージュ図のゼロ点から任意の曲線上に引いた直線は，その瞬間の床反力ベクトルと一致する（図の太線）．

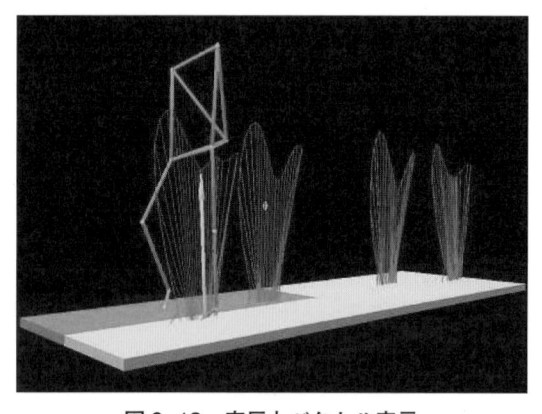

**図9-18　床反力ベクトル表示**
3次元動作分析装置で計測したスティックピクチャーとの組み合わせ．

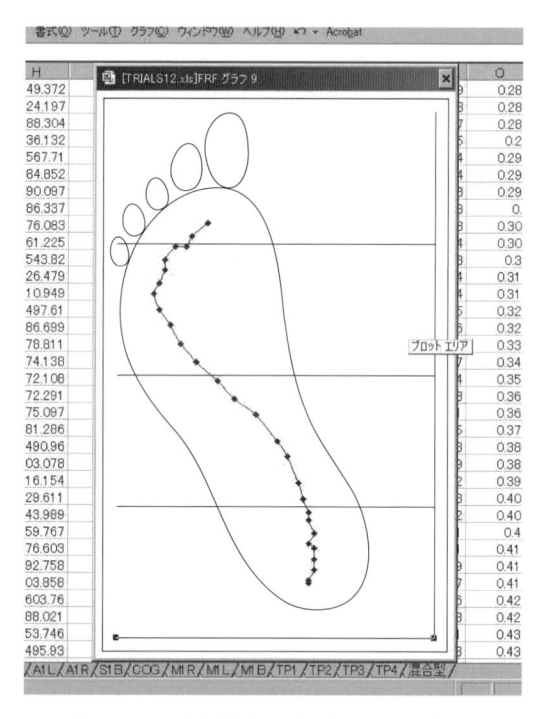

**図9-19　床反力作用点（COP）の表示**
エクセルのグラフ機能（散布図）でCOPの軌跡を描くことができる．この際，片脚立位時のセルを選択しx軸をCOP左右成分，y軸をCOP前後成分とする．

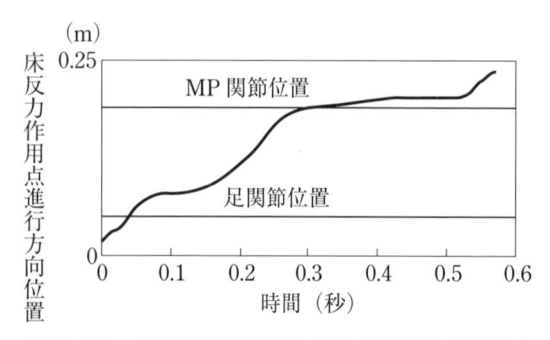

**図9-20　立脚期の床反力作用点の進行方向位置の変化**

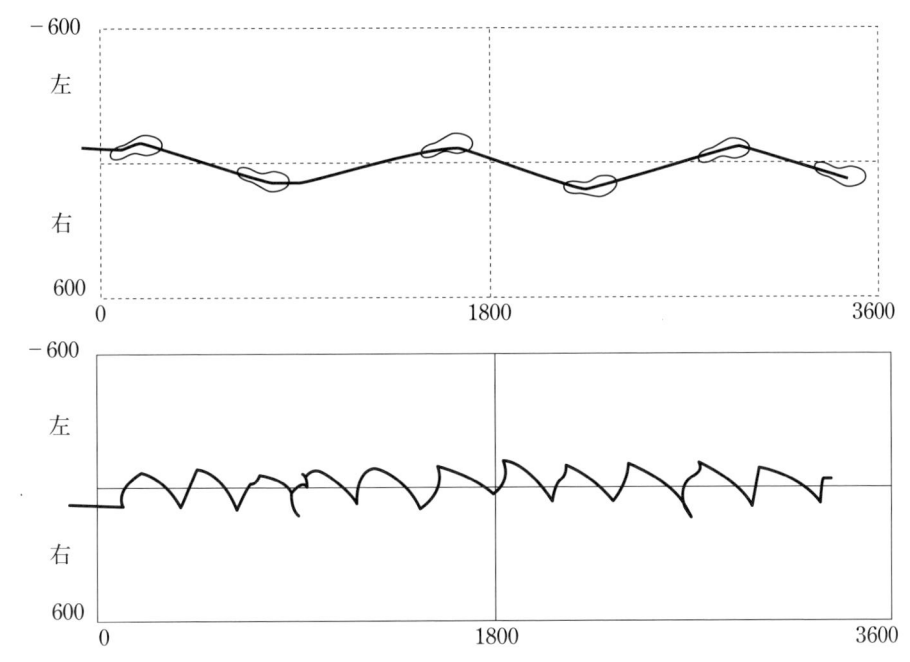

**図 9-21 左右合成の床反力作用点 (COP) の表示**
縦軸,横軸ともに単位は mm である.上図は正常歩行,下図はパーキンソニズムを伴う右片麻痺歩行である.小刻み歩行であり,正常歩行に比し左右方向の振幅が大きいことがわかる.

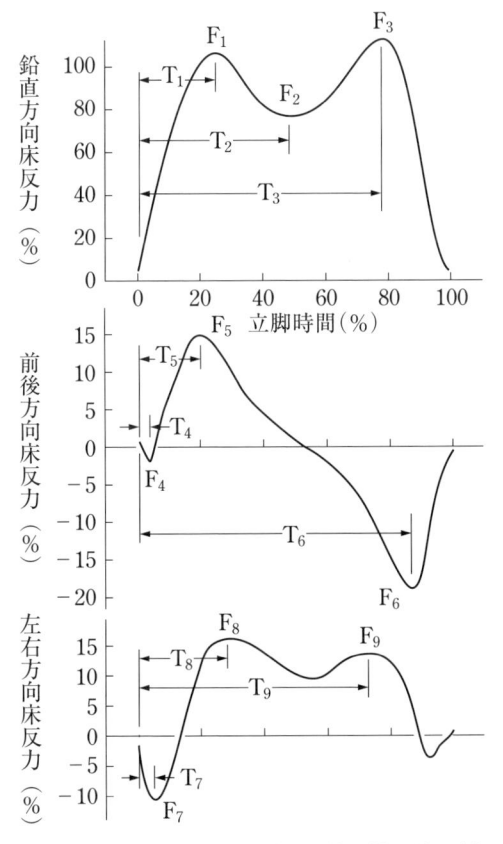

**図 9-22 床反力波形のピーク値の抽出法の例**

### ② 正規化表示

床反力の値を静止立位時の左右足合成床反力 Fz で正規化して表示する.床反力の表示が被験者の体重に依存しなくなるため,大規模な研究における被験者間の床反力波形のパターンの比較を行うことに適している.また,時間軸を歩行周期時間で正規化した場合は横軸は%歩行周期となる.正規化により複数歩床反力波形の重ね描きや,平均値と標準偏差の表示が可能となる(図 9-16).なお波形パターンを表示した場合,パターンの細かな変化 1 つ 1 つに意味づけをしがちであるが,その臨床的意義については慎重に検討する必要がある.

### ③ 床反力リサージュ表示

互いに直角方向に振動する 2 つの単振動を合成して得られる平面図形のことである.1855 年にフランスの科学者 J. A. Lissajous が考案した.床反力計からの値を時間の正規化をせずに重ね描きすることができる.床反力の 3 分力はそれぞれ直交しているので,3 種類のリサージュ図を描くことが可能である(図 9-17,$\alpha$ 線図:前後方向と鉛直方向との組み合わせ(矢状断面),$\beta$ 線図:

左右方向と鉛直方向との組み合わせ（前額断面），γ線図：左右方向と前後方向との組み合わせ（水平断面）).

なお，縦軸と横軸のスケールとを一致させた場合，座標原点からリサージュ軌跡の任意の点にひいた直線は，その瞬間の力のベクトルを表している．

#### ④ 床反力ベクトル表示

床反力ベクトルは身体にかかる力そのものであるため，これを経時的に表示することは，直観的でわかりやすい．症例呈示などで活用するとよい（図9-18）．なおリサージュ図との異なる点は，ベクトルの基点が床反力作用点の座標となるところである．

#### ⑤ 床反力作用点（COP）の表示

エクセルなどのソフトによって，1歩内のCOPの軌跡を描くことができる．片脚の立脚期のCOPの左右，前後方向（X軸，Y軸）のデータを散布図で描くと図9-19のようになる．この場合，プロット間を結ぶ曲線はCOPの軌跡であり，各プロット間の距離は時間経過として表される．床反力計のデータからは足跡は計測できないので，踏板面にアルミホイルを敷くなどして別途計測する必要がある．左右脚おのおののCOPの進行方向の動きのグラフにより，COPの前方への移動の状態を知ることができる（図9-20）．

左右合成のCOPの表示を図9-21に示す．失調がある場合のwide based gait，パーキンソニズムでの小刻み歩行，片麻痺歩行などの質的評価を直観的に行うことができる．床反力3分力やリサージュ表示と組み合わせることにより，観念的になりがちな床反力の評価に視覚的なイメージをつけやすくすることができる．

### 2）床反力特性値の表示

臨床に応用する際，床反力波形の特徴を定量化するための数値として，特性値を求めることがある．

#### (1) ピーク値とピーク時間

床反力波形のもっとも簡便な特性値はピーク値とピーク時間である（図9-22）[3]．注意すべき点として，異常歩行で床反力波形が大きく崩れている場合に，健常データと同様なピーク値が特定できないことがある．また，図9-23[4]のように，歩行速度が変わると同一被験者でも床反力のグラフは変化する．さらに，ピーク値は測定系のフィルターの遮断周波数の影響を受けるため，他施設のデータと比較する場合にはフィルターの特性に注意する必要がある．

#### (2) 積分値

床反力波形と基線がなす面積は，各脚の支持時間と力の大きさを表している．これは力$F$（N）の時間$t$（sec）による積分値（力積）ということであり，立脚時間を$n$コマとすると以下の式で計算される．

$$力積（N\ sec）= \sum_{i=1}^{n} F_i \Delta t = \int_{接地}^{離地} F(t) dt$$

さらにこれを時間で除したものを平均力（N）とすることもある（図9-24）[5]．

また，平均歩行周期で正規化したデータを扱う場合，100分割した値の力積の平均値を求める「支持係数」が提唱されている[6]．

$$支持係数 = \frac{1}{100} \sum_{i=1}^{100} F_i$$

#### (3) フーリエ変換による分析

床反力曲線をフーリエ変換することにより，そのラインスペクトルを得ることができる．これにより床反力の視覚的イメージにより定量化できることとなる[7]（フーリエ変換についてはコラムp.67参照）．

## 4．床反力の読み方

### 1）床反力と重心の加速度との関係

床面で動いている人体には床反力$F$が作用し，同時に重力（$-Mg$）が作用している．この合力が重心の加速度$a$を生み出すので，鉛直方向のみに着目すれば，以下の式が成り立つ．

$$F - Mg = Ma$$

ここで$F$は鉛直方向の床反力，$M$は被験者の質量，$g$は重力加速度，$a$は鉛直方向の加速度である．この式より$F$は次のようになる．

$$F = Mg + Ma$$

4. 床反力の読み方　107

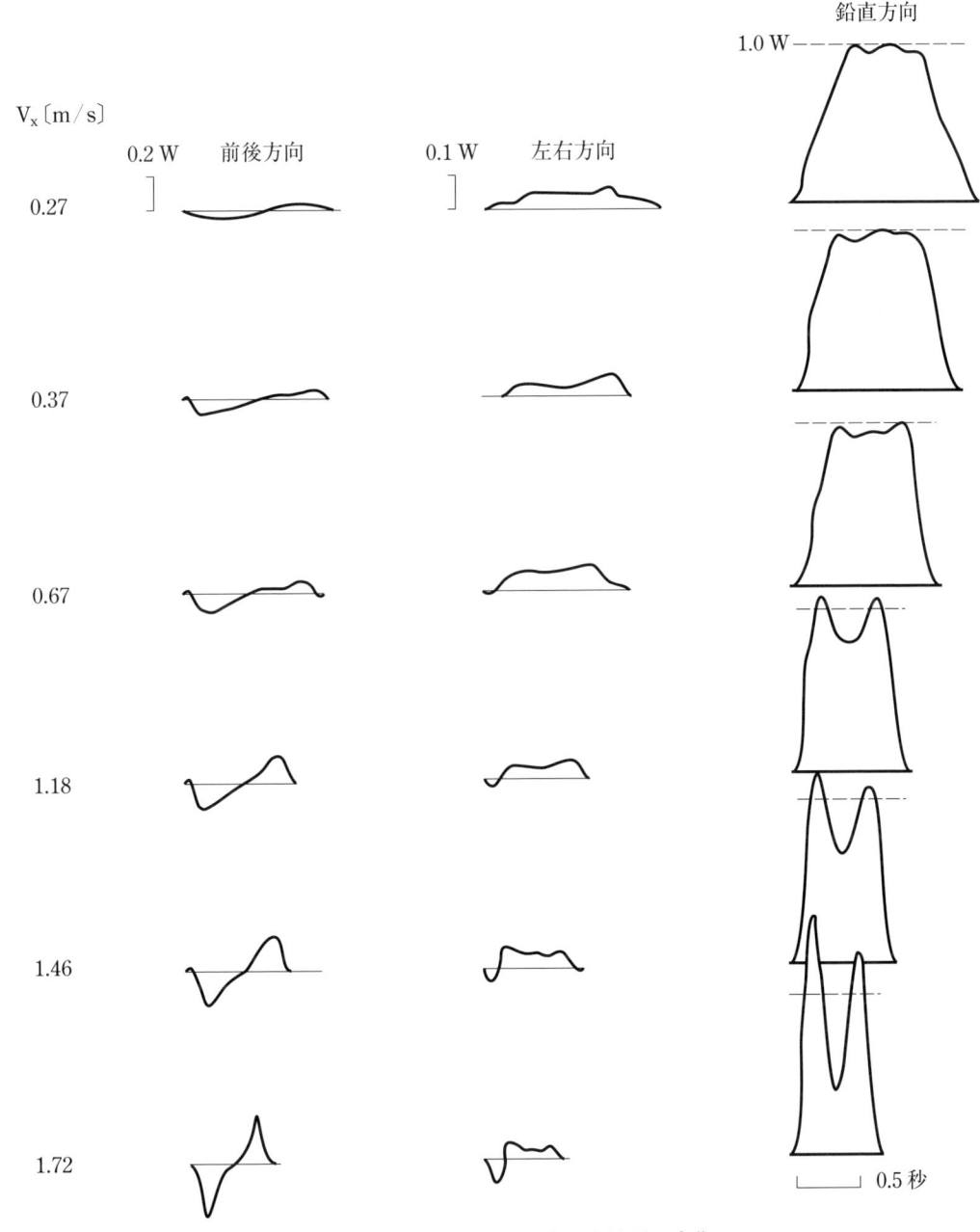

図9-23　歩行速度による床反力波形の変化
縦軸の力のスケールは体重に対する率.

　MとgはMgは不変であるため，鉛直方向の重心加速度がそのまま床反力に影響を与えることとなる．a=0の状態は静止立位であり，このときF=Mgとなって床反力は体重と等しくなる．aが正のときは床反力が体重より大きくなり，aが負のときは床反力は体重より小さくなる（**図9-25**）．この式から逆にFから加速度aが計算できる．これにより歩行中の床反力から重心の加速度を計算したものと3次元動作分析装置で計測した重心位置から計算した重心の加速度を重ね合わせたものが**図9-26**であり，両者はほぼ一致したグラフとなる．すなわち，床反力のグラフは体重心の上下動を表していることになる．

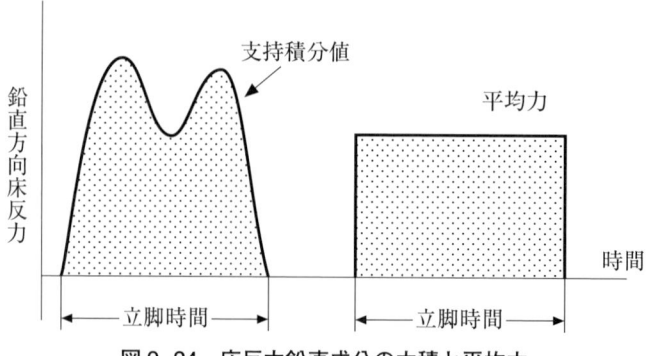

図 9-24　床反力鉛直成分の力積と平均力

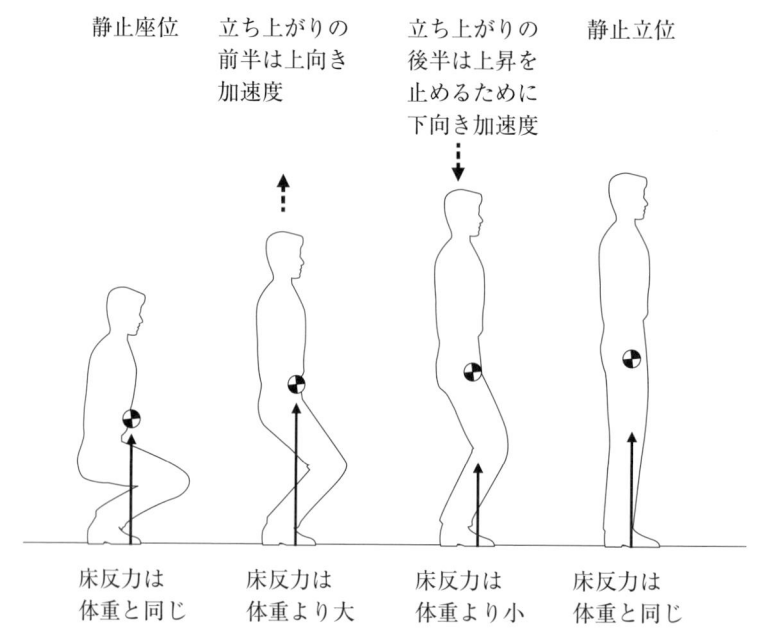

図 9-25　鉛直方向床反力と体重心の移動の関係

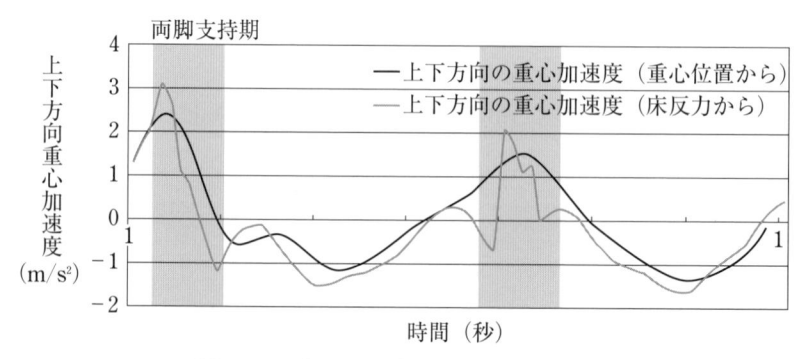

図 9-26　床反力と重心の加速度との関係

　上下（鉛直）方向における床反力計から計算される加速度と，3次元動作分析装置で計測した重心の加速度の曲線である．両者はほぼ一致する．

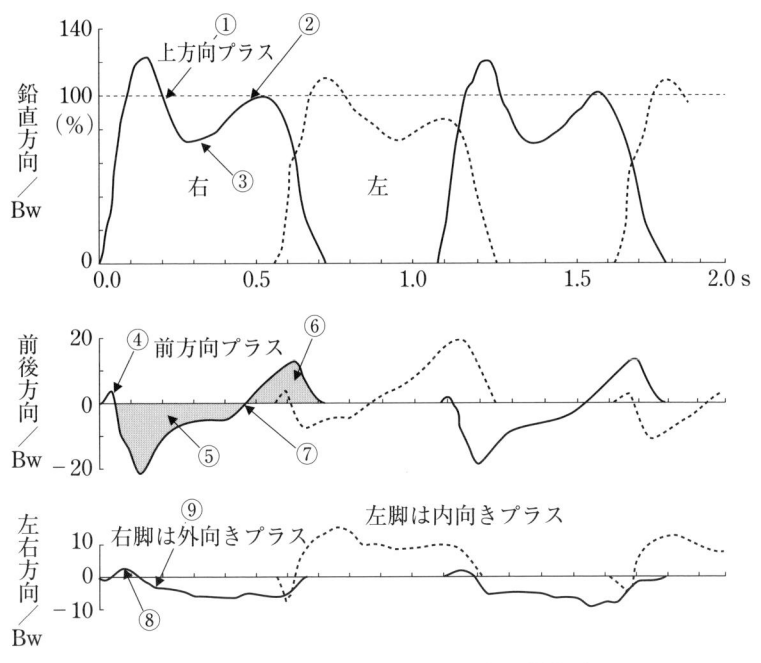

**図9-27　健常者の通常歩行の床反力波形**
①重心の上昇速度最大．②重心の下降速度最大．③重心がほぼ最高点に達する．
④踵の衝撃的な接地．⑤後向きの力積（制動）．⑥前向きの力積（駆動）．
⑦COPと重心の位置がほぼ一致．⑧足部内反による足底の外側接地．
⑨足部外反による足部内側接地．

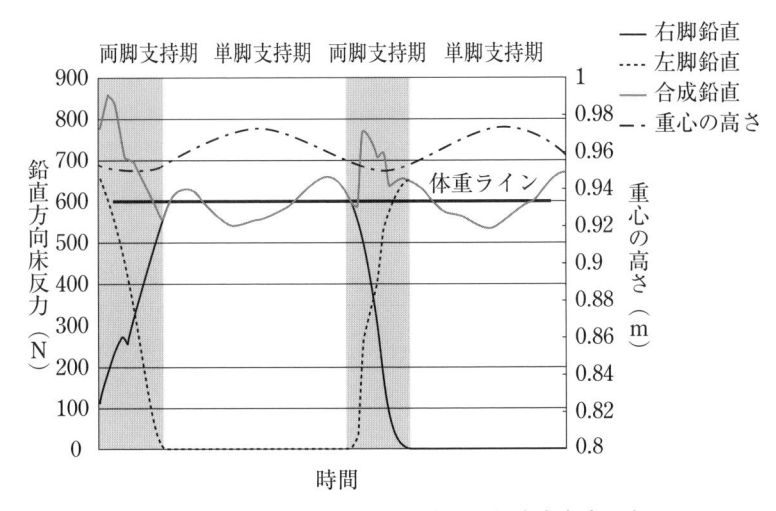

**図9-28　歩行周期中の重心高さと鉛直方向床反力**
　左右脚の床反力ともに2峰性を示す．左右脚の合成床反力は，重心の高さと逆方向の波形となる．重心の上下動とそのときの床反力との動きが反対であることを意味する．

## 2）体重心速度と変位の位相

左右脚の合成床反力のピークで体重心速度と変位の位相がわかる．健康な被験者の歩行による鉛直方向の床反力を図9-27に示す．片脚での床反力については，2峰性の波形となるのが特徴的であり，たとえば82 m/分での歩行時に最大で体重の110%程度となる．これらを合成した床反力についてみてみると（図9-28），両脚支持期に最大の値を示す．図9-28にはこの床反力に対応した体重心の鉛直方向の変位についても示している．実際の歩行では，両脚支持期で体重心が最低の位置になり，単脚支持期で最高に達し，次の両脚支持期で再び最低となる．したがって，体重心の鉛直方向の加速度は両脚支持期で正になり，その後，単脚支持期で負になる．

## 3）躍度（jerk）

抜き足差し足をしているグラフを参照すると，踵接地時の床反力の鉛直方向の立ち上がりが緩やかとなる（図9-29）．したがって床を鳴らさずに，静かに歩けることになる．この瞬間はまだ両脚支持期であるため，反対側の下肢の大腿四頭筋を中心とした筋収縮により床反力の減少が緩やかとなっている．ところで，床反力の立ち上がりが緩やかであるということはどういうことであろうか．これは単位時間当たりの加速度の上昇の度合いを意味する．このことを表す値として，加速度をさらに時間で微分した値，すなわち躍度（jerk）がある．この値が大きいほど，加速度の変化が大きいため，力の変化も大きくなる．

## 4）水平方向の床反力

前後方向の床反力について考察してみよう（図9-29）．歩行時にいかに床を足が踏みしめているかを考えると，踵接地後から立脚中期にかけて後ろ向きの力（制動力）が生じ，以後，爪先離地にかけて前向きの力（駆動力）が生じている．とくに前者は，荷重脚の立脚初期の安定性を得るうえで重要なものと考えられている．駆動，ブレーキともに通常は体重の13%程度である．前後方向の床反力は立脚中期にゼロ点付近で一時的にプラトーを形成する．この瞬間は鉛直方向床反力の「谷」にほぼ一致する．つまり，立脚中期は駆動もブレーキもなく，足関節ロッカーにより慣性力のみで前方へ移動しているため，COPと重心の位置が一致していることを意味している．左右方向については踵接地時に外側向きの床反力が発生するが，その力は体重の5%程度である．立脚初期にただちに内側向きの床反力（体重の7%程度）になり，そのまま爪先離地に至る．これは足底の外側接地から前足部内側へのCOPの移動に対応している．

## 5．臨床応用例

### 1）脳血管障害（cerebro-vascular accident：CVA）

CVAの症状の1つは中枢性麻痺であり，筋の痙縮（ジャックナイフ現象などを起こす筋の異常収縮）を伴う場合が多い．加えてその回復過程で，筋の随意運動がほとんど見られない状態から，連合反応の出現，共同運動パターンの出現を経て，分離運動を再獲得していく過程を辿る[8]．この際，よく筋の痙縮と麻痺性の共同運動パターンを混同して「痙性」と称する場合が，経験を積んだリハスタッフに多いので注意を要する．

以上のような回復過程は徒手筋力テストのような，筋力の大きさのみの評価では不可能であり，質的な評価が必要となる．現在，わが国でもっとも普及しているのがBrunnstromステージ（Br. stage）である．簡易でありながら的確に中枢性麻痺の回復過程をグレード評価可能だが，目で見る範囲の評価にすぎず，単なる臨床的な共通語という意味合いが強い（Fugl-Meyer Scale[9]，SIASなどはこの問題を若干解決しているが，評価手技の普及は進んでいない）．またModified Ashworth Scale（MAS），Modified Tardieu Scale（MTS）による簡便な痙縮の評価法もある[10]．

中枢性麻痺の評価は，①運動パターン：弛緩性麻痺→共同運動の出現→分離運動，②痙縮の度合，といった独立した二者を総合的に評価してこそ正確なものとなる．床反力計による計測は，目で見

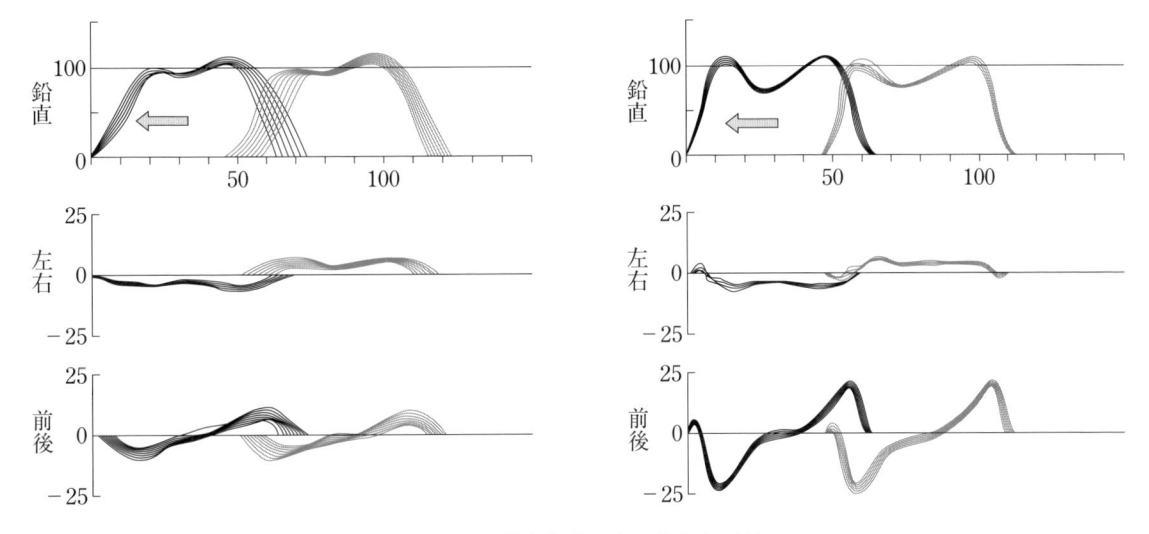

**図9-29 躍度と床反力の立ち上がり**
左図が抜き足差し足歩行，右図が通常歩行である．それぞれの矢印の立ち上がり部分の違いは「躍度の違い」によるものである．

ることのできない「力」を経時的に計測することができるため，Br. stageなどと組み合わせることにより，下肢機能の定量的評価につながる可能性を秘めている．

ここでは，とくに脳卒中の共同運動伸展パターンの代表的なものである内反尖足に対する装具の適合判定に，床反力計が有用であったケースを紹介する．

### (1) 症例と計測条件

症例は53歳，男性で，脳梗塞による右片麻痺があり，右下肢Br. stage：Ⅲ，右足関節MAS：2（全可動域で抵抗感あり），MTS：3（持続しないクローヌスあり）である．この症例に，ブレースクリニックにおいて装具の適合判定を行う目的で，大型床反力計＋歪み計付平行棒で，裸足，molded ankle-foot orthosis（MAFO: いわゆるshoe-horn brace），Gait Solution（GS：油圧ユニット付AFO） 第13章参照）装着による自由歩行の計測を行った．

### (2) 結果および考察（図9-30）

#### ① 目視による観察

裸足，MAFO，GS装着のいずれの場合も，反張膝，足関節クローヌスの出現は目視されなかった．

#### ② 歩行時間・距離因子

歩行スピードは裸足で12.5 m/分，MAFO装着で13.3 m/分，GS装着で20.4 m/分であった．これは歩調，ストライド長，右ステップ長すべての値が大きくなっている（より大股で歩く）ためである．歩行周期では右立脚期比（右／左），右単脚支持期がGS装着時のみ増加していることがわかる．とくに歩調，歩行周期については変動係数がGS装着によって低下しており（MAFOではむしろ増加），1歩1本のばらつきが小さくなったといえる．

#### ③ 力学的因子

床反力3分力（鉛直方向）を実時間表示で眺めてみると，裸足歩行で見られたノッチがMAFOにより消失するときがある（矢印①）．これはMAFOによる痙縮のコントロールにより，足関節クローヌスが消失していることを示す．逆にGS装着時はすべての歩行周期でノッチが出現している（矢印②）．とくに立脚初期で著明であり，これはGS特有の油圧による底屈制動が痙縮コントロールに不十分であることや，歩行スピードが上がったことによる下腿三頭筋の筋緊張の亢進が原因と考えられる．このことはリサージュ図によっても明確にわかる（矢印③）．ただし，重ね合わせ波形ではGS装着により，立脚中期のプラ

112　第9章　床反力計による歩行計測

床反力3分力実時間表示

床反力3分力正規化表示　（重ね合わせ波形）　（平均波形）

床反力合成図形表示

裸足

床反力3分力実時間表示

床反力3分力正規化表示
（重ね合わせ波形）　（平均波形）　　　　　（重ね合わせ波形）　（平均波形）

床反力合成図形表示

MAFO　　　　　　　　　　　　　　　　　　GS

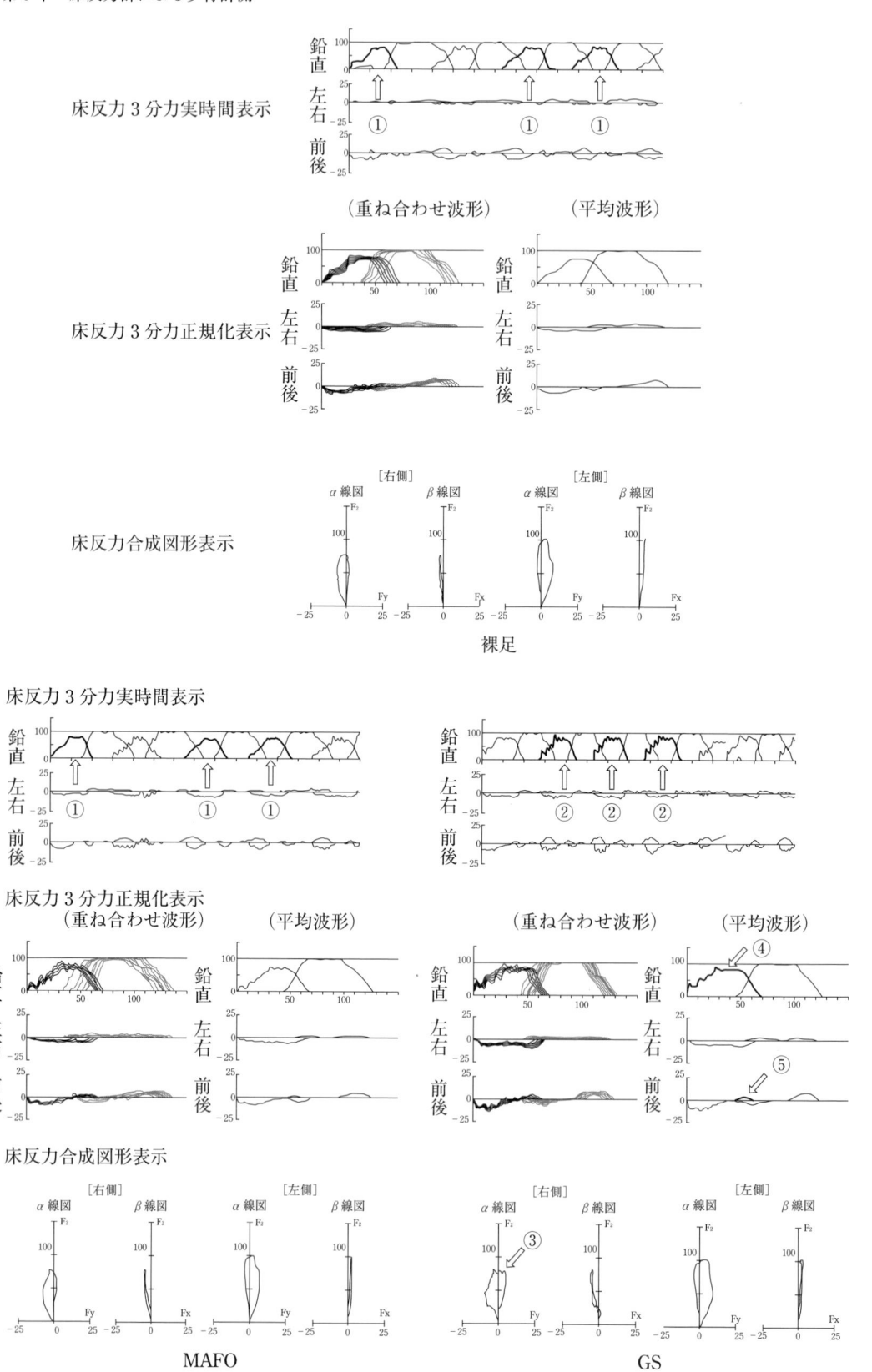

**図9-30　片麻痺者の装具による床反力の比較**

5. 臨床応用例　113

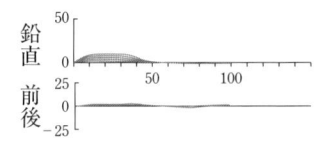

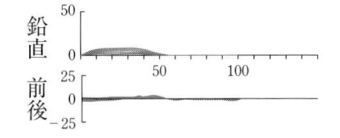

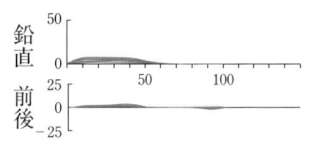

裸足（荷重時間変動係数 18.8）　　MAFO（荷重時間変動係数 9.8）　　GS（荷重時間変動係数 6.8）

図 9-31　装具使用時の平行棒荷重

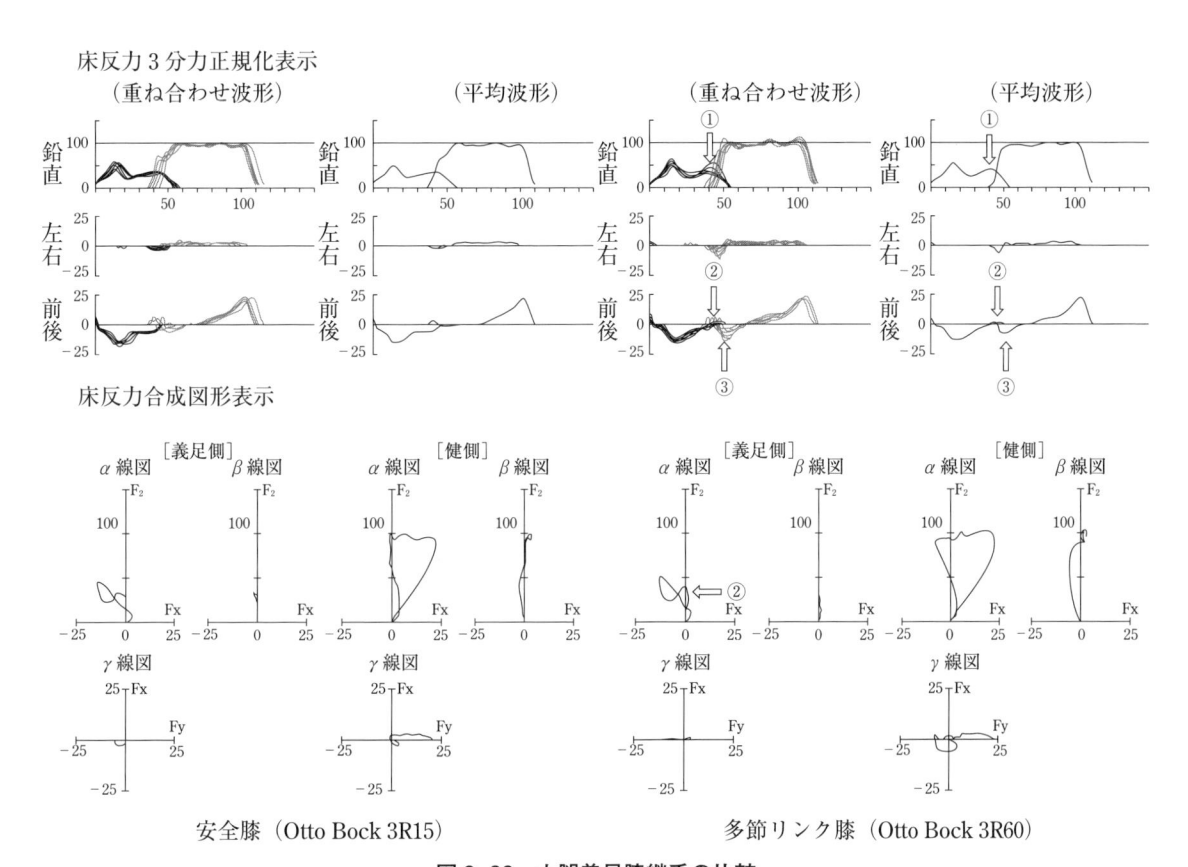

床反力 3 分力正規化表示
（重ね合わせ波形）　　（平均波形）　　（重ね合わせ波形）　　（平均波形）

床反力合成図形表示

安全膝（Otto Bock 3R15）　　　　　　　多節リンク膝（Otto Bock 3R60）

図 9-32　大腿義足膝継手の比較

トー形成がみられ（矢印④），前後方向においても麻痺側の前方への駆動力が出現しており（矢印⑤），これらが歩行スピードの増加に寄与したと思われる．なお，支持指数は裸足14.4，MAFO装着時13.8，GS装着時19.5であり，GSにより十分な荷重が麻痺側下肢にかかっていることを裏づけている．

④　平行棒荷重（図 9-31）

平行棒荷重について裸足，MAFO装着，GS装着すべてで鉛直・前後方向のピーク値に著明な変化はない．しかし，GS装着により荷重時間の変動係数は低下している．これは前述のように，歩調，歩行周期のばらつきが減少したことによるとも思われる．

内反尖足をきたす下腿三頭筋の痙縮をコントロールする目的で，片麻痺の歩行障害に対しAFOを処方することが多い．しかし，AFOの処方が臨床的エビデンスに乏しいという報告があり[11]，本症例も歩行スピードなどの向上やばらつきの減少にMAFOの処方が有効であったとはいえない．これは，歩行時の進行方向への駆動力として重要である，足関節底屈の過制動によるものと考えられる．

GSは油圧ダンパーの抗力によって底屈制動の

大きさを調節していることにより，踵ロッカーの働きをコントロールすることができる[12]．これにより痙縮をコントロールしながら正しい運動パターンに導き，変動係数の減少と歩行スピードの向上を同時に実現している．しかし，踵ロッカーの調節と強固な底屈制動は相反するものであり，本症例でも目視困難な立脚初期の足関節クローヌスが出現しているため，処方に際しては床反力計の活用により適切な油圧ダンパーの調整が必要であると思われる．

このように，床反力計の装具適合判定への応用は，運動パターンの目視のみでは困難な荷重の安定性や歩行中の痙縮の度合いを見るのに優れた方法であるといえる．

### 2）大腿義足

2種類の継手（膝継手・足継手）が存在する大腿義足は，パーツの選択とアライメント調整が重要である．膝継手には，安全膝，多節リンク膝，コンピュータ期御膝があり，とくに多節リンク膝は，①立脚期の膝折れの安定性がたいへん高い，②リンク機構により踵接地時の膝折れ防止に必要とされる股関節伸展筋力の緊張が少なくても安全性が得られる，③遊脚期でも膝継手の動きがスムーズで歩行が自然に見えるという点で，大腿義足膝継手の約9割に選択されるといわれる[13]．

アライメント調整で最大の関心事は，立脚初期は膝折れを防ぐため膝関節回転中心の前方に床反力作用線が存在し伸展モーメントが発生し，かつ屈曲モーメントによりスムーズに遊脚期への移行が図れるかどうかである．

症例は49歳，男性で，大腿切断により仮義足を作製し2週間経過している．この症例に今回，床反力計を使用して大腿義足の継手の検討を行った．なお，大腿ソケットはシリコンライナーに固定されたピンによる差し込み式のものを用いている．足継手はOssur Flex-Footを用いている．安全膝（Otto Bock 3R15）と多節リンク膝（Otto Bock 3R60）の比較を図9-32に示した．

3R60使用により，義足側の立脚期の2峰性のピークが明確となり，立脚後期まで鉛直方向への床反力が十分生じているが，遊脚期に至る瞬間に（pre-swing）速やかに消失する（矢印①）．床反力曲線，リサージュ曲線ともに，進行方向でもわずかではあるが前方への駆動力が生じていることがわかる（矢印②）．健側もとくに立脚初期でより正常な床反力パターンに近づいている（矢印③）．

義足装着訓練以前の段階であり，いまだ動的な適合判定は困難な時期であるにも関わらず，床反力計の使用で多節リンク膝の適応を確認できた症例であった．

### 3）床反力のフーリエ変換による応用例

歩行周期を2周期以上計測可能な場合，フーリエ変換による定量的評価が可能である[14]．この際，通常の周波数解析の単位（1秒当たりの波の回数：Hz）と異なり，歩行周期で正規化された時間軸を用いているためHzではなく「次」という単位を用いる．この場合，通常の2歩行周期の床反力成分がなす曲線は，前後方向が4n次，左右方向が(2+4n)次，鉛直方向が4n次となる（図9-33）．ところが，片麻痺歩行ではこのラインスペクトルの規則性が乱れている（図9-34）．ここでは4次の曲線である前後方向，鉛直方向につき，この乱れをいかに定量化するかについて述べる．

以下にあげる指数は，体重で正規化されていない合成の前後，左右，鉛直床反力を，分割点を1歩ずつずらしながら，4歩（2歩行周期）ずつフーリエ変換し，32次までのスペクトルをもとに計算する．なお，鉛直床反力については，4歩分/16だけずらして，4歩分切り出す．

以下の説明で，3分力いずれのスペクトルも$P_i$で表す．これをパワースペクトルという．0次のスペクトルは無視する．

$$P_i = \mathrm{SQRT}\ (A_i^2 + B_i^2)\quad (i = 1, 2, 3, \cdots, 32)$$

（$A_i$はフーリエCOS係数，$B_i$はフーリエSIN係数）

#### (1) 対称指数

右足と左足でどのくらい同じ歩き方をしているかを表す．基本周波数が4次の波形は2, 6, 10, 14, …次の波形のスペクトルが大きいと，1歩目と2歩目の波形の類似性が低くなる．

$$対称指数 = \sum_{i=1}^{8} P_{4i-2} \Big/ \sum_{i=1}^{32} P_i$$

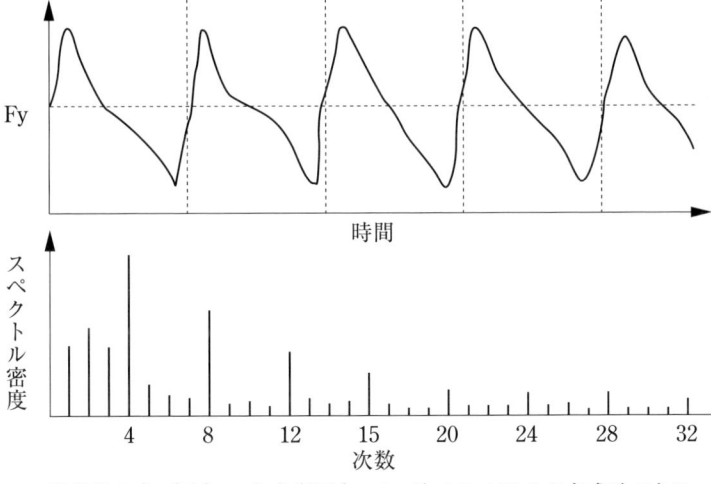

①前後方向（Fy）の合成床反力．4 n 次のスペクトルが主成分である．

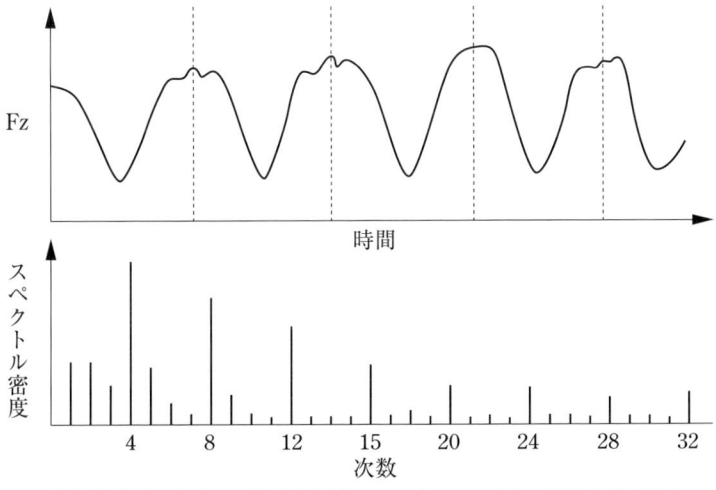

②鉛直方向（Fz）の合成床反力．4 n 次のスペクトルが主成分である．

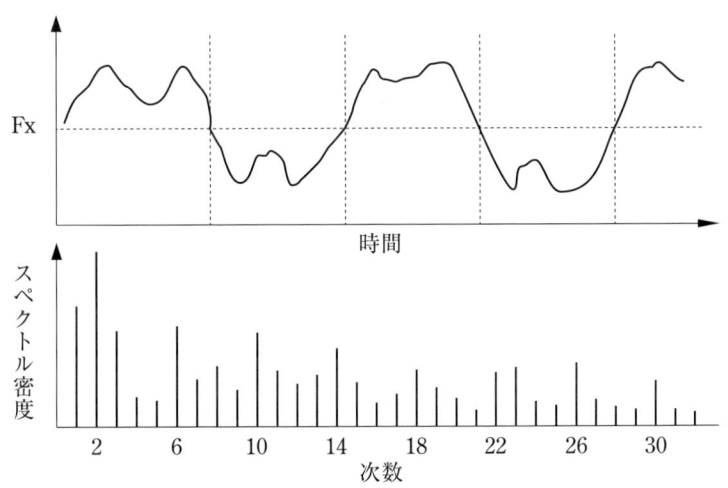

③左右方向（Fx）の合成床反力．左右への振幅が大きいため，2+4 n 次のスペクトルが主成分である．

**図 9-33 床反力波形のラインスペクトル**

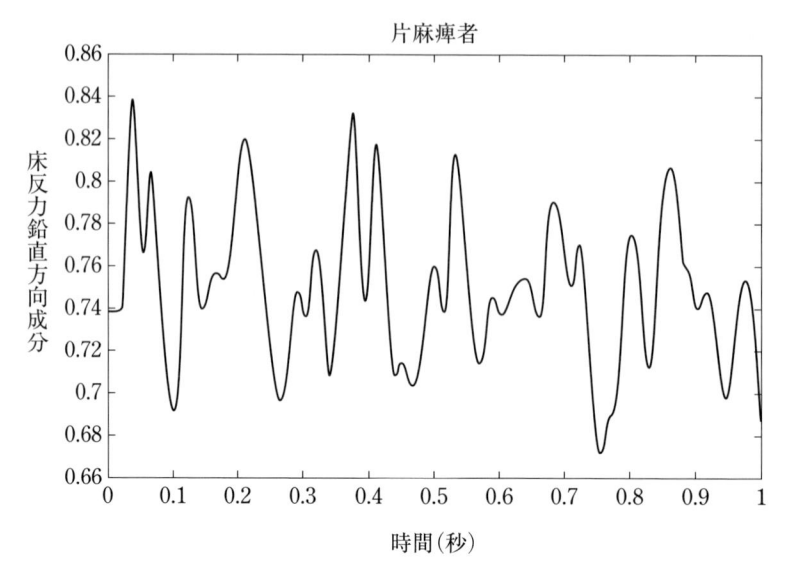

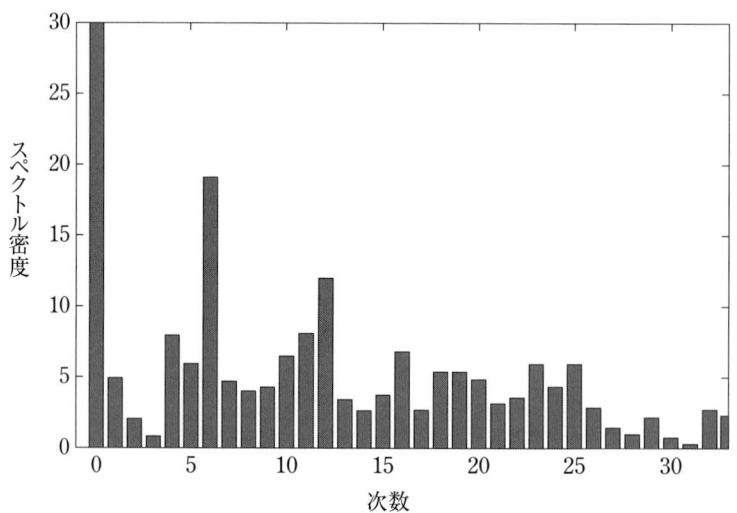

**図9-34 片麻痺患者の合成床反力の鉛直成分**
主成分のスペクトルの規則性が乱れている.

**(2) 再現指数**

1歩目と2歩目でどのくらい同じ歩き方をしているかを表す. 同様に, 1, 3, 5, 7, …次の波形のスペクトルが大きいと1周期目に対する2周期目の再現性が悪くなる.

$$再現指数 = \sum_{i=1}^{16} P_{2i-2} / \sum_{i=1}^{32} P_i$$

**(3) 円滑指数**

どのくらいぎくしゃくとした歩き方をしているかを表す. 高次の波形のスペクトルが大きいと円滑性が悪くなる. ただし, 4n次はヒールコンタクト時の衝撃の影響が大きいので除外する.

$$円滑指数 = (\sum_{i=6}^{32} P_i - \sum_{i=2}^{8} P_{4i}) / \sum_{i=1}^{32} P_i$$

**(4) 床反力スペクトル解析による脳卒中片麻痺患者の短下肢装具処方効果**

脳卒中片麻痺患者の molded ankle foot orthosis (MAFO) 装着による効果判定を, 床反力スペクトル解析により定量的に行った. 脳卒中片麻痺患者50名を対象とし, 裸足（前）およびオーダーメイドによるプラスチック製MAFO装着（後）による歩行を床反力計（共和電業製M63-0096：

## 表9-2 フーリエ変換の結果—プラスティック製MAFO装着前後の比較

濃い網かけの項目は有意水準5%（両側）で有意な変化を認める．

|  | 装着前 | 装着後 | 前後の差 | 標準偏差 | 有意確率（両側） |
|---|---|---|---|---|---|
| 歩行スピード（m/分） | 22.739 | 25.969 | 3.231 | 5.754 | 0.000 |
| 歩調（歩/分） | 65.061 | 72.333 | 7.272 | 9.389 | 0.000 |
| ストライド長（cm） | 65.090 | 68.874 | 3.784 | 9.485 | 0.007 |
| 歩隔（cm） | 16.041 | 17.187 | 1.146 | 2.918 | 0.008 |
| 歩行周期（msec） | 2089.653 | 1791.837 | −297.816 | 417.035 | 0.000 |
| 両脚支持期の和（msec） | 931.469 | 721.306 | −210.163 | 333.651 | 0.000 |
| 対称指数鉛直値 | 0.285 | 0.301 | 0.015 | 0.045 | 0.020 |
| 再現指数鉛直値 | 0.392 | 0.360 | −0.032 | 0.044 | 0.000 |
| 円滑指数鉛直値 | 0.555 | 0.544 | −0.010 | 0.053 | 0.173 |
| 動揺指数鉛直値 | −0.578 | 0.195 | 0.772 | 7.039 | 0.446 |
| 対称指数左右値 | 0.230 | 0.235 | 0.005 | 0.042 | 0.400 |
| 再現指数左右値 | 0.337 | 0.298 | −0.039 | 0.056 | 0.000 |
| 円滑指数左右値 | 0.368 | 0.337 | −0.031 | 0.056 | 0.000 |
| 動揺指数前後値 | 0.230 | 0.246 | 0.016 | 0.311 | 0.721 |
| 対称指数前後値 | 0.327 | 0.359 | 0.032 | 0.052 | 0.000 |
| 再現指数前後値 | 0.362 | 0.335 | −0.027 | 0.058 | 0.002 |
| 円滑指数前後値 | 0.459 | 0.463 | 0.004 | 0.040 | 0.447 |
| 動揺指数前後値 | 0.190 | 0.161 | −0.029 | 0.238 | 0.390 |

60 cm×180 cm 4枚）で計測した．評価項目は歩行スピードと，①対称指数，②再現指数，③円滑指数とした．結果を**表9-2**に示す．

以下の指標で有意な改善を得た（P<0.005）：歩行スピード，再現指数鉛直値，再現指数左右値，再現指数前後値，円滑指数左右値．

以下の指標で有意な悪化を見た（P<0.005）：対称指数鉛直値，対称指数前後値．

### (5) 考察

先行研究では，間欠性跛行を呈する患者の術前後で，再現指数，円滑指数の改善を認めたが，対称指数についての有意な変化がなかったことが報告されている[14]．本研究における歩行スピード以外の指標の臨床的意義の解釈については未だ慎重を要するが，再現指数や円滑指数の改善が歩行スピードに寄与するのではないかと思われる．対称指数は麻痺側と非麻痺側の歩の違いを表すため，装具装着により歩行スピードが改善したことが，その悪化を増幅したのかもしれない．

**謝　辞**：農協共済中伊豆リハビリテーションセンターの前センター長である故窪田俊夫先生が，現在の床反力による歩行分析の基礎を築き上げたといっても過言ではなく，本書の執筆においても多大な恩恵を得ることができた．また，慶應義塾大学の山崎信寿先生に，ご多忙のなか床反力曲線の定量的評価についてご教示を頂けたことは貴重な経験であった．また，中伊豆リハビリテーションセンター加茂野有徳PT，佐伯香織OTには，図表の作成などで多大な協力をお願いした．ここに皆様に深謝する．

### 文　献

1) 才藤栄一ほか：大型フォースプレートシステムによる歩行分析システム．共和技報，313：1-8，1984．
2) Jacquelin Perry：GAIT ANALYSIS. SLACK, Thorofare, 1992.
3) 土屋和夫監修・臨床歩行分析懇談会編：臨床歩行分析入門．医歯薬出版，東京，1989，p.92．
4) 土屋和夫監修・臨床歩行分析懇談会編：臨床歩行分析入門．医歯薬出版，東京，1989，p.88．
5) 土屋和夫監修・臨床歩行分析懇談会編：臨床歩行分析入門．医歯薬出版，東京，1989，p.93．
6) 宮崎信次ほか：歩行機能評価のための床反力波形処理．医用電子と生体工学，17：134-140，1979．
7) 山崎信寿：大型床反力計による歩行運動の定量的評価．バイオメカニズム，4：177-185，1978．
8) Delisa et al.：Rehabilitation Medicine. Saunders, Philadelphia.
9) Fugl-Meyer et al.：The post-stroke hemiplegic patient. 1. a method for evaluation of physical performance. *Scand J Rehabil Med*, 7 (1)：13-31, 1975.

10) 望月　久：脳卒中における機能障害と評価. 理学療法科学, 22 (1)：33-38, 2007.
11) de Witt et al.：The effect of an ankle-foot orthosis on walking ability in chronic stroke patients. *Clin Rehabil*, 18 (5)：550-557, 2004.
12) 山本澄子：短下肢装具の開発と臨床評価. *Jpn J Rehabil Med*, 44 (1)：11-17, 2007.
13) 田沢泰弘：最近の義足膝継手の動向（その1）最近の義足膝継手の動向. 日本義肢装具学会誌, 13 (1)：26-33, 1997.
14) Suda et al.：Gait analysis of patients with neurogenic intermittent claudicateion. *Spine*, 27(22)：2509-2513, 2002.

# 第10章 筋電計による歩行計測

〔何が計れるか〕

　筋活動の大きさが相対的に観測できる．直接に計測できるのは増幅器によって増幅された筋電位であり，筋張力の値ではない．筋電位が大きい筋が大きい力を出しているわけではない．あくまで，ある筋について筋電位が2倍になれば，ほぼ2倍程度の力が出ているという相対的な判断ができるだけである．筋電計のデータによって筋活動の開始タイミング，終了タイミングがわかり，正常・健常のパターンと同じかどうかの判断ができる．筋が活動しているか，していないかがわかる．常時活動していてリズミカルでないかどうかがわかる．主動筋と拮抗筋が同時収縮しているのか，リズミカルに交互に収縮しているのかがわかる．

　筋電位が倍になれば，筋力ないしは関節モーメントがほぼ倍になると考えてもよい．ただし，この関係は筋の伸びや収縮速度の影響を受けるので正確ではない．ある程度の不正確さを許せば，筋電位を関節モーメントで較正できる．被験者に最大筋力を発揮させて，このときの筋電位を100%として，これに対する活動の度合いとして表示するとよい．

## 1. 筋電計測の概要

　骨格筋の筋線維は，安静時において細胞膜の内外で一定の電位差をもって，平衡状態を維持している．ヒトが随意的（意識的）に四肢体幹の運動を行う場合，大脳皮質にある運動野からのインパルスにより脊髄を経由し，運動神経細胞（$\alpha$運動ニューロン）を興奮させ，神経筋接合部，そして筋（筋線維）に伝播していき筋収縮が起こる．このとき，骨格筋において筋線維を伝播する活動電位を記録したものが筋電図である．

　筋電図は，大別すると電気生理学的検査で診断のために利用される場合と，リハビリテーションにおける運動学的分析として利用される場合（動作筋電図）がある．電気生理学的検査を目的として筋電位を計測する場合は，針電極を用いて脊髄や延髄の運動神経，神経筋接合部，骨格筋の障害など運動障害を検査することができる．また，表面電極を用いて四肢の骨格筋から不随意運動，筋緊張異常，随意運動障害などを検査する方法が臨床筋電図の基本として行われている．一方，動作筋電図は動作中の筋活動を知るための計測であり，本章では動作筋電図に限って説明する．

## 2. 計測と処理の方法

### 1）電極の種類

　筋電位を導出するための電極として歩行分析では，ワイヤー電極，表面電極が用いられる．ワイヤー電極は注射針を利用して侵襲的に筋肉内に刺入し，電極先端部周囲の限局した狭い範囲の筋活動を直接計測することができる．電極の先端は折り返されているため，筋肉内に電極が留置されたままになっている．したがって，動作中でも関節運動により筋収縮が起こり筋の長さが変化した場合でも，導出筋に追従するため，同じ位置から筋電図を記録することが可能である．また，ワイヤー電極では深部筋に対しても，選択的に記録することが可能である．しかし，電極を筋内に留置するとき，必ず身体に侵襲を伴うため，疼痛や感染予

## コラム

### 筋電データと関節モーメントデータの比較

　関節モーメントは大雑把にいえば，筋張力の大きさと関節軸と筋付着部との距離をかけたものなので，関節モーメントは筋活動量にほぼ比例する．同様に筋電位もほぼ筋活動量に比例する．つまり筋活動量が倍になれば，筋電位および関節モーメントは倍になると考えることができる．この意味では関節モーメントデータと筋電データとは同種のデータである．しかし，両者には決定的な違いがある．関節モーメントは，関節運動に関与しているすべての筋の活動の総和が反映されている．たとえば，膝関節伸展モーメントには，膝関節の伸展運動に関与する大腿四頭筋（大腿直筋，外側広筋，内側広筋，中間広筋）のすべてが関与しているが，これらを別々に計算できるわけではない．そればかりでなく，このときに膝関節の屈筋群が同時に活動していると，これらの影響が負の値として加算されることになる．関節モーメントでは主動筋のモーメントと拮抗筋のモーメントの差しかわからないのである．したがって，主動筋のみが活動している場合と，主動筋と拮抗筋の両方に活動があり主動筋が優位に活動している場合が，同じ値になるときがある．極端な例では，関節モーメントの値がゼロの場合に筋活動がゼロなのか，あるいはたまたま主動筋・拮抗筋のモーメントが釣り合ってゼロになっているだけなのかの判定はできない．

　しかし筋電図であれば，どの筋とどの筋は活動していてどの筋は活動していないかは一目瞭然である．さらに主動筋が活動している際に拮抗筋は活動しているのか活動していないのか，活動する場合にはどのようなタイミングで活動するのかを判定することができる．ただし，ここで注意すべきは筋電のデータからはどの筋がもっとも大きな筋力を発揮しているかは判断できないことである．筋電位は筋活動量を反映しているだけであって，反映のされ方は個々の筋によってまったく異なるからである．したがって，拮抗筋の筋電位が主動筋の筋電位よりも大きいからといって拮抗筋のほうが大きな筋張力を発揮していることにはならない．このように筋電位の大小は，ある特定の筋の筋活動の大小の判定にしか使用できない．この点，関節モーメントはそれに関与する筋群の筋活動の大きさが数値で表現できるといえる．さらに関節モーメントのパワーを計算すると，それらの筋群が総体として求心性収縮しているか遠心性収縮しているかの判断ができる．これも筋電位では得られない貴重な情報である．

　このように考えると筋電データと関節モーメントデータは互いに補完しあう関係といえる．

---

防などの注意が必要となり，一般的に行われていないのが現状である．したがって，動作筋電図では，一般的に非侵襲的な表面電極が使用されている．

　表面電極は，図10-1のようにいくつかの種類がある．材質は，銀-塩化銀（Ag-AgCl）電極が使用されている．表面電極は，皮膚上にシールまたはテープを用いて固定するため，身体への侵襲を伴わない．表面電極は，皮膚上に貼付した電極周囲の広い範囲から多くの運動単位の活動を記録し，筋全体の平均的活動状態を捉えることができる．そのため，個別の筋の選択的活動を捉えることは困難である．

### 2）導出方法

　筋に誘起される電位は微弱であるため，これを電気的に増幅する必要がある．しかしながら，日常環境では身体は電気機器などの影響下に晒されており，筋電位はこれらの大きな外部信号の上に乗っている格好にある（図10-2）．そこでこれを普通に増幅（単極導出法）すると外部信号も増幅されてしまい不都合である．A電極・B電極の他にC電極を用意し（これをアース電極という），A—C間の電圧とB—C間の電圧の差を増幅する方法がある．このような増幅器を差動増幅器と呼び，このような電極の用い方を双極導出法と呼ぶ（図10-3）．この導出法ではA・B2つの電極を

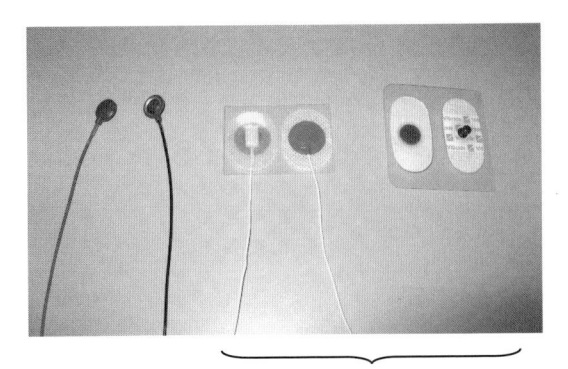

皿筋電図　　銀-塩化銀(Ag-AgCl)電極
図10-1　表面電極の種類

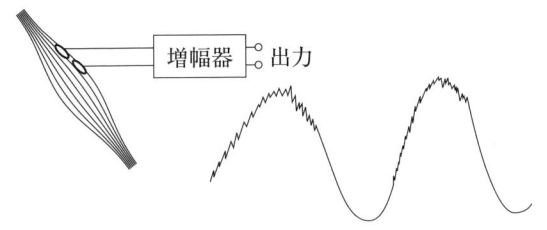

図10-2　単極導出法とその出力波形の概念図

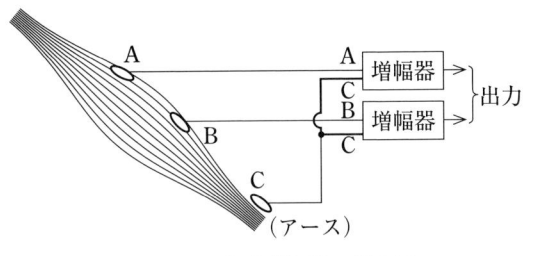

図10-3　差動増幅器の概念図

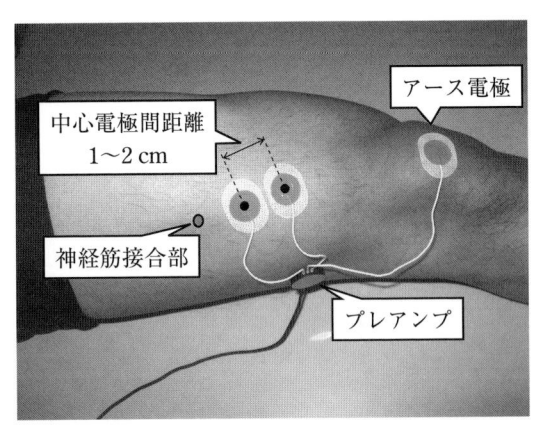

図10-4　外側広筋への電極貼付

筋に貼付する．AとBは区別しない．そしてこれらとは別に第3の電極（アース電極）を筋とは別の筋活動の影響を受けにくい部位に貼付する．

電極貼付位置をあらかじめ筋を触診して十分に確認しておく．触診は，まず筋の収縮と弛緩を繰り返し行わせながら，筋の形状をしっかり把握する．そして筋の形状が確認できたら，電極貼付位置をマーキングしておく．

筋の活動電位は，神経筋接合部から同心円状に伝播する．支配神経が筋に接合している位置（神経筋接合部）は，解剖学的にほぼ筋腹中央部にあることが多い．そのため，筋腹中央の神経筋接合部を挟むように2つの電極を貼付した場合，電位差がなくなってしまい正確に計測することができない．そこで，筋腹中央から遠位の位置に筋線維の走行に沿って2つの電極を並べるように貼付する[1]．2つの電極が動作中，接触しないように，中心電極間距離を約1cmから2cmにあけて貼付するとよい（図10-4）．計測する筋に貼付する電極の他に，必ずアース電極を貼付する．貼付位置は，身体の肩峰，肘頭，膝蓋骨，内・外果などの皮下に筋のない骨突出部とする．基本的に導出筋1つに対して，1つのアース電極を確保することが望ましいが，複数の筋から導出する場合は，数箇所にアース電極を貼付して，ノイズが少ないようであれば最小限の数にする．

導出する筋の皮膚表面が汚れている場合や，多汗な状態のときは，あらかじめアルコール綿などで皮脂や汗をよく拭き取り，清潔に処置した状態で電極を貼付する．また，体毛が多い場合は，動作に伴い電極が皮膚から浮き上がる場合があるため，電極貼付位置を剃毛する必要がある．皿電極を使用する場合は，皮膚抵抗を下げるために，サンドペーパーや研磨剤入りのペーストを使用して，皮膚の角質を削る．研磨剤使用後は十分にアルコール綿などで清拭を行う．

図10-4でみられる黒い円盤は超小型の増幅器で，プレアンプ（前置増幅器）と呼ばれる．電極から出る導線を短くでき，外部からの雑音電気信号がカットできるので有用である．電極とプレアンプが一体になったものもありアクティブ電極と

図10-5　安静時の筋活動

導線（コード）の揺れ

心電図の混入

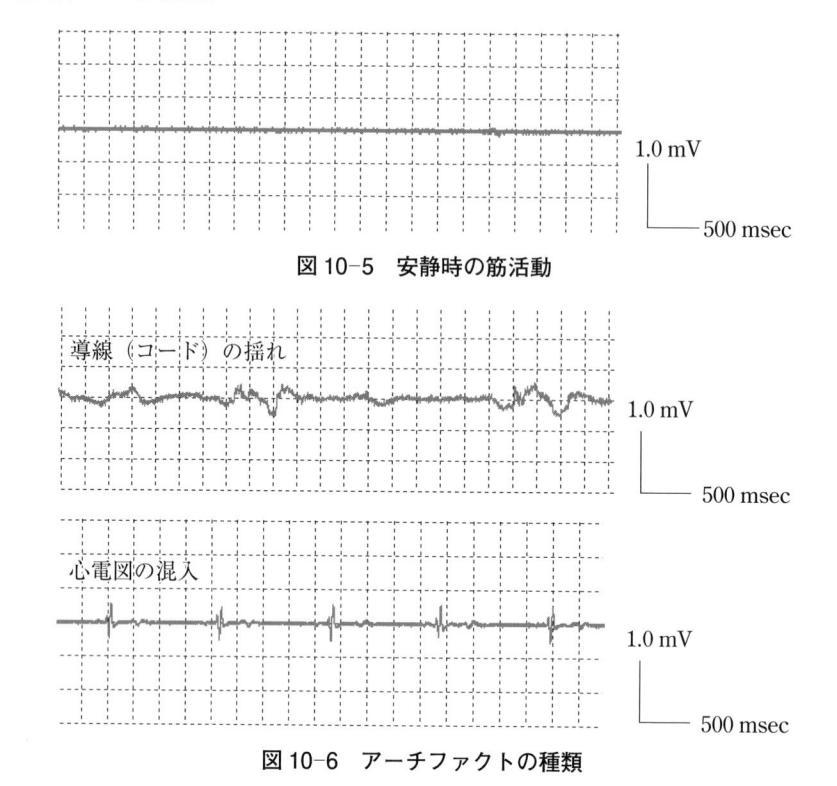

図10-6　アーチファクトの種類

## 3）筋電図の確認

電極を貼付した後は，プレアンプ，ケーブルをアンプに接続する．パソコンの計測周波数を1 kHz程度に設定し，導出筋の筋活動をモニターで確認する．まず，筋活動がまったくないリラックス（弛緩）した状態で安静時の筋活動の様子を確認する（図10-5）．このとき，基線が揺れるなどのノイズや心電図などのアーチファクトが混入しているかの有無を確認する必要がある（図10-6）．ノイズが見られるような場合は，アンプの電源アースを確認する．体幹に貼付した電極では心電図の混入は避けられないが，電極位置の変更である程度軽減できる場合もある．

次に，導出筋に中等度の筋収縮と弛緩を繰り返し行い，筋活動の様子をモニターで確認する．また，導出筋に対する拮抗筋の収縮を行い，クロストークの有無も確認する．クロストークとは，隣接している筋や拮抗筋からの筋活動も同時に計測してしまうことである．クロストークは，電極間距離を広げて貼付したときや，導出筋が小さな場

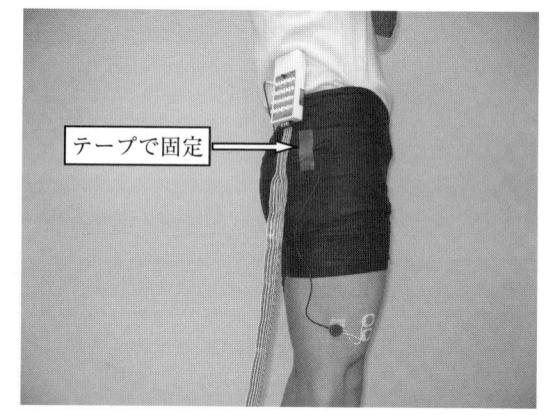

図10-7　導線（リード線）の固定

合に影響を受けやすいので注意を要する．

そして，次に最大筋収縮（maximum voluntary contraction：MVC）を短時間行い，モニターで筋電図の最大振幅が振り切れていないか確認する．振り切れる場合はアンプの増幅率を下げる．そして，計測を開始する前に，計測と同じ動作・歩行を行い，動作中に起こる電極のリード線の揺れや，電極と皮膚のずれによる雑音（モーションアーチファクト）などの有無を確認する．電極のリード線の揺れによる雑音は，リード線を短くし

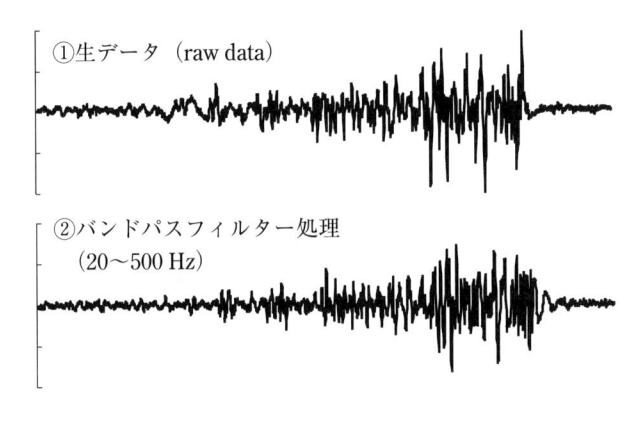

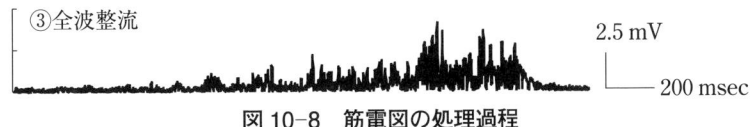

①生データ（raw data）

②バンドパスフィルター処理
（20～500 Hz）

③全波整流

2.5 mV
200 msec

**図 10-8　筋電図の処理過程**
①生データ（raw data）：表面電極から直接記録される波形である．②バンドパスフィルター処理（20～500 Hz）：生データに対して，20 Hz 以下の低周波数帯域と，500 Hz 以上の高周波数帯域を遮断（カット）処理した波形である．③全波整流：バンドパスフィルター処理した波形のマイナス（-）部分をプラス（+）部分へ折り返した波形である．

て，動作の妨げにならないように，テープで皮膚に固定することにより改善できる（**図 10-7**）．動作中の皮膚のずれ，コードの揺れなどによる雑音は，周波数 20 Hz 以下の低域遮断フィルター（low cut filter）を用いることで改善できる．

### 4）筋電図の処理

得られた筋電図波形（生波形）において，複数の筋電図を比較するためには，フィルター処理，整流処理，積分処理，平滑化処理，正規化処理などを行う必要がある（**図 10-8**）．歩行時に起こるコードの揺れなどの雑音は，10 Hz 前後のものが多い．また，500 Hz 以上の高周波数成分の筋電位は，皮下組織を通過するときに減弱する．したがって，一般的に表面筋電図では，低域遮断フィルター（low cut filter）を 20 Hz，高域遮断フィルター（high cut filter）を 500 Hz に設定することが多い．

筋電図の波形は，正（+）の成分と負（-）の成分が，ゼロの基線を境界に短時間で入れ替わる．全波整流とは，その負の部分を正へ反転させることである．一方，負の部分を取り除いたものは半波整流という．一般には全波整流を採用する．この整流処理は，積分処理や平滑化処理の前段階として必要なことである．

次に平滑化処理を行う．平滑化処理は，整流処理した波形を滑らかにする処理のことである．手法としては，整流処理した波形に対して，高域遮断フィルターをかける方法と，一定区間（時間）の振幅値の平均値を算出して，平均する区間を一定区間ずらしながら平均値を算出していき包絡線を求める方法（移動平均平滑化）がある（**図 10-9**）．

### 5）各筋の最大筋力による正規化

筋電図によって直接計測できるのは，筋の活動電位である．筋が疲労していなければ，筋電位の振幅の大きさは筋活動の程度を示し，筋張力の発揮の度合いを反映（ほぼ比例）する（**図 10-10**）．歩行中の筋活動量は，導出筋の最大筋収縮時（MVC）の筋電位（100％）を基準にして正規化することが多い．それにより，歩行中の筋活動が最大筋収縮時の何％の活動であるか判断することができる．

健常人の場合は MVC を計測して，その筋電位（100％）を基準に正規化する．この方法で正規化を行う場合，歩行中の筋電位の値を MVC の筋電

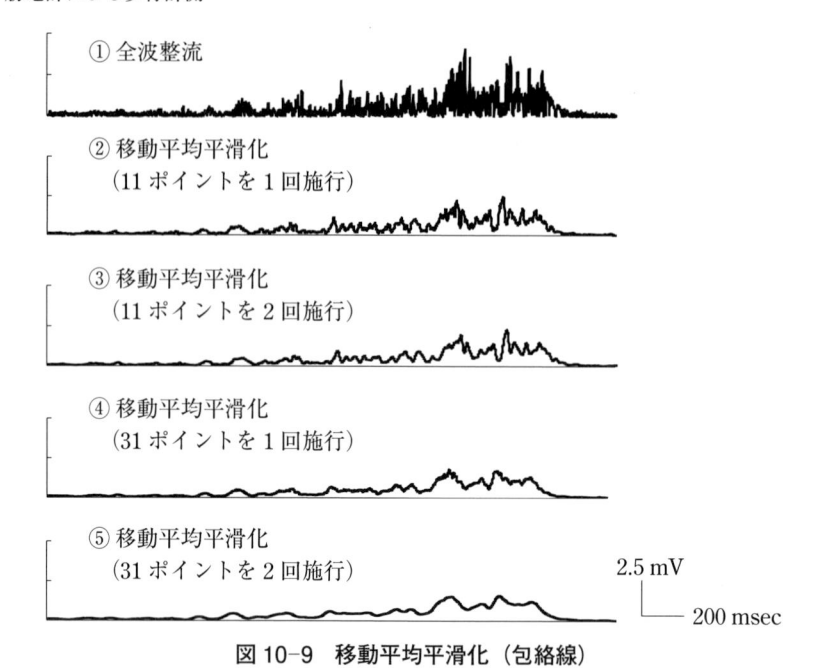

① 全波整流
② 移動平均平滑化（11ポイントを1回施行）
③ 移動平均平滑化（11ポイントを2回施行）
④ 移動平均平滑化（31ポイントを1回施行）
⑤ 移動平均平滑化（31ポイントを2回施行）

2.5 mV
200 msec

**図 10-9 移動平均平滑化（包絡線）**

①全波整流，②移動平均平滑化（11ポイントを1回施行）：①を11ポイントで移動平均平滑化処理を行った波形である．表面筋電図では，サンプリング周波数を1kHzで記録している．そのため，1秒間に1,000個（1,000ポイント）の情報がある．11ポイントでの移動平均平滑化は，11ポイントの区間を平均して平均値を算出し，次に1ポイントずらして，次の11ポイントの区間の平均値を算出していく処理の方法である．そして，算出された平均値を結び合わせると包絡線となる．③移動平均平滑化（11ポイントを2回施行）：②の11ポイントの移動平均平滑化に対して，もう一度11ポイントで移動平均平滑化処理を行った波形である．2回処理することにより，包絡線波形は滑らかになるが，振幅は小さくなる．④移動平均平滑化（31ポイントを1回施行）：①を31ポイントで移動平均平滑化処理を行った波形である．②に比べて波形は滑らかになり，振幅は小さくなる．⑤移動平均平滑化（31ポイントを2回施行）：④の31ポイントの移動平均平滑化に対して，もう一度31ポイントで移動平均平滑化処理を行った波形である．包絡線波形は滑らかになるが，波形の振幅も小さく，ピーク出現時のタイミングも変位してしまう．

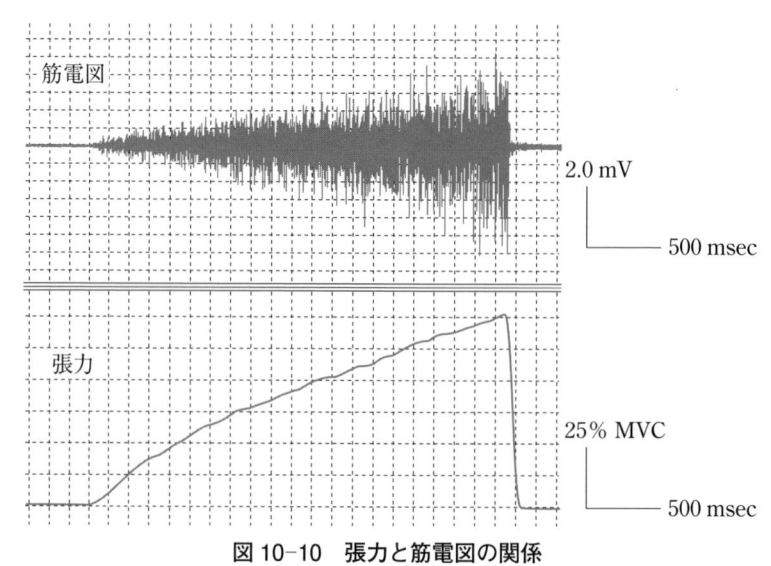

筋電図

2.0 mV
500 msec

張力

25% MVC
500 msec

**図 10-10 張力と筋電図の関係**
張力の増加に伴い，筋電図の振幅も増大していく様子がみられる．

2. 計測と処理の方法　125

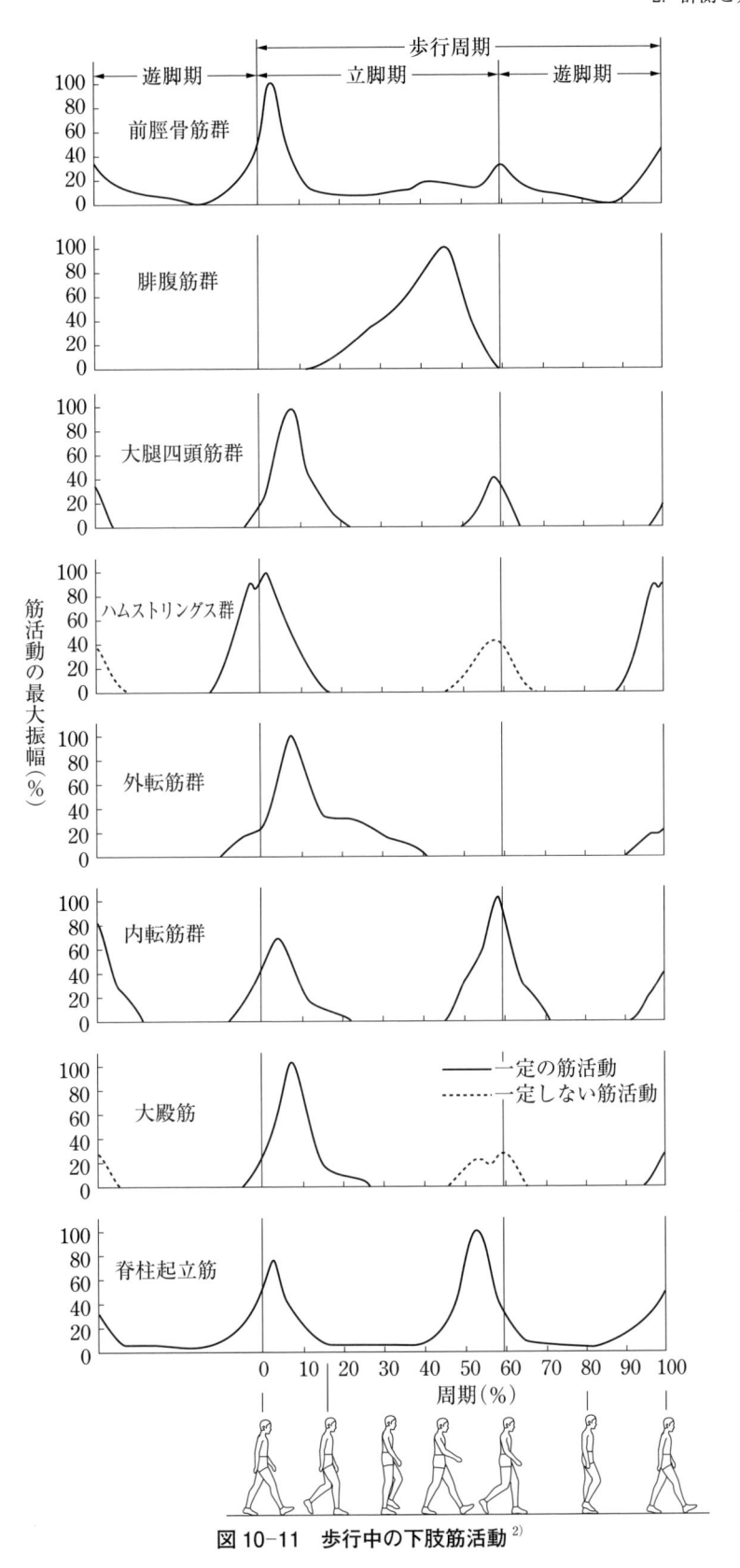

図 10-11　歩行中の下肢筋活動[2]

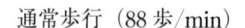

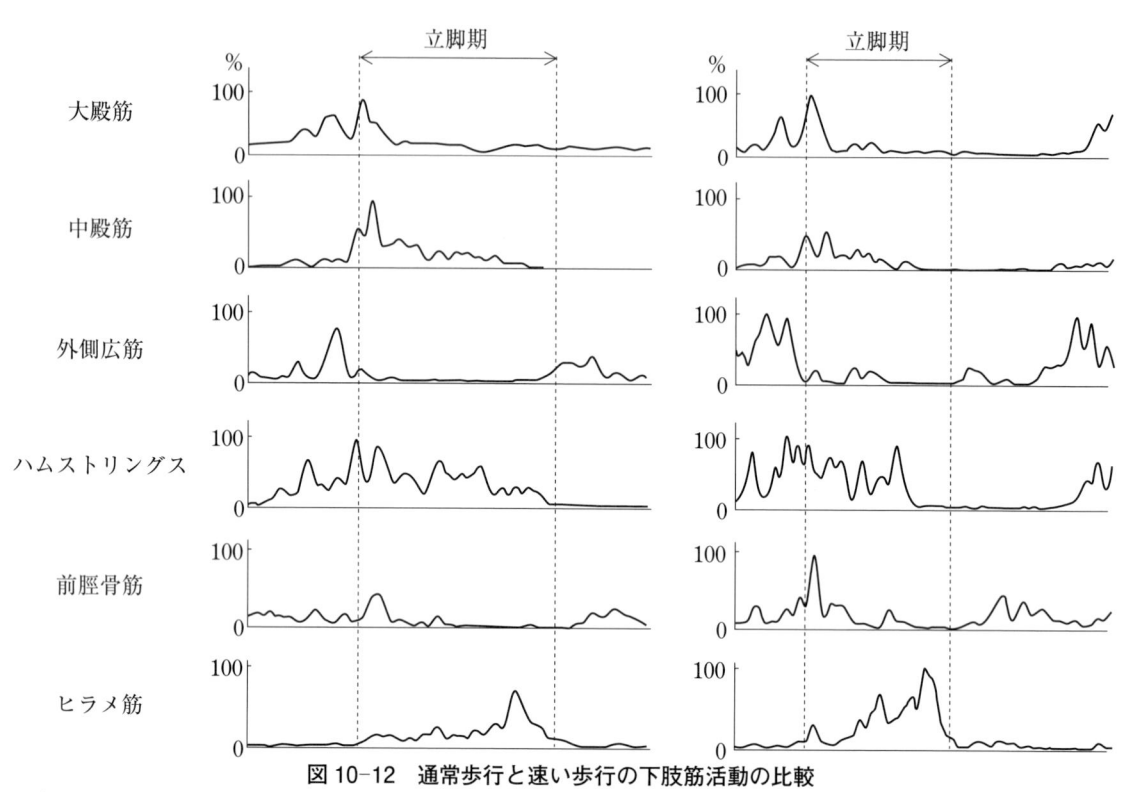

**図 10-12 通常歩行と速い歩行の下肢筋活動の比較**

各筋の振幅（縦軸）は，通常歩行と速い歩行のどちらかの筋活動の最大振幅を基準に正規化を行っている．通常歩行と速い歩行の縦軸のスケールは一致している．

位の値で除して％で表現する．

MVC 計測は，歩行の計測後の方が望ましい．歩行の計測前に，各筋の MVC の計測を行った場合には十分な休息をとってから計測を実施する．

MVC を測定するときの肢位は，歩行中の関節可動域のほぼ中間位を目安に設定し，筋力測定機器などの椅子に身体をベルトで十分に固定した状態で行う．対象となる筋へは徒手的，またはアタッチメントなどに固定した状態で，最大等尺性収縮を 3 秒以上行ってもらう．得られた MVC 波形から最大振幅の前後 1 秒程度を対象区間に選択する．

### 6）各筋の動作中の最大筋活動時による正規化

脳卒中片麻痺などの中枢神経疾患を呈した症例は，麻痺による異常筋緊張の影響により，四肢の関節を分離して運動を行うことが困難なため，目的とする個々の筋の MVC を計測することが困難である．また，変形や骨折などの整形外科疾患を呈した症例は，筋収縮の増大に伴う疼痛により MVC を計測することが困難である．このような場合には，各筋の歩行中のもっとも大きな活動を示した部分を 100％として正規化することが行われる．この波形からは，他の筋との絶対値を比較するのではなく，その筋で相対的に歩行周期中に筋活動がどのように変化しているかを捉えることができる．

## 3. 臨床応用例

### 1）歩行中の下肢筋活動

通常歩行における下肢筋活動を図 10-11 に示した[2]．各筋の波形は，歩行中の筋活動の最大振幅を示した部分を 100％として正規化した波形

（包絡線）である．

大殿筋では踵接地から筋活動が始まり，股関節が伸展していく立脚初期にもっとも大きな筋活動がみられる．また，ハムストリングスとともに活動して，踵接地後から股関節の伸展に関与する．

中殿筋は，立脚初期（踵接地）から筋活動が始まり，立脚中期に反対（遊脚）側の骨盤の低下を防ぐためにもっとも大きな筋活動がみられる．

それと反対に内転筋は，歩行周期中の踵接地の立脚初期と足趾離床の立脚後期の2回，大きな筋活動がみられる．

ハムストリングスは，股関節の伸展と膝関節の屈曲に作用する二関節筋である．そのうち大腿二頭筋長頭，半腱様筋，半膜様筋は，股関節伸展筋として立脚初期にもっとも大きな活動がみられる．また，遊脚終期に下腿の急激な振り出し（伸展）に対して，ブレーキをかける働き（遠心性収縮）としての筋活動がみられる．

大腿四頭筋の大腿直筋は，股関節の屈曲と膝関節の伸展に作用する二関節筋である．その大腿直筋は，遊脚初期に遊脚側下肢の股関節を屈曲させるために大きな筋活動がみられる．

その他の外側広筋，内側広筋，中間広筋は，膝関節の伸展にのみ作用する単関節筋である．主に立脚初期の踵接地から足底接地にかけて床面への衝撃の吸収と，膝関節を軽度屈曲位で立脚期を保持するための筋活動がみられる．

前脛骨筋は，足趾が床面に引っかからないように，遊脚期全般をとおして筋活動がみられる．また，遊脚終期から立脚初期にかけて，遠心性収縮をして足底を床面に強く打ちつけることを緩衝するために，もっとも大きな筋活動がみられる．

下腿三頭筋は，立脚中期から足趾離床直前にかけて，蹴り出しとして働くため，もっとも大きな筋活動がみられる．

### 2）通常歩行と速い歩行の下肢筋活動の比較

図10-12には，被験者の健常男性（年齢23歳，身長170 cm，体重64 kg）の通常歩行（88歩/min）と速い歩行（120歩/min）時の下肢筋活動を示している．大殿筋，外側広筋，ハムストリングス，前脛骨筋，ヒラメ筋において，速い歩行の方が通常歩行に比べ，活動時期（タイミング）に違いはみられないが，筋活動量は大きくなっている様子がわかる．これは，前方への推進力を増加させるため，身体の矢状面上の屈曲・伸展（底屈・背屈）に関与する筋の筋活動量が大きくなったと考えられる．

一方，中殿筋では，通常歩行の方が速い歩行に比べ，筋活動量は大きくなっている．これは，通常歩行は速い歩行に比べ重心の左右方向への移動が大きく，立脚期に支持脚に十分に体重がかかっているため，股関節の外転に作用する中殿筋の筋活動量が大きくなったためと考えられる．

### 文　献

1) Aldo O. Perotto 著，柏森良二訳：筋電図のための解剖ガイド―四肢・体幹（第3版）．西村書店，東京，2000．
2) Klopsteg, P. E., Wilson, P. D. et al.：Human Limbs and Their Substitutes. McGraw-Hill Book Company, Inc., New York, 1954, p.463-467.

# 第11章　呼気ガス分析装置による歩行計測

[何が計れるか]

　鼻と口から排出された呼気ガスの酸素濃度と炭酸ガス濃度が計測できる．これによって体内で消費された酸素量と炭酸ガス量が計測できる．被験者が摂取した食物の情報があれば，消費された酸素量から，体内で消費されたエネルギー量が推定できる．一般的には身体運動が激しくなれば消費エネルギー量は多くなる．このとき同じパフォーマンスでも動かし方が洗練されていれば，より少ない消費エネルギー量ですむことが見込まれる．

　呼気ガス分析装置では，このように動きの洗練さや，同じパフォーマンスを得るのに必要な努力が反映されるようなデータが得られる．最新の装置では，1回1回の呼気ガスのデータが出力できる．しかし，これは瞬間のエネルギー消費量を反映していない．体内で消費されるエネルギーが呼気ガスに反映されるには時間がかかるからである．通常は時間当たりのエネルギー量が計算されるが，トレッドミル上で計測して歩行速度が計測できる場合には，距離当たりのエネルギー量も算出できる．

## 1. どのように計測するか

　空気中には78％の窒素（$N_2$），21％の酸素（$O_2$）のほかに，微量のガスが数種類含まれており，うち二酸化炭素（$CO_2$）は0.04％である．呼吸によって肺に取り込まれた吸気は，肺胞を通してガス交換されたのち，呼気として排出される．

　呼気ガス分析装置は，この排出された呼気の量や成分を測るための装置である．この装置は心肺機能を評価する際に広く用いられており，分析ソフトも心肺機能の評価のために必要な項目を網羅している．計測項目は呼気の流量，酸素濃度，二酸化炭素濃度である．付加的に血圧と心拍数を計測することが多い．これらのパラメーターをもとにパソコンで解析され，多くの分析指標が計算され利用される．酸素摂取量（$\dot{V}O_2$），二酸化炭素排出量（$\dot{V}CO_2$），換気量（$\dot{V}E$）などが連続的に計測できる．

　なお本書はこれらすべての解析機能を解説するのではなく，歩行分析において呼気ガス分析装置をどう使うかということに焦点を置いている．

### 1）呼気ガス取り込み方法

　呼気の量や成分を測るためには，ある一定時間内に呼気を1つの容器（Douglasバッグなど）に収集して測る方法もあるが，現在では装置やマスクから排出しながら計測する方法が採用されている．後者のうちMixing Chamber法は，呼気ガスをある容器（chamber）に集めて混合（mixing）したのち，ガス分析計測部へと導出されるものである．この方式は呼気ガスが装置内に取り入れられてからガス分析されるまでにある程度の時間がかかる．したがって，定常的な運動における呼気ガスのように，成分変化が少ない場合であれば対応できる．しかし漸増負荷やランプ負荷をかけたり，急速な変化が起こる運動課題において使用する場合には適さない．このような場合には，反応性が速いbreath-by-breath法が適している．

　breath-by-breath法は，マスクに直結された流量計によって1呼吸ごとの呼気量を計測できる．またマスクから直接サンプリングされた呼気

130　第 11 章　呼気ガス分析装置による歩行計測

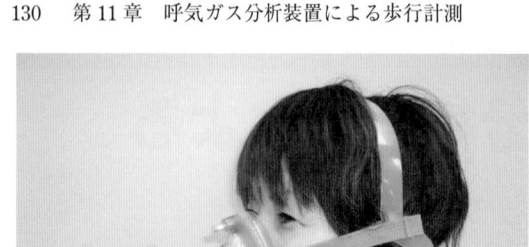

図 11-1　breath-by-breath 法
マスクに直結された流量計によって 1 呼吸ごとの呼気量を計測する．

を酸素および二酸化炭素センサーにより，時間単位ごと（1 秒ごと）に計測できる．このため運動開始時や運動強度が変化するプロトコールにも対応でき，もっとも普及している方式である（図11-1）．

### 2）センサーとガス定量の原理

歩行分析では，反応時間がきわめて短時間か瞬時に計測できることが要件である．計測センサーは物理量を電気信号に変換するための装置である．その後段で，出力信号は瞬時にパソコンで処理される．

呼気量を計測するための流量計は各種あるが，ニューモタコグラフ（圧差型気速計）は小型軽量であり，瞬時に計測可能であるため広く採用されている．Fleisch 型では多数のステンレス製の平行管内を呼吸気が流通する際に生じる圧力差を検知して電気信号に変換するものである．また熱線流量計は呼吸気路内に電熱線を設定し，ガス流通により電熱線の温度が低下すると電気抵抗や電流の変化を生じることを利用したものである．

酸素濃度計には主に 2 つの形式がある．1 つは磁場内に酸素分子があると磁化する性質を利用した常磁性分析器（ダンベル型）である．酸素分子量の変化によって生じる磁場の変化を検知する．もう 1 つは電気化学反応を利用したもので，セラミック円筒の内外面を電極加工したセンサー（ジルコニア式）である．外面を基準電極とし内面を

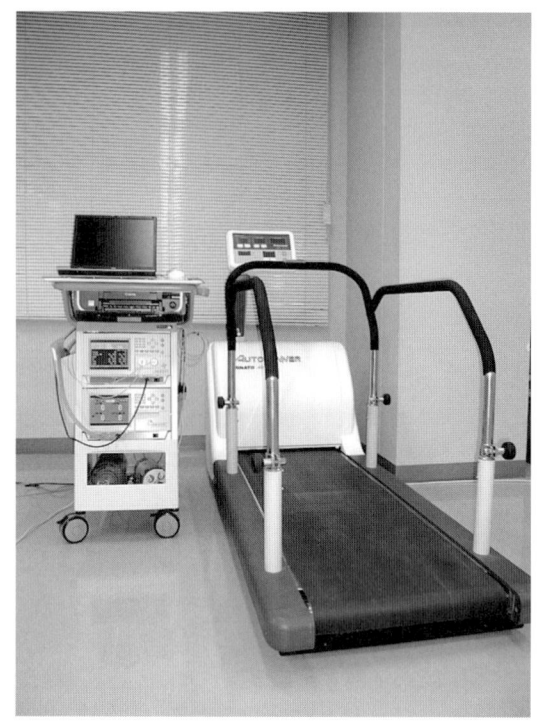

図 11-2　据え置き型の呼気ガス分析装置
トレッドミルを使用する．

呼気が通過すると，内外面に生じる電位差から酸素濃度を計測する．

二酸化炭素濃度計は赤外線吸光式を用いる．二酸化炭素はある波長の赤外線をよく吸収する性質がある．呼気ガスに赤外線を照射し，受光器で吸収量を計測することによって濃度を算出するものである．

### 3）測定機器の種類

呼気ガス分析装置には据え置き型と可搬型がある．歩行分析において，呼気ガス分析装置はある一定時間連続的に計測を行うため，トレッドミルを使用する場合は室内で据え置き型を使用し，フィールドの場合には可搬型を使用する．据え置き型は動作の安定性が優れており，パソコンでモニターしながら結果をすぐにプリントアウトできる利点がある．欠点としてはトレッドミル歩行に限られることである（図11-2）．一方，可搬型は小型軽量の装置を身体に装着し，データを無線で伝送する形式（テレメトリー式）や，データを装着した装置に記録して後からパソコンに転送して

計算処理する形式（ホルター式）がある．計測場所や歩行形式を選ばないという大きな利点があり，欠点としては動作安定性に多少の不安があること，すぐに結果を検討できないことがあげられる．

## 2. 計測の方法

### 1）計測実験の準備

実験研究に共通することであるが，何を測って何を解明しようとするのかという目的を明確にしなければならない．実験研究は仮説を証明するために行う．そのためには先行研究を精査して，今やろうとしている方法は妥当であるかどうかを検討する．そして各実験条件は1つのファクターのみ変更されたものにすることが大切である．たとえば数種のプラスチック製短下肢装具を装着したときの計測であれば，装具形式を変更するのみとし，使用する靴を変更してはならない．もし装具と靴を同時に変更したのであれば，取得された呼気ガスデータの違いは，装具と靴のいずれに依存して変化したのかを判別できないからである．

またヒトを対象とした各種の計測では，インフォームドコンセントに留意することはいうまでもない．計測や試験の目的や内容，危険性と安全性，中止の自由などを説明し同意を得て，書面（同意書）で承認を受ける．研究施設や医療機関などで行う場合は，その施設の倫理委員会に申請して許可を得ることが必要である．実際の計測に際して，被験者が健常者の場合には計測スタッフは少数でよいが，被験者が入院患者や身体障害者などの場合には，担当の医師やセラピストが立ち会って不測の事態に備えるなどの準備が必要である．

### 2）運動負荷方法の選択

トレッドミル上で歩行するときの運動負荷条件をどのようにするかを決める．一般に計測プロトコールといわれるものである．トレッドミル装置はベルトコンベアーの速度を変えられるだけのものと，これに加えて傾斜をつけられるものがある．外部信号により速度や傾斜がコントロールできる機能をもったトレッドミルもある．

運動負荷方法には，段階的漸増負荷法（incremental multistage法），連続的漸増負荷法（ramp法），間歇的漸増負荷法，1段階負荷法などがある．呼気ガス分析を目的としたトレッドミルの運動様式では段階的漸増負荷法がよく用いられる．また，最大酸素摂取量計測には連続的漸増負荷法がよいとされる．

計測の目的や付加条件，被験者の状態などにより，もっとも効果的にデータが得られるようにプロトコールを設定する．たとえば運動負荷量の増加率が低い場合は最大酸素摂取量が低く示される傾向にあり，高い場合は生体反応と装置の検知反応との差が大きくなるので好ましくない．目安としては，運動開始後10分程度で最大運動強度に達するようにプロトコールを設定する．

#### (1) 段階的漸増負荷法（incremental multistage法）

30秒から数分ごとに速度や傾斜角度を階段状に増加させる方法である．心肺運動負荷試験では速度と傾斜，または一定速度で傾斜のみを増加させる方法を用いる．しかし歩行計測の場合に傾斜をつけると筋や関節の運動様式が変化するため，傾斜をつけずに速度のみを増加させる方法がよい．

#### (2) 連続的漸増負荷法（ramp法）

連続的に運動強度を直線的に増加させる方法である．トレッドミルにおける運動強度は傾斜に比例し，また速度の二乗に比例する．前述の理由により，歩行計測では速度のみを増加させる方法がよい．理論的には連続的に運動強度を増加させる方法であるが，呼気ガス分析装置本体からのコントロール信号を受けるトレッドミルの機能が対応していない場合は，増加段階を細分化するなどの工夫が必要である．

## 3. 計測の手順

筆者らは据え置き型と可搬型の使用経験をもつが，臨床現場に広く普及している据え置き型で現在使用中である機種（ミナト医科学製AE-300SRC）を例に具体的な計測の方法について述

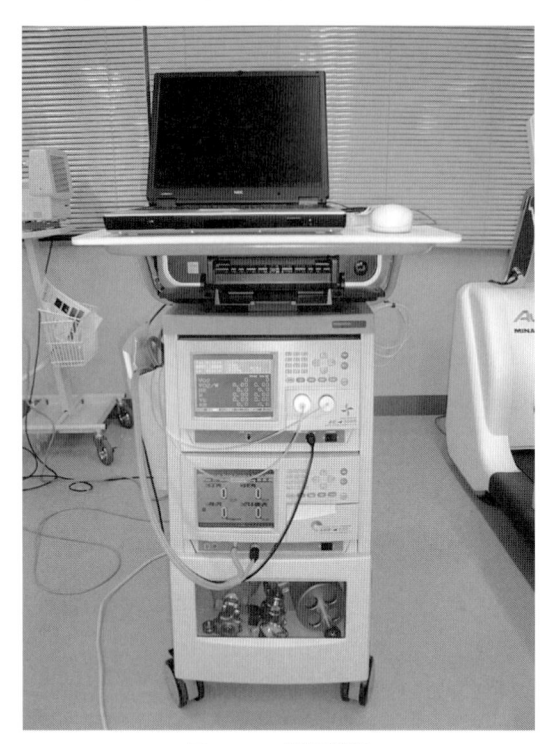

132　第11章　呼気ガス分析装置による歩行計測

**図11-3　計測機器**
装置本体は専用ラックに収納されており，下段には較正用のガスボンベなどを収納するスペースがある（ミナト医科学製 AE-300SRC）．

べる．両者の測定の仕組みやコツは共通しているので，計測の手順をとおして呼気ガス分析を理解するようにお願いしたい．

### 1）計測機器の構成

装置本体は専用ラックに収納されており，解析用のパソコンとプリンター，および下段には較正用のガスボンベなどを収納するスペースが設けられている（図11-3）．エアシールマスクに接続された流量計の出力コードと，呼気ガスのサンプリングチューブが本体に接続される．さらにホルター心電計の出力と自動血圧計（マンシェットのチューブ），トレッドミルのコントロールケーブル（RS232C）が本体に接続される．計測された呼気ガスのパラメーターは専用解析ソフト（AT Window）により，パソコン画面にリアルタイムで時系列的に表示される．また心拍数や血圧は装置本体のディスプレイに表示される．計測終了後は専用解析ソフトにより，各パラメーターが自動的に計算され一覧表となって表示される．解析結果をハードディスクに記録するとともにプリントアウトする．

### 2）装置のセットアップ

生体反応は気温・湿度などの環境に影響を受けるため，計測室は気温20～25℃，湿度50％程度に調整しておく．水平面に安定に設置された呼気ガス分析装置とトレッドミルの位置関係は，できる限り近い方がよい．これは呼気ガスのサンプリングチューブを短くするためである．チューブが長くなるとガス輸送に時間がかかり，本体が検知するまでのタイムラグが大きくなってしまう．

トレッドミルにコントロールケーブル（RS232C）が接続されていることを確認し，付加装置から電源を入れ，最後に呼気ガス分析装置本体の電源を入れる．初めに本体の電源を入れると付加装置を認識しないことがあるからである．AE-300SRCの場合，解析用パソコンに電源を入れると自動的に本体システム全体が立ち上がる．酸素濃度計や二酸化炭素濃度計の動作が安定するまでに1時間ほどかかるため，実際の計測に先立ちエージング（暖機運転のこと）が必要である．この間に必要な物品を揃えたり，空調を整えておく．

### 3）キャリブレーション

計測ごとにキャリブレーション（ガス較正）を行うことが望ましい．しかし電源を切らない限り，初回のキャリブレーションで1日の計測をとおして行ってもあまり問題はない．

AT Windowの初期画面から「較正」をクリックし，GAS1（大気）の表示が$O_2$は20.93％程度，$CO_2$が0.05％程度になっていることを確認する．もし計測室に大人数がいる状態でキャリブレーションすると$CO_2$が高く表示されるので注意する．その場合はヒトがあまりいないときに行うか，換気してやり直す．うまく数値が出ないときは2種混合ガス（$O_2$が約20％，$N_2$バランス）を用いてもよい．GAS2は標準ガスのことで，$O_2$が約15％，$CO_2$が約5％，$N_2$をバランスとした3種混合ガスである．使用するガスボンベに表示された$O_2$と$CO_2$の数値を入力する．

自動較正前に次の事項を確認する．①サンプリングチューブが本体に接続されている．②本体のPUMPスイッチがONになっている．③較正用ガスボンベのバルブが開いている．④電源を入れてから1時間以上経過しているか（画面表示は30分となっているが1時間が望ましい）．以上を確認してから「設定実行」をクリックすると，自動的にキャリブレーションが開始される．このとき本体で大気をサンプリングしているため顔を近づけないよう，酸素濃度計はダンベル式なので振動を与えないように注意する．

次に流量計のキャリブレーションを行う．装置本体のMAIN MENUから［8］CHECK → OFF SETを選択する．エアシールマスクに接続されている流量計にシリンダー較正器（2リットル）を接続する．このとき顔面側ではなく外面側から接続することに注意する．シリンダーを2～3回動かして空気を入れ替えておく．流量計の換気口とサンプリングチューブ接続用の穴をふさぎ，本体のSTARTを押してOK表示を確認する．本体ディスプレイからSPANを選択し，シリンダーの空気を20秒間出し入れしてOK表示を確認する．このときピストンをきちんと動かして流量が2リットルになるようにする．

### 4) 負荷の設定

AT Window特有の詳細な解説は簡単にして，他機種の使用時にも参考になる事項について解説する．負荷設定のウィンドウで次の設定を行う．運動負荷装置との連動および種類（トレッドミルを選択），プロトコールの種別（RampまたはStep），あらかじめ各種のプロトコール設定をファイルとして記録しておき，呼び出す機能があれば使用するプロトコールを選択する．このとき当該プロトコールの内容（安静時間，ウォームアップ時間，運動負荷増加率，終了時間など）を確認する．

### 5) 被験者の準備

入力画面から被験者情報（ID，氏名，年齢，性別，身長，体重，測定条件など）を入力しておく．被験者にホルター心電計の電極を貼付し，心

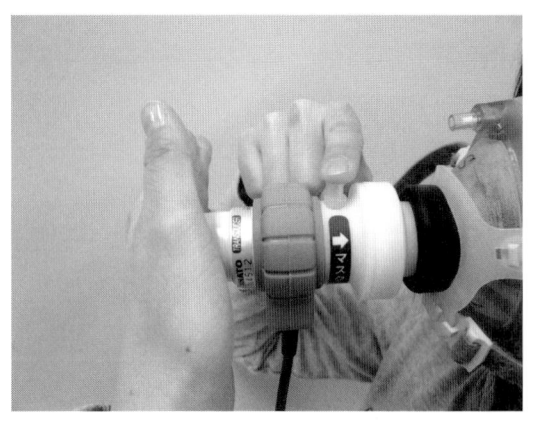

**図11-4 計測準備**
流量計の換気口とサンプリングチューブ接続用の穴をふさぎ，被験者に呼気をしてもらい空気漏れを確認する．

電計からのコードを本体に接続する．心電計は小型であるが計測中にずり落ちないようにベルトなどで身体に固定しておく．血圧計のマンシェットを呼気ガス分析装置側の上腕に設定し，チューブを本体に接続する．流量計を接続したエアシールマスクを顔面に設定する．顔面の大きさや凹凸形状に適合させるために3サイズほど準備しておく．流量計の換気口とサンプリングチューブ接続用の穴をふさぎ，被験者に呼気をしてもらい空気漏れを確認する（図11-4）．とくに鼻から頬にかけて空気が漏れやすいので，頭部に固定するゴムバンドの走行や張力を調整する．エアバッグ部の圧力調整にはシリンジ（針なしの注射器など）を用いる．流量計を逆向きに接続すると呼気と吸気が反対に認識されるので向きに注意する．サンプリングチューブは上向きに接続する．下向きにすると水滴がチューブ内に入り込んでしまい正確な測定ができない．

以上を設定したら解析用パソコンの画面に表示される各数値と，本体のディスプレイに血圧と心拍数が出ているか確認する．

### 6) 被験者へのオリエンテーション

呼吸は呼→呼→吸→吸のようにせず，呼→吸→呼→吸とする．会話をするとデータが変動するので，あらかじめジェスチャーサインを決めておくと便利である．

プロトコールの説明をする．たとえば「静止立位で4分間の後，ウォーミングアップとして時速1 kmで4分間歩きます．その後30秒ごとに0.5 km/hずつ速度が増していきます．これ以上歩行できないと感じたときは左手を挙げて合図して下さい．すぐに速度が遅くなって，また時速1 kmで4分間歩いて終了します」と説明し，プロトコール内容を板書しておくか印刷物を掲示しておくとよい．

### 7) 計測開始

計測開始スイッチを押し，装置がすべて正常に動作しているかを確認する．データはグラフとして表示されるが，かなりばらついて見えるのでスムージングをかけると見やすくなる．計測中は雑音が気になり，不用意な話しかけに対しては返事をしてしまいがちである．このため計測室は静寂を保ち，必要なこと以外は被験者には話しかけない．計測中に不測の事態が起きること（転倒や気分不良など）があるので，被験者をよく観察する．自動計測だからといって機械まかせにせず，常に表示画面や計測機器の動作状態，接続コードなどに気を配っておく．被験者から運動限界の合図があったら，すぐに運動負荷増加を中止してクールダウンにする．計測が終了したら被験者に装着した装置を外し，休憩するように指示する．

### 8) 解析パラメーター

解析結果はすべて自動的に計算される．もし自動的に計算できない場合は解析ソフトの説明書に従って手動で操作する．自動的に計算できないときには何かしらのトラブルがあると考えられるので，原因を追究し，確認してから再度計測する方がよい．解析パラメーターは数十種類に及ぶため，以下には歩行分析でよく使用する最大酸素摂取量と嫌気性代謝閾値につき解説する．

#### (1) 最大酸素摂取量（$\dot{V}O_2$ max）

運動強度を増加しても，これ以上，酸素摂取量が増加しない時点の値のことを最大酸素摂取量という．これに対して，さらに運動努力をすると瞬時には最大酸素摂取量を超えることがある．この到達点を最高酸素摂取量（peak $\dot{V}O_2$）といい区別される．最大酸素摂取量は体重に比例するので，単位は$l \cdot kg^{-1} \cdot min^{-1}$を使用する．

#### (2) 嫌気性代謝閾値（anaerobic threshold：AT）

徐々に運動強度を増加していき，有酸素性エネルギー産生から無酸素性エネルギー産生になる直前の運動強度のことを嫌気性代謝閾値（AT point）という．運動を増加していくと運動筋では酸素不足となり，ついでグリコーゲンが分解され乳酸が生成される．このとき酸化した血液を中和するために重炭酸が排出されるため，呼気ガスには二酸化炭素が増加する．これを呼気ガス分析装置で検出し，心拍数とともに計算に使用される．通常は最大酸素摂取量の60～70％になる．

研究の評価に使用されるのはATの1分前の値（AT-1 min）である．これは運動負荷量に対して生体が反応するまでにある一定の時間（時定数）を要するためである．通常は30秒以内であるが，運動強度によっては延長する可能性があるので，簡便的に1分前の値を使用する．

### 9) 計測機器のメンテナンス

標準ガスはボンベの圧力計をみて減圧してきたら交換する．流量計に接続されているステンフィルターは年1回程度交換する．エアシールマスクのエアバック部は使用ごとにアルコール消毒するため劣化しやすいので，変形して顔面への密着性が確保できなくなったときは交換する．マンシェットのバルーンや各種チューブも亀裂などがないかよくチェックする．

## 4．研究応用例—ダイエットウォーキング用サンダルの開発と効果検証

### 1) 緒 言

近年注目されているメタボリックシンドローム対策として，また美容や健康の維持・増進のためにウォーキングを行う人口が増加している．本格的にウォーキングを行おうとすれば，専用のシューズを着用し，そのための時間を確保しなければならないため，実際のところは習慣化することが難しい．そこでダイエットウォーキングを目

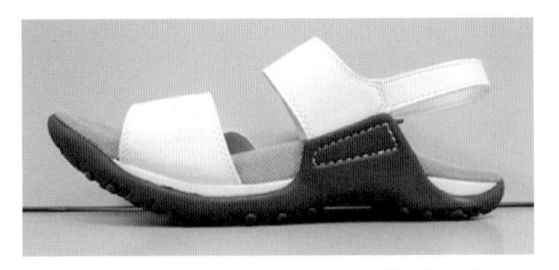

図 11-5 ダイエットウォーキング用サンダル

的としたサンダルを使用すれば，ウォーキングシューズへの履き替えや専用の時間を確保することなく，日常生活のなかで手軽にダイエットウォーキングが可能になると考えた．本研究はそのダイエットウォーキング用サンダル（以下，本サンダル）を開発し，その効果を検証することであった．

## 2）対象と方法

### (1) サンダルの設計

ただ単に身体に対して負荷のかかるサンダルを設計するのは容易だが，日常生活のなかで使用するというコンセプトがあるので，歩きやすさが求められる．そしてダイエット目的であればエネルギー消費が大きくなくてはならないという，相反する条件を満たす必要があった．

本サンダルで「歩きやすさ」を実現するために，次のような理由により各部の構造を設計した．①フットベッド構造を有して，足部の3アーチをしっかりと保持することにより，速い歩行速度であっても安定していること．②バックストラップにより，本サンダルと足部との固定性を向上させ，フットベッド形状と足部の位置関係をできる限り適切に保つこと．③踏み返し部の接地点を通常の位置よりも遠位に設定すると踏み返しがしにくくなり，結果として負担のかかる歩行を強いられることになるが，これではむしろ踏み返し運動よりも膝上げ運動による歩行になってしまう．このため極度に歩きにくいと感じることなく，踏み返しを行うことのできる踏み返し部の接地点の限界を検討して設定した．④トウスプリングを強くつけることにより，heel off から toe off までの動作が円滑に行われることを考慮した．

「エネルギー消費の増大」については，静止立位において足関節が背屈位になるように，前足部の厚みよりも後足部の厚みを低くすることによって，水平面に対して約5度のマイナスヒールとし，foot flat から heel off までの間で負荷増をねらう構造とした．さらに重心点が後方にある通常のサンダルに比較して，重心点をかなり前方へ偏移させた．位置的には足長の約1/2とし，heel contact から foot flat までの間における負荷増をねらう構造とした（図 11-5）．

### 3）計測実験

「エネルギー消費の増大」を比較検討するため，次の計測実験を行った．履物の使用条件として，条件1を本サンダル，条件2を一般的なスニーカーとした．女性10名，平均21.1歳の被験者らにトレッドミル歩行を行わせ，呼気ガス分析装置（ミナト医科学製 AE-300SRC）にて，無酸素性代謝閾値1分前（$\dot{V}O_2$-1 min）に至るまでの時間を比較した．

計測プロトコールは多段階漸増負荷法とし，トレッドミル上で安静立位4分，時速1 kmで4分歩行後，30秒ごとに時速0.5 kmずつ増加させて歩行し，運動限界については被験者の合図で中止した（図 11-6）．「歩きやすさ」については，トレッドミル歩行による呼気ガス分析測定後に，被験者から主観的意見を聴取した．

なおインフォームドコンセントについては，被験者らにあらかじめ研究目的，研究内容，倫理的配慮について十分な説明を行い，その必要性について理解をしてもらったうえで，研究に協力する旨の同意書を提出してもらった．また本研究は新潟医療福祉大学倫理委員会に研究倫理審査申請を行い，平成19年1月10日付，第17044号の承認許可を得て行われた．

### 4）結　果

本サンダルと一般的なスニーカーを着用して，トレッドミル歩行を行わせた比較実験の結果，無酸素性代謝閾値1分前（$\dot{V}O_2$-1 min）に至るまでの時間は，10名中9名において本サンダル着用時の方が早かった．検定はウィルコクソン $t$ 検定

136　第11章　呼気ガス分析装置による歩行計測

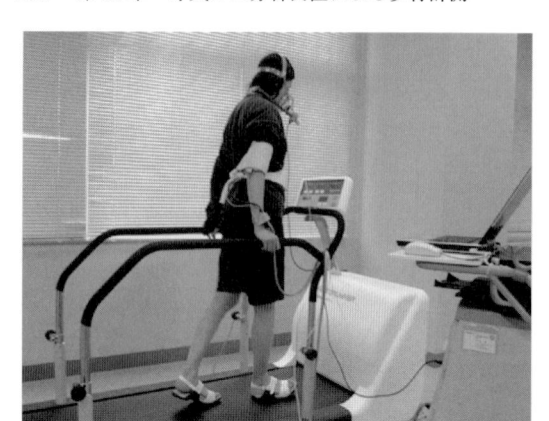

図11-6　呼気ガス分析装置とトレッドミルを使用した計測

表11-1　無酸素性代謝閾値1分前（$\dot{V}O_2$-1min）に至るまでの時間の比較

| 被験者 | サンダル | スニーカー |
|---|---|---|
| 1 | 3.75 | 3.50 |
| 2 | 3.50 | 4.35 |
| 3 | 5.30 | 5.75 |
| 4 | 3.95 | 4.55 |
| 5 | 3.80 | 4.15 |
| 6 | 3.90 | 4.25 |
| 7 | 3.20 | 3.40 |
| 8 | 3.50 | 4.20 |
| 9 | 4.15 | 4.35 |
| 10 | 3.50 | 3.70 |

（分）

を用い，危険率5％で有意差を認め，本サンダル着用時の方が有意にエネルギーを消費していた（**表11-1**）．また「歩きやすさ」については，トレッドミル歩行による呼気ガス分析測定後に，被験者から主観的意見を聴取したところ，すべての被験者は疲労感に顕著な差異はなかったと回答した．

### 5）考　察

本サンダル着用時においてエネルギー消費が有意に増大し，しかも計測実験後にすべての被験者は疲労感に顕著な差異はなかったと回答したことは，本サンダルの基本設計が的確であったことを示していると考えられた．

足部形状は歩行中に刻一刻と変化するが，フラットな接足面を有する通常のサンダルを着用していれば，heel contact時における踵部は，サンダルのヒールシール部と位置的なずれを生じ，不安定な接地状態となる．次の歩行phaseでfoot flatとなったとき，ミュールなどヒール部が高くなっているサンダルを使用した場合，サンダルに対して足部が前方へ滑り落ち，足部全体として位置的なずれが生じる．また実際のウォーキングでは，ある一定の歩行速度を保持して行うが，通常のサンダルを使用して歩行すると，特定の足底部位に不用意な圧力が集中して疼痛を生じ，さらに胼胝を形成する可能性もある．このため本サンダルにフットベッド構造を具備させた．

バックストラップのないミュールのようなサンダルや，オープンヒールの履物を使用した場合，狭小なアッパー部を前足部でひっかけ，ぶら下げるようにして下肢の振り出しを行うため，遊脚期の運動は非常に不安定なものとなる．同様にheel off時においては，踵部が挙上した足部の位置までサンダル本体が追随してこないため，さらに不安定な歩行となる．このため本サンダルではバックストラップを設定したことにより，踵部とサンダル本体の固定性を向上させることができ，遊脚期およびheel off時の歩行安定性を向上させることができたと考えられた．

本サンダルはダイエットウォーキングを目的とした設計であるために，単に「歩きにくい」ソール形状のサンダルを設計するならば，踏み返し運動がしにくいように踏み返し部の接地点を遠位へ偏位させればよいが，適正な位置を過ぎれば膝上げ歩行によって対応してしまうので，あまり意味がない．適度な負荷のかかる踏み返しが可能で，かつ膝を上げずに歩行可能な踏み返し部の接地点の設定については，接地点を数mmずつ遠位に偏移させながら，もっとも妥当と思われたポイントに設定した．さらにトウスプリングを強くつけることにより，heel offからtoe offまでの動作が円滑に行われるように配慮したため，すべての被験者は疲労感に顕著な差異はなかったと回答したものと考えられた．

重心点が後方にある通常のサンダルに比較し，重心点を足長の約1/2の位置へ偏移させたため，遊脚期およびheel contactからfoot flat時におけ

る足関節背屈筋群の負荷を増加させる．また踏み返し部の接地点を遠位へ偏位させたことに加えて約5度のマイナスヒール形状により，foot flat からheel off時における足関節底屈筋の活動を増加させる効果が発揮されたため，エネルギー消費の増大が図られたものと考えられた．

## 6）結　語

日常生活において，手軽にダイエットウォーキングを可能にするため，ダイエットウォーキング専用のサンダルを開発した．単に負荷のかかるサンダルでは意味がなく，歩きやすさとエネルギー消費の増大という，相反する条件を満たすために，フットベッド形状，マイナスヒール，踏み返し部の接地点の前方偏移などを組み合わせて設計した．呼気ガス分析の計測結果は，一般的なスニーカーに比較して本サンダルは有意にエネルギー消費が増大し（$p<0.05$），ダイエットウォーキング専用のサンダルとして効果が確認された．

（この研究応用例は，第21回日本靴医学会学術集会で発表し，靴の医学[5]に掲載された論文に加筆修正したものである）

### 文　献

1) 安達　仁：運動処方の基本．心肺運動負荷テストと運動療法（谷口興一・伊東春樹編），南江堂，東京，2004，p.253-261．
2) 小池　朗：運動負荷テストのプロトコール．運動負荷テストの原理とその評価法（原著第2版）（谷口興一監訳），南江堂，東京，1994，p.106-124．
3) 間瀬教史：呼気ガス分析装置．計測法入門～計り方，計る意味（内山　靖・小林　武・間瀬教史編），三秀舎，東京，2001，p.224-251．
4) Wasserman, K. and Hansen, J. E. et al.：Principles of exercise testing and interpretation. Lea and Febinger, Philadelphia, 1994.
5) 阿部　薫・江原義弘・石黒圭応・小松聡子：ダイエットウォーキング用サンダルの開発と効果検証．靴の医学，21：100-103，2008．

# 第12章 大規模な歩行計測システムによる歩行計測

〔何が計れるか〕

　3次元座標計測装置と床反力計の両方を備える大規模な歩行計測システムでは，それぞれの装置で計測できるデータに加えて，関節モーメントが計算できる．関節モーメントは筋群の発揮している筋力に相当するから，身体を動かそうとする努力を反映している．したがって，大規模な歩行計測システムでは，身体を動かそうとする努力と，その結果どう動いているかの両方が観測できる．

　また関節モーメントのパワーが計算できる．関節モーメントのパワーの正負で筋群が全体として求心性収縮しているのか，遠心性収縮しているのかが判別できる．求心性収縮では筋が体節のエネルギーを高め，遠心性収縮では筋が体節のエネルギーを減少させる．したがって，関節モーメントのパワーを観察すると，ヒトが身体をどのように制御したがっているかがわかる．

　関節モーメント，関節モーメントによるパワーを総合的に分析すると，各関節の相互作用，協調運動，役割分担が分析できる．関節モーメントのパワーを積分すると筋群が出力した力学的エネルギー量が計算できる．

## 1. 関節モーメントとは何か

　ヒトの運動を分析するとき，観察からわかることは，身体の位置や角度である．位置や角度からヒトの動きを示すことはできるが，「何の作用により（原因）このような動きが起こっているのか（結果）」という因果の説明はできない．臨床において医師や理学療法士，作業療法士は，観察から得たヒトの動きと徒手筋力テストなどの筋力評価を照らし合わせ，動きが起こる原因を推察している．しかし，これらは動作時の筋活動を評価しているのではないため，問題があった筋力の評価が観察した動きを起こす原因と推定することは難しい．そこで，この原因を明らかにするために，運動中の筋活動を定量的に計測する方法が必要となる．運動中の筋活動の計測には，筋電図によるもの，超音波によるものがあるが，いずれも定量的な計測は困難である．現時点では，関節モーメントを計算することが，運動中に生じる筋力を定量的に推定する唯一の現実的な方法である．したがって，ここでは関節モーメントに注目し，関節モーメントのパワー，エネルギーについても説明する．

### 1）力のモーメント

　関節モーメントとは何かを知る前に，力のモーメントとは何かを確認しておこう．物体が剛体＊である場合，静止している物体に力が加わると，その物体は動き始め加速度が生じる．物体の重心に力が加われば物体は並進運動のみを起こし，重心以外の部分に力が加わった場合には，並進運動と重心に対する力のモーメントに応じた回転運動が生じる．この場合，力のモーメントの大きさは，"力の大きさと，重心から力の作用線までの垂線の長さを掛け合わせたもの"である．力のモーメントは，回転する方向により符号が決まっており，たとえば反時計まわりを＋とすれば時計まわりは

---

＊剛体とは，力が加わっても変形しない物体を指す．

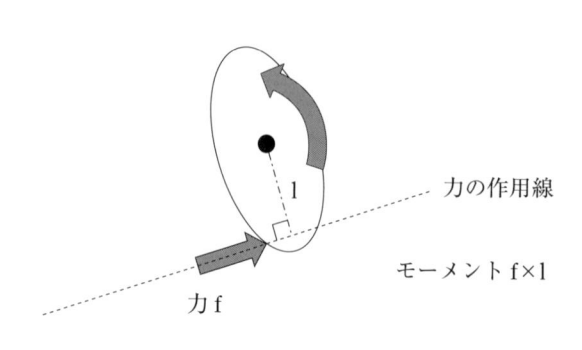

## A. モーメントの大きさ

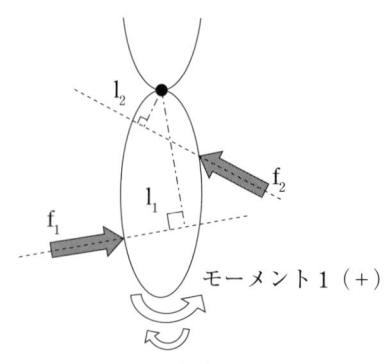

## B. モーメントの符号

**図12-1 力のモーメントの大きさと符号**

力のモーメントの大きさは，力の大きさfと，回転中心から力の作用線に降ろした垂線の長さlを掛け合わせたものである（図12-1A）．2つ以上の力が物体に加わる場合には，その物体に加わるモーメントは，おのおのの力のモーメントの和となる．図12-1Bでは，物体に加わる力の向きが逆である．反時計周りに働く力をプラス，時計周りに働く力をマイナスと定義すると，それぞれのモーメントは，$M_1 = f_1 \times l_1$, $M_2 = -f_2 \times l_2$ となるため，物体に加わるモーメントは，$M_1 + M_2 = f_1 \times l_1 - f_2 \times l_2$ である．

−となる．2つ以上の力が剛体に加わる場合には，その総和が物体に作用する力のモーメントとなる（**図12-1**）．

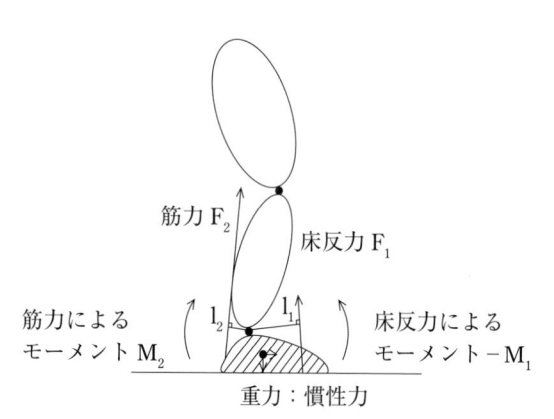

**図12-2 関節モーメントの計算**

| 足部の慣性モーメント | $I$ |
| 足部の角加速度 | $\alpha$ |
| 床反力によるモーメント | $-M_1 = F_1 \times l_1$ |
| 筋力によるモーメント | $M_2 = F_2 \times l_2$ |

足部の運動方程式

$I\alpha = -M_1 + M_2 +$ 重力・慣性力によるモーメント
$M_2 = I\alpha + M_1 -$ 重力・慣性力によるモーメント

したがって，関節モーメント $M_2$ は，セグメントの位置と床反力がわかれば計算で求めることができる．

### 2) 関節モーメント

関節を回転軸とし，この軸の周りに筋が出す力のモーメントを計算したものが関節モーメントである．この場合，ヒトの体を適当な体節（セグメント）に分解し，セグメントが連なったリンクモデルとして扱う．現実にはヒトの体は変形し剛体とはいえないが，上・下肢の関節で起こる運動と比べれば形は一定していて十分硬いとみなすことができ，運動方程式による力のモーメントの計算を適用することができる（**図12-2**）．

### 3) 関節モーメントのパワー

筋の活動形態には，筋の長さを短くしながら収縮する求心性収縮と，筋を短縮しようとするが結果として伸張してしまう遠心性収縮がある．このように筋の活動形態を示すものが関節モーメントのパワーである．**図12-3**のように肘を曲げて重りをもった状態から，肘の曲げ伸ばしを行うことを考えてみよう．パワーの計算は，「関節モーメント×関節の角速度」なので，肘関節屈筋が求心性収縮をしながら肘を曲げていくときは関節モーメントと角速度の向きが同じでパワーの符号はプラス（正）の値になり，肘関節屈筋群が屈曲のモーメントを発揮していながら遠心性収縮をするとき

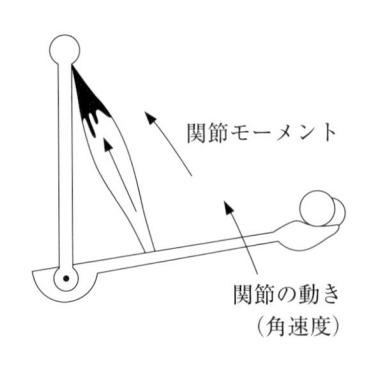

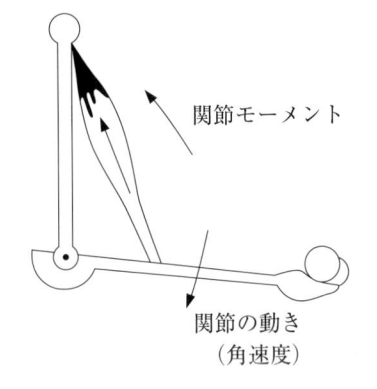

**図12-3 関節モーメントのパワー**

関節モーメントのパワーは，筋の活動形態を示す．パワーの計算は，関節モーメント×角速度なので，関節モーメントと角速度が同じ方向へ働くときは正のパワーとなり，求心性収縮であることがわかる．
一方，関節モーメントと角速度が逆方向へ働くときは，負のパワーとなり遠心性収縮していることを示す．

は肘は伸展するので符号が逆になるためマイナス（負）の値をとる．つまり，パワーが正の値をとるときは求心性収縮，負の値をとるときは遠心性収縮と考えることができる．等尺性収縮をするときには，関節の動きがないためパワーはゼロとなる．

関節モーメントのパワーを仕事率ともいう．これは，単位時間当たりに行った仕事のことを指している．エネルギーとは，このパワーを積分した値であり，「仕事」である．図12-3 で，肘関節屈筋群が求心性収縮をしているときのパワーを積分するとプラスの値をとり，屈筋群が前腕のエネルギーを高めた（産生した）と考えることができる．一方，肘関節屈筋群が遠心性収縮をしているときはマイナスの値をとり，筋が前腕のエネルギーを減少した（吸収した）と考えることができる．このように，関節モーメントとパワーを総合的に分析することにより，運動中に生じている筋の活動（筋力）と収縮様式がわかる．

## 2. どのように計測するか

関節モーメントやパワーなどを計算するためには，複数のカメラによって計測した位置データと床反力データの座標系を一致させなければならない．ここでは，関節モーメントの計算と，関節モーメント算出のために押さえておきたい計測の原理や方法について簡単に説明する．

### 1）計測システム

#### (1) 動作計測システム

位置データの計測にはさまざまな方法があるが，現在，身体に赤外線や可視光などの反射マーカーを貼り付けて計測する光学式が主流である．光学式動作計測システムで使用される反射マーカーの表面は，ミクロのガラスビーズで覆われており，カメラは赤外線などの光を照射する部分と反射した光を映すレンズ部分から成り立っている．カメラから照射された光は，マーカーのビーズにより屈折・反射し，大部分がカメラの方向へ戻る．これに対して，被験者の他の身体部位や部屋の壁に向かった光は，乱反射して一部のみがカメラに戻る．そのため，反射マーカーは他の部分に比べて圧倒的に明るくなり，認識しやすくなる．

高水準の3次元動作計測システムにはVICON (VICON Motion Systems社)，MAC3D（Motion Analysis社），Qualisys（Qualisys社）などがある（表12-1）．どのシステムも，複数のカメラと床反力計のデータを同期して計測することができ，関節モーメントの算出が可能である．同期とは，

表 12-1 市販の主な 3 次元動作計測システム

|  | VICON MX+ | MAC3D | Qualisys |
|---|---|---|---|
| システムの構成 | 複数のカメラと床反力計をつなぎ中継ボックスを経てデータを PC へ取り込み | 複数のカメラは中継ボックスを経て PC へ，同時に床反力データも PC へ取り込み | カメラ同士をつなぎ（デジチェーン），PC に入力可能　ワイヤレスも可能 |
| カメラのタイプと精度 | 3 タイプ　30～1600 万画素 | 5 タイプ　30～400 万画素 | 3 タイプ　30～400 万画素　同一のカメラで，ハイスピードカメラに切り替え可能　屋外使用のレンズカバー有 |
| フル解像度時最大フレームレート | 500 Hz | 480 Hz | 500 Hz |
| ソフトウェア | Work Station, Nexus（操作）　Body Builder（プログラミング）　Polygon（プレゼン） | EVaRT（操作）　Skelton Builder（プログラミング）　SIMM（プログラム）　motion Composer（プレゼン） | QTM（操作）　Visual 3D（プログラミング） |
| DIFF 変換 | 可 | 可 | 不可 |

たとえばサンプリング周波数が 100 Hz の場合，0.01 秒ごとに同じタイミングで位置データと床反力データをパソコンに取り込むことである．

**(2) 計測空間とカメラの配置**

ほとんどの 3 次元動作計測システムのカメラは直射日光によって撹乱されるため，計測室の窓には遮光カーテンを設置する．動作計測システムで 3 次元の動きを計測する場合，1 つのマーカーを 2 つ以上のカメラで捉える必要がある（**図 12-4**）．また，床反力計が計測空間の中ほどに含まれるようにカメラを配置する．カメラに使われているレンズの画角*が同じ場合，カメラを被験者の近くに配置すれば計測空間は小さくなり，遠くに配置すれば計測空間は大きくなるため，計測動作に合わせてカメラ位置を調節する．カメラの設置方法には，天井に吊り下げ固定する方法と三脚に乗せて可動する方法があるが，天井に吊り下げる場合は位置を変えるのが煩雑となり，三脚に乗せる場合には振動によりカメラ位置が動く可能性がある．したがって，計測室の天井にカメラを移動できるパイプを取り付け，計測動作によってカメラ位置を調節できる半固定式にすると便利である．

理論的には 2 台のカメラがあれば 3 次元の動きを計測可能であるため，歩行中の左右側の動きを計測するためには 4 台のカメラがあればよい．しかし，実際には歩行時の下肢の外旋などによってマーカーがカメラの視野から外れる可能性が高いため，歩行計測には最低で 5 台のカメラが必要と

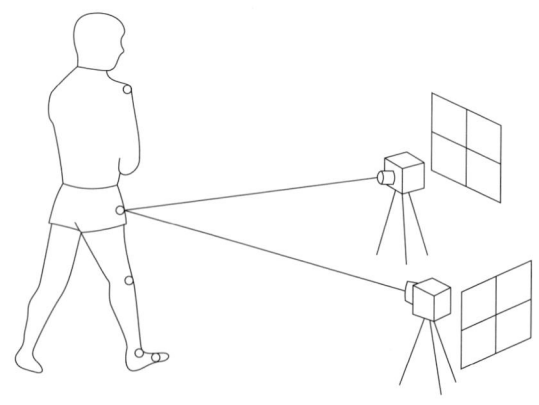

**図 12-4　カメラの配置**
マーカーを 3 次元で計測するためには，1 つのマーカーを 2 台以上のカメラで撮影する必要がある．

---

*画角とは，レンズの光軸から何度までが撮影されるかを示す角度．

## 2. どのように計測するか

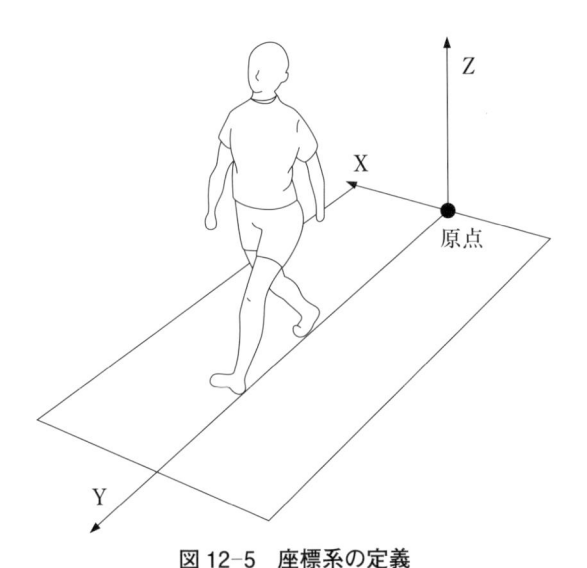

**図12-5 座標系の定義**

関節モーメント算出のためには，カメラの座標系と床反力計の座標系を一致させる必要がある．通常，床反力の1点を原点として，直交座標系を設定する．X軸が左右方向，Y軸が進行方向，Z軸が鉛直方向を示す．

いわれている．カメラの配置は2台ごとのカメラ位置が90度に近いほど計測精度が高くなるため，計測空間内にカメラを配置する際にはできるだけ均等にする必要がある．また，カメラの視野内に他のカメラが入るとその部分は計測できなくなるため，カメラを向かい合わせに設置する方法は好ましくない．通常は上方にカメラを設置して斜め下方を見るような設定が推奨されている．

### 2) 3次元化に必要な原理と方法

#### (1) 座標系とは何か

空間内で位置や力を計測するときは，基準となる位置と方向が必要となる．このように空間内に定めた物差しを座標系（coordinate）と呼ぶ．座標系にはいろいろな種類があるが，動作計測で用いられているのは直交座標系である．

関節モーメントを計算するためには，位置データと床反力データの両方が必要となる．位置データと床反力データの座標系がずれていると，正しい関節モーメントを計算することができないため，通常，計測室内の床反力計の位置を基準に直交座標系を設定する．座標系の軸は，上下方向をZ軸（上がプラスの値），進行方向をY軸（進行方向がプラスの値），左右方向をX軸（右方向がプラスの値）と定義することが多い（図12-5）．

#### (2) 位置データの3次元化

カメラで計測された画像データは，各カメラのレンズに写された2次元のデータである．2つのカメラから得たそれぞれのデータを3次元に変換するためには，カメラからマーカーまでの距離や，設置したカメラ間の角度などを得ておく必要がある．しかし実際にはこれらの値を正確に得ることは難しいため，空間内における既知の座標値をもつ複数個のマーカーを計測し，そのデータをもとに各カメラの位置などのカメラパラメーターを求めるDLT法（Direct Linear Transformation法，コラム参照）やGSI法（Geometric Self Identification法）が用いられている．この作業をカメラのキャリブレーション（較正）と呼ぶ．

#### (3) キャリブレーションの方法

##### ① カメラのキャリブレーション

カメラのキャリブレーションのため，各メーカーとも計測空間に応じたキャリブレーションキットを用意している．キャリブレーションには，座標系の原点とX, Y, Z軸を決めるためのフレームを使用するスタティックキャリブレーション，既知の長さの棒の先端につけたマーカーを計測空間内で動かすダイナミックキャリブレーションの2種類がある．ダイナミックキャリブレーションにより各カメラの歪み補正を行い，スタティックキャリブレーションと統合して，計測室内の座標系を設定する．キャリブレーション終了後，DLT法やGSI法により求めた値と既知の値との残差が各カメラで求められる．この残差は，一般的な歩行計測では1.5～2 mm以下であればよい．キャリブレーションは，カメラ位置などの定数を求めるものであるため，キャリブレーション終了後はカメラに触ったりズームを変更したりしないよう注意する．

##### ② 床反力計のゼロ点調節

床反力計には，歪みゲージを使用して力を計測しているもの（AMTI，共和電業），水晶を使用して力を計測しているもの（Kistler）などがある．床反力計上に何も乗っていない場合に数値はゼロでなければならないが，無荷重時にもゼロ点から

## コラム

### DLT（Direct Linear Transformation）法

　DLT法は，マーカーの3次元位置座標を計算する数学的手法のことである．Abdel & Kararaが考え出した[1]．この方法は三角測量の方法と本質的には同じであるともいわれている．動作計測は身体につけた標点マーカーの位置を，3次元空間内の座標値として表現（計算）することが主な作業である．動作計測システムの主流は光学式，すなわち画像情報を使用する方法である．光学式というのは，具体的にいえば，身体につけたマーカーが反射する光をカメラで写し取ることからそう呼ばれている．

　ビデオカメラで撮った画像は2次元平面の位置情報$(x, y)$で，計測者が知りたいのは身体につけたマーカーの3次元空間の位置情報$(X, Y, Z)$である．1台のビデオカメラでは座標成分$Z$の情報が足りない．そこで，どうしたら足りない情報を補って3次元の位置情報（座標値）を復元できるかを問題にして数学的に解いたのがDLT法ということになる．

　この問題を解くために使う数学は，線形代数と呼ばれる．数学上の線形とは，演算や変換を行ったときに，加減算の性質が保たれて，演算の順番を入れ替えたりできる性質のことである．数式でいえば，

$$f(A+B) = f(A) + f(B)$$
$$f(\alpha A) = \alpha f(A)$$

という性質が保たれる状態である．ここで$f$は演算や変換などの操作を意味し，$A, B$は演算や操作の対象である．$\alpha$は係数である．この性質の動作計測上の意味合いは，実験室空間がビデオカメラ画像のなかで歪められたりしないことを意味する．拡大・縮小はできるけれど，実験室空間の直方体の形がビデオカメラ画像のなかに写されるとき，逆にビデオカメラ画像から実験室空間を復元するときに，そのまま（直接）保存されることを意味している．この性質のことを英語ではDirect Linearといっていて，Transformationが変換の意味である．ここで，変換というのは，座標変換だと考えてよい．ビデオカメラのCCD素子に移ったマーカーの座標を，元の実験室空間座標に変換（復元）するという意味である．数学上での座標変換は行列を使うことがほとんどである．

　この手法を研究した研究者たちの成果を借りて，DLT法の中身について以下におおよその説明をする．図**A**を眺めながら読んで欲しい．ここでは，数式展開を理解するというよりは，イメージとして直感的に共感できればよいと思う．ビデオカメラ内部には光（色）を感知して画像として記録するCCD素子面があり，これが画像座標系になる．少なくとも2台のビデオカメラで得た2次元画像から3次元のカメラ座標系のデータへ変換を行う．この作業を3次元化ということがある．1台のカメラでは2次元画像1枚しかないから，3次元の座標データをつくれないことは上述した．3次元化のときにカメラに保存された小さな画像から，現実の世界への像の拡大作業も行っている．この拡大率や3次元化のための変換の係数（行列の成分）を求める作業をキャリブレーションという．さらに，画像の光はレンズを通過すると屈折する．文字を虫眼鏡で見ると文字が歪むのは周知であろう．これでは実験空間座標系の直方体が歪んでしまいよくないので，レンズの歪みを補正するための変換方法（変換行列の成分）も求めておいて，3次元化と同時に補正を実行している．カメラ座標系の座標値が求まったら，あとは実験室座標系に回転を行えば，知りたい座標値が求まることになる．回転を行うための行列はコラム"カルダン角，オイラー角"（p.184, 185）に書かれているので参照していただきたい．このDLT法の詳細な数式展開を知りたい読者は，服部，池上，桜井の文献をご覧いただきたい[2〜5]．

　数式展開を実際に追ってみることは，DLT法と動作計測の原理の理解を深める．数式展開を追いかけなくても，おおよそ方法の意味を理解していれば，現実の計測のときに起こるトラブルへの対処ができるようになる．トラブルがどこで起こりそうなのかを理解しているからである．数学は表現の手段だと思えばよい．線形代数を使った3次元動作空間の表現を知りたい読者は，"3次元ビジョン"という書籍[6]をご覧いただきたい．

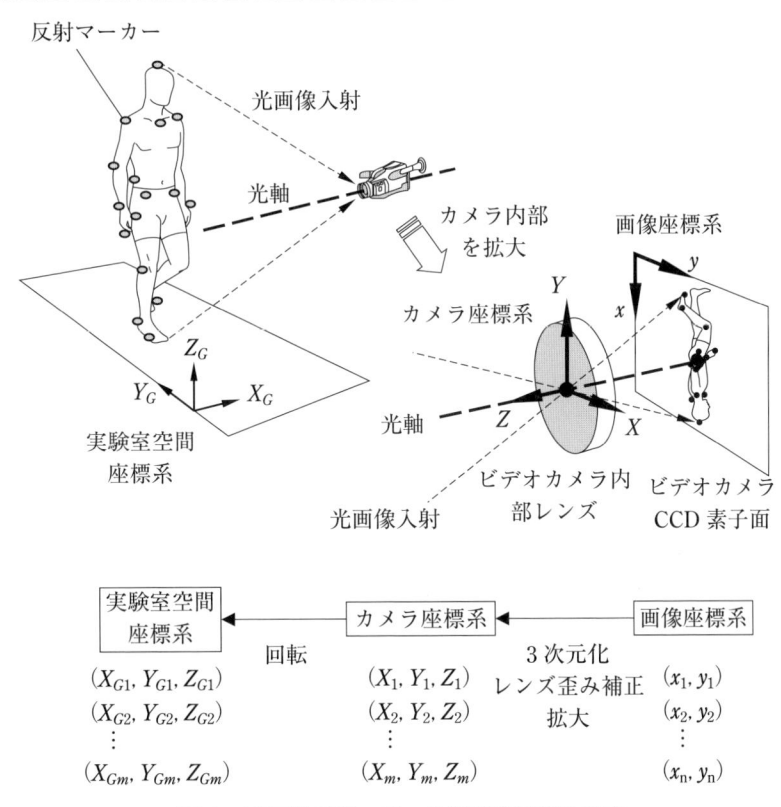

**図A　DLT法で行っている数学的処理の意味**

### 文　献

1) Abdel-Aziz, Y.I., Karara, H.M.：Direct Linear Transformation form comparator coordinates into object space coordinates in close range photogrammetry. Proceedings of the ASP/UI Symposium on close range photogrammetry Illinois, 1971.
2) 服部友一，廣瀬士朗，桑原岳史，澤井一彦，丹羽滋郎：Direct Linear Transformation 法による3次元運動計測—3次元キャリブレーションとその計測精度．整形外科バイオメカニクス，**13**：411-417, 1991.
3) 池上康男：写真撮影による運動の3次元的解析法．*Japanese Journal of SPORTS SCIENCES*, **2**：163-170, 1983.
4) 池上康男，桜井伸二，矢部京之助：DLT法．*Japanese Journal of SPORTS SCIENCES*, **10**：191-195, 1991.
5) 桜井伸二：3次元画像分析法—筋とスポーツ．筋の科学事典（福永哲夫編），朝倉書店，東京，2002, p.385-394.
6) 徐　剛，辻　三郎：画像，カメラと射影．3次元ビジョン，共立出版，東京，1998, p.7-24.

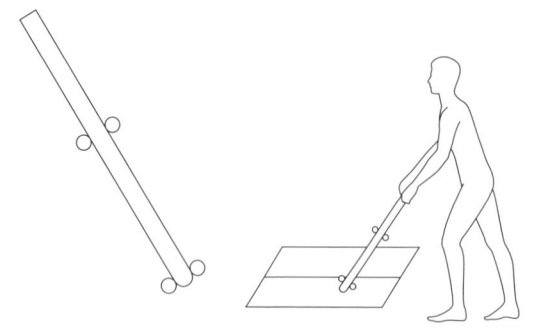

146　第12章　大規模な歩行計測システムによる歩行計測

**図12-6　カメラと床反力計の座標一致の確認**

長さ1mくらいの棒に4個のマーカーをつけ，その棒を使って床反力計に斜めの力を加える．計測後，PCの画面上で床反力ベクトルと棒の位置と方向が一致していることを確認する．

シフトしてしまう場合がある．床反力計のゼロ点調節は，無荷重時の床反力出力を計測し，この値を計測時の床反力出力から自動的に差し引くために行う．したがって，椅子からの立ち上がりや階段昇降動作の計測をする場合には，あらかじめ椅子や階段を床反力計の上に置き，ゼロ点調節を行う．

#### (4)　座標系の一致の確認

上記のキャリブレーションとゼロ点調節は計測のたびごとに行う作業であるが，これとは別に数ヵ月に一度，計測器の座標系の確認を行うことを推奨する．関節モーメントの計算には，カメラを使用した3次元動作計測装置と床反力計を同時に使用することが不可欠であるが，両者は個別の計測器である．計測器の設置の際は必ずメーカーによる調整が行われるが，長時間の使用により設定にずれが生じることは十分にありうる．この点について確認するのは現時点ではユーザーの責任である．

カメラと床反力計の座標系の一致の確認は以下の手順で行う．図12-6に示すように，長さ約1mの棒に4個のマーカーを貼り付ける．この棒を使って1枚ずつの床反力計に力を加える．荷重の方向は真上からを含めて前後方向，左右方向の斜めの力とし，床反力計上の中央と端を含めた5箇所程度を押す．その際，ヒトが床反力計の上に乗らないことはもちろんであるが，棒で押す際に棒に沿って力を加えることが重要である．スコップで土を掘るような方法では，棒の接地点に力のモーメントが生じるため正確な計測が行えない．一連の力を加える動きを3次元動作計測装置で計測して，床反力ベクトルと棒に貼ったマーカー位置の一致を確認する．カメラによる計測と床反力計のデータが一致していれば，床反力ベクトルと棒の方向は完全に一致するはずである．床反力ベクトルの根元（COP）と棒の下端の位置がずれている場合は，カメラと床反力計の座標系にずれがあることを示している．判断の基準は，ずれが10 mm以内を目安とする．棒で真上から押したときには床反力ベクトルと棒の方向が一致しているが，斜めに押すほど両者がずれる場合には床反力計算のための係数設定に何らかの問題がある可能性がある．いずれの場合もずれが大きい場合には，メーカーに連絡して対応を検討する必要がある．

## 3．計測の方法

### 1）計測の準備

#### (1)　計測順序の決定，被験者情報の聴取

計測の前に，①計測する動作の決定，②計測順序の決定，③被験者情報の聴取を行う．3次元動作計測システムによる計測では，ストップウォッチなどの計測と比較すると時間がかかるので，被験者の負担を減らすためにも，より具体的な動作方法についてリハーサルしておく必要がある．被験者情報では，関節モーメントの算出に必要な身長，体重，年齢（生年月日），研究の除外因子となりうる既往歴や整形外科疾患の有無（腰痛や膝痛も含む）を被験者に聴取し，記載しておく．

#### (2)　機器の設定

床反力計や筋電図を使用する場合は，これらを3次元動作計測システムのパソコンのA/Dコンバーターに接続する．ビデオカメラを使用する場合は，計測システムのパソコンにビデオカメラを接続する．3次元動作計測システムの電源を入れ，①カメラの調節，②キャリブレーション，③ソフトウェア上の準備などを行う．

#### ①　カメラの調節

計測する動作に合わせ，カメラ位置を調節する．

3. 計測の方法　147

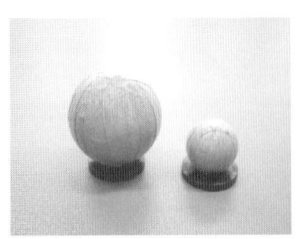

A. 反射マーカー

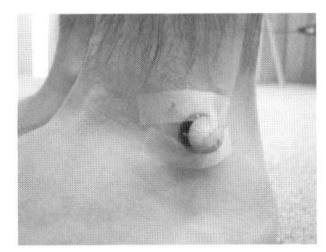

B. 固定方法

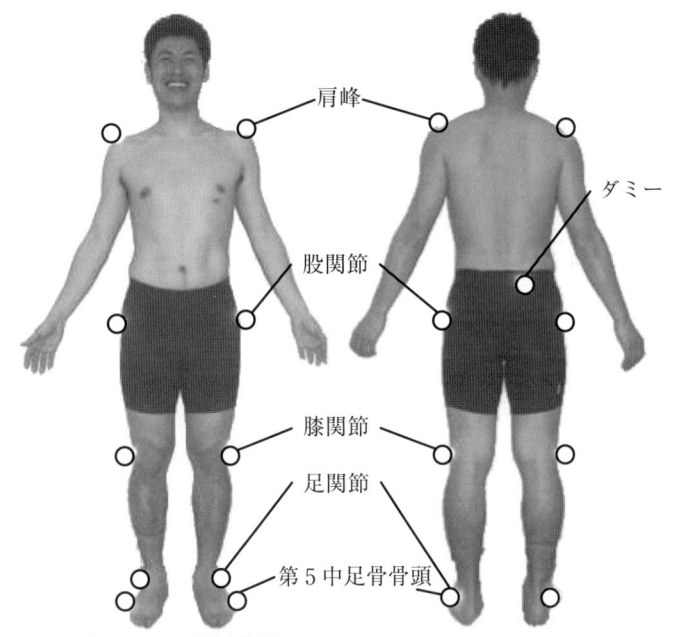

C. 10点マーカー貼付位置

肩峰
ダミー
股関節
膝関節
足関節
第5中足骨骨頭

**図12-7　マーカーと10点マーカー貼付位置**

　図12-7Aには，赤外線反射マーカー（直径25 mm，14 mm）を示す．反射マーカーを体表に貼付する際には，土台部分に両面テープで貼り付け，図12-7Bのようにサージカルテープで固定するとよい．図12-7Cは，臨床歩行分析研究会で推奨する10点マーカーの貼付位置である．ダミーマーカーを貼付することにより左右の識別がしやすくなり，オートラベル機能の誤認識が減る．

リハーサルの際に被験者のマーカーがはっきり映るカメラ位置を決めておくとよい．各メーカーとも，各カメラに映る画像をリアルタイムでパソコンの画面に示すことができるため，画面を見ながらカメラの角度やズームなどを調節し，最低2台以上のカメラでマーカーの撮影が可能かを確認しておく．

② キャリブレーション

　カメラのキャリブレーションと床反力計のゼロ点調節を行う．カメラを動かさない限り，キャリブレーションを行う必要はないが，吊り下げ式にしてもわずかに動いている可能性があるため，計測日ごとにカメラのキャリブレーションを行う方が確実である．床反力計のゼロ点計測は機種によって異なるが，可能な限り1回の計測ごとにゼロ点調節を行う．

③ ソフトウェア上の準備

a. 計測したデータの収集場所の準備：被験者の氏名，身長，体重など必要な項目をソフトウェア上に入力しておく．

b. ソフトウェア上でのセットアップ：カメラのタイプや床反力計の大きさは，あらかじめメーカーが値を入力済みのため，サンプリング周波数*のみを入力する．通常の歩行では50〜100 Hzとする．

c. 計測条件の入力：
・使用機器：3次元動作計測システムのみ計測するのか，アナログデータ（床反力データ）も同時に取るか，ビデオ撮影はするか．
・測定時間：手動で開始・終了を決定するか，一定の時間を計測するか．
・マーカー：使用するマーカーの直径，各マー

---

＊サンプリング周波数とは，1秒間にデータを取り込む頻度を指し，計測する動作で適切なサンプリング周波数は異なる．サンプリング定理では，計測する動作に含まれる周波数の少なくとも2倍以上の周波数で計測しなければ，もとのデータは再現できないと定義されているが，現実には含まれている成分の5倍程度のサンプリング周波数が好ましい．

カーに名前をつけるマーカーセットの設定.
- その他：間引き計測の有無など.
- 自動処理：計測後に3次元化を自動でするか，マーカー名を自動でつけるかなどを設定する.

(3) マーカーの貼り付け
① 種　類

反射マーカーには，さまざまな大きさのものがある（図12-7A）．歩行などの分析では直径9～25 mmのものが一般的である．手指などの微小な動作を計測したい場合には，直径3～4 mm程度の小さなマーカーを選択する．

② 計測着の着用とマーカー貼付方法

反射マーカーの動きがヒトの動きとして計測されるため，マーカーのずれによる影響が生じないよう皮膚に直接マーカーを貼付する，衣服のたるみやしわなどによるずれを防ぐため，動きを制限しないサポーターをつける，動作計測用の計測着を装着するなどの工夫が必要である．またマーカーの振動を防ぐため，マーカーの土台の上からサージカルテープで固定するとよい（図12-7B）．

③ 貼付部位

a. 臨床歩行分析研究会プログラムを用いて関節モーメントを計算する場合

【10点マーカー法】（図12-7C）
- 肩峰：肩峰中央．
- 股関節：大転子中央と上前腸骨棘を結んだ直線上で大転子から1/3の位置．
- 膝関節：大腿骨外側上顆．
- 足関節：足関節外果．
- 第5中足骨骨頭：足関節マーカーと結んだラインが，踵と第2中足骨骨頭と結んだラインと平行になるように貼る．
- ダミーマーカー：自動でマーカー名を割り振る（オートラベル）ときに，左右対称であるとラベル名の間違いが多くなるため，右上後腸骨棘に貼る．

b. 市販ソフトウェアを用いて関節モーメントを計算する場合

VICON Plug-In-Gait 【下肢モデル（16点）】の例

- 上前腸骨棘
- 上後腸骨棘
- 大腿部：膝関節マーカーとDIFF股関節マーカーの直線上で手の振りで邪魔にならない高さの任意位置．
- 膝関節：上述，10点マーカー法と同様．
- 脛部：膝関節と外果を結ぶ直線上で，かつ内果と外果でつくられる直線に対して平行な面の任意位置．
- 外果
- 第2中足骨骨頭
- 踵：後方最突点で第2中足骨骨頭と同じ高さ．

(4) 計測動作の練習

関節モーメントを計算する場合，1枚の床反力計上に左右両方の足が乗らないよう口頭指示し練習を行う．1枚の床反力計上に両足が乗っていると，どちらの足にどの程度の力がかかっているか，力を分解することができない．関節モーメントは，それぞれの足にかかっている床反力をもとに計算するため，両足が乗っている場合は関節モーメントの計算ができなくなってしまう．一方，床反力計2枚を片足で踏んだ場合，それぞれの床反力計で計測した力を合成することができるため，関節モーメントの計算は可能である．したがって，4枚の床反力計を使って歩行を計測する場合は，進行方向に対して左右に並んだ床反力計は踏み越えないように注意する必要があるが，進行方向に対して前後に並んだ床反力計は踏んでも支障がない（図12-8）．

歩行の場合，歩き始めから定常歩行に移行するまで3～4歩が必要とされているため，4歩目以降が計測できるようスタート場所を設定する．歩行速度や歩幅などを規定しない自由歩行の場合は，床反力の踏み分けや歩幅を意識しすぎないで歩けるようになるまで練習を繰り返すとよい．歩行速度を規定する場合は，メトロノームの音に合わせて歩くことができるように十分練習する．

上記のように床反力計の位置によって歩行が制約されるが，被験者がこのことをあまり意識してしまうと自然な歩行が計測できなくなる．最初はスタート位置のみを決めて「前を向いて歩いてく

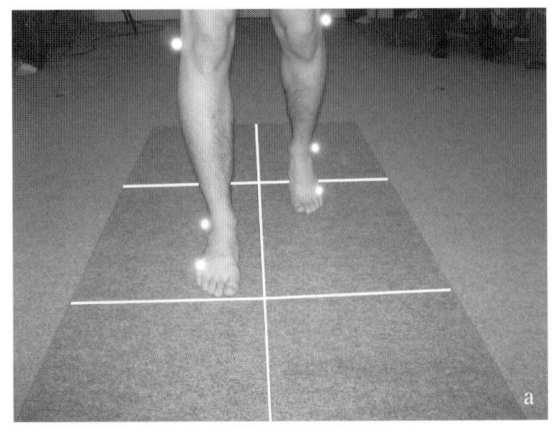

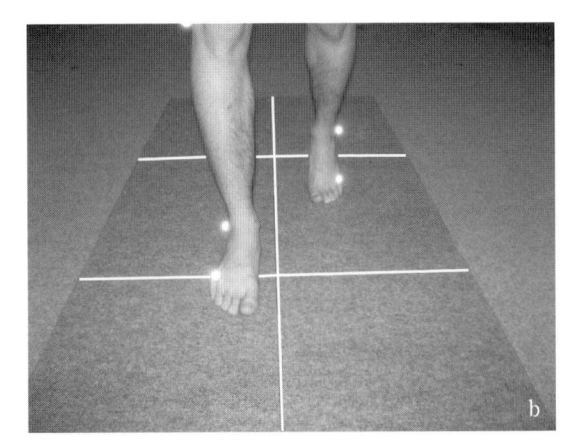

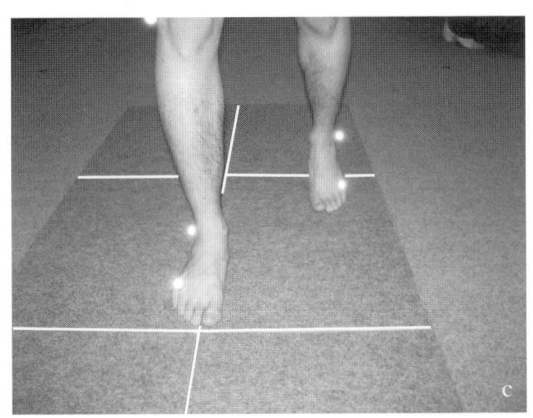

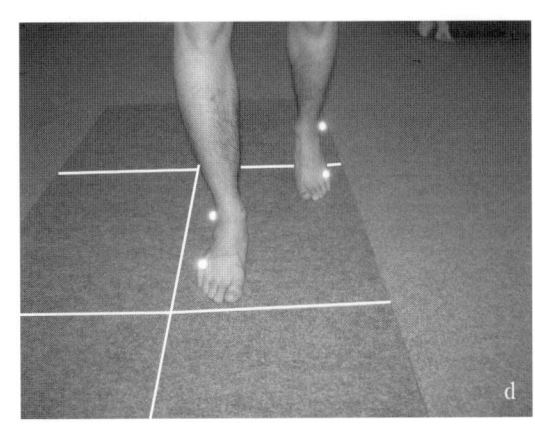

**図 12-8 床反力計の踏み分け**
a. 1枚に1歩，各足の床反力を計測できる．
b. 右足床反力は前後2枚の床反力計の出力を合成して求められる．
c. 右足の爪先が左側の床反力計を踏んでいるのでNG．
d. 1枚の床反力計に両足が乗っているので，各足の床反力を計測できない．

ださい」という指示のみとし，踏み分けが難しい場合は，中央にテープなどでラインを引いて「この線に沿って歩いてください」「中央のラインを踏まないようにして歩いてください」などの指示をするとよい．

### 2）計　測

#### （1）静止立位の計測

動作計測システムでは，マーカー名の自動割り振りをするオートラベル機能がある．静止立位時のマーカー間距離を計測することにより自動割り振りをしているため，おのおのの被験者の静止立位を計測しておく必要がある．静止立位の計測では，マーカーがすべて映っている必要があるため，股関節マーカーが隠れないように手を腰から離し，手のひらを前方に向けて4〜5秒計測するのがよい．計測後は，マーカーが消えていないか確認し，ラベル付けをする．ラベル付けしたファイルを保存した後，静止立位のデータをオートラベルパラメーターとするように設定し，オートラベル機能をONにしておくと，動作計測時・計測直後にはすでにラベル付けされたものが計測画面で確認できる．

#### （2）動作の計測

目的とする動作の計測を行う．計測に慣れない被験者は，動作開始の合図とともに緊張してしまうことが多いため，被験者のペースで動き出してもらうのがよい．なるべくリラックスした環境で計測するためにも，オペレーターが機器の取扱いには十分慣れておく必要がある．片麻痺者など転

倒の危険性がある場合は，オペレーター以外に1名以上の計測補助者が必要である．

　動作計測システムでは，必ずしも同じ方向を進行方向として計測する必要はないが，その後の処理が煩雑になるため，1方向に歩いてもらう方がよい．患者の計測をする場合は，計測ごとにスタート位置までもどってもらうと負担が大きいため往路で計測をし，一度計測を終了して向きを変えてから復路で同様に計測する．

　目的とした動作計測後，計測したデータはソフトウェア上で自動的に3次元化される．3次元化された画像上で，①マーカーは計測空間範囲できちんと映っているか，②床反力のベクトルの位置が適切か，③オートラベルができているかを確認し，保存後，計測を繰り返す．歩行の計測など，上肢の動きで股関節のマーカーがところどころ消えている場合は，後でマーカーの補間をする．消えている期間が長い場合は，補間しても不自然な動きになってしまうことが多いため注意が必要である．

## 4．データ処理の方法（DIFFプログラムを使用した処理）と読み方

　臨床歩行分析研究会では，3次元動作計測システムの機種に依存せず，歩行分析を行う施設間でデータを共有すること，データベース化することを目的に，DIFF（Data Interface File Format）プログラムを作成している．臨床歩行分析研究会会員になると，このプログラムを実費で入手できる（ホームページURL　http://www.ne.jp/asahi/gait/analysis/）．

　DIFFプログラムを活用したデータ処理の流れを図12-9に示す．DIFFプログラムを使用して関節モーメントやパワーなどを算出するためには，①動作計測システム内で行うDIFF変換，②DIFFプログラムを使用した処理という2段階がある．

### 1）DIFF変換

　3次元動作計測システムで計測したデータを，DIFFプログラム使用可能な形式に変えることをDIFF変換という．現在，多くの機種で，DIFF

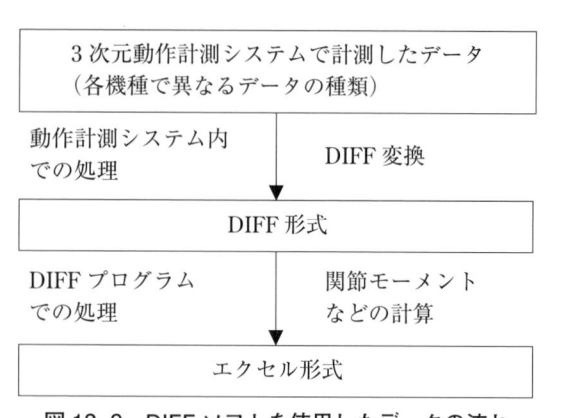

**図12-9　DIFFソフトを使用したデータの流れ**

　3次元動作計測システムで計測したデータは，システム内のソフトを使用して，DIFF形式に変換される．その後，DIFFプログラムでの処理を行うことにより，関節モーメントなどが計算され，エクセル形式に出力される．

変換できる機能を計測ソフト内に組み込んでいる．変換機能を備えていない機種を使用する場合は，一度アスキー形式で出力し，臨床歩行分析研究会の「ASC2DIFF」を使用してDIFF形式に変換する方法もある．

### 2）DIFFプログラムを使用した処理

#### (1) DIFFプログラムを使用した処理の概要

　DIFF変換すると，データファイル（*.da）と被験者情報が含まれたインフォメーションファイル（*.inf）が作成される．この時点でのデータファイルには，マーカーの位置データ（身体の右側の位置データ：G1R，身体の左側の位置データ：G1L）と床反力のデータ（FRF）があるだけである．DIFFプログラムを用いて，これらのデータから関節角度や関節モーメント，パワーなどを計算していく．

　DIFFプログラムには，「計算処理（関節角度，関節モーメント，パワーなど）」，「データ表示」，「データ変換」，「ローパスフィルター」「画像から重心を計算するソフト」などがある．すでに3次元動作計測システムの計測ソフト内でDIFF変換をした場合は，次項で述べる計算処理をした後，次々項で示すようにデータを表示する．

#### (2) 計算処理プログラム「DIFF Gait」

　関節角度や関節モーメントを計算したい場合

4. データ処理の方法（DIFF プログラムを使用した処理）と読み方　151

```
C:¥Diff_prg¥DIFFGAIT¥DIFFGAIT.exe                    _ □ ×
デフォルト［C:¥DIFF_DAT¥］
DIFIGAIT DATA DRIVE NO.(A/B/C/D) & ディレクトリー = C:¥DIFF
DIFFGAIT DATA NO.(YYNNNE) = Filene
    C:¥DIFF¥Filene
DIFFGAIT RUN NO.(999 = GO) =    01
DIFFGAIT RUN NO.(999 = GO) =    02
DIFFGAIT RUN NO.(999 = GO) =    03
DIFFGAIT RUN NO.(999 = GO) =    999
```

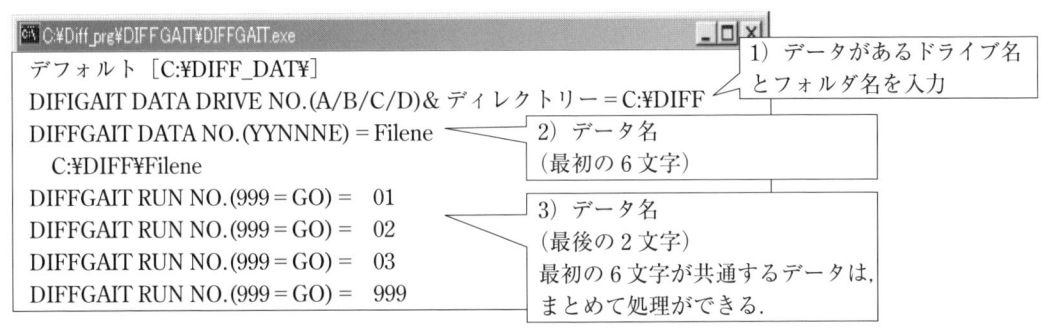

1) データがあるドライブ名とフォルダ名を入力
2) データ名（最初の6文字）
3) データ名（最後の2文字）　最初の6文字が共通するデータは，まとめて処理ができる．

**図 12-10　「DIFF Gait」の入力方法**

　最初は，①データの記録してあるドライブ名とフォルダ名のみを入力する画面である．実際処理したいデータのドライブ名（最初の C：がドライブを示す）とフォルダ名（¥の後ろがフォルダの名前を示す）を入力すると，次に②データ名（ファイル名から通し番号と拡張子を除いた最初の6文字）の部分が表示される．次に，「RUN NO.」に，実際に処理するファイル名の最後の2文字を処理するデータの数だけ入力する（1行に1つ）．最後に 999 を入力し，エンターキーを押すと，自動的に処理が始まる．

は，「DIFF Gait」という計算処理プログラムを使用するとよい．このプログラムは，ローパスフィルター，関節中心計算，関節角度計算，重心計算，静止データ処理，関節モーメント計算，関節モーメントによるパワーの計算をまとめて処理することができる．

　「DIFF Gait」を立ち上げると，図 12-10 のような画面が表示される．図 12-10 に示す順に入力していくと自動的に処理が始まる．このプログラムが終了すると，マーカー位置，床反力データのみであったデータファイル（*.da）が上書きされ，関節角度，関節モーメントなどが計算される．

「DIFF Gait」では，マーカーの3次元位置から関節中心が推定されて上書きされるため，計測されたデータに対して一度のみしか実行できない．処理が正しく行われなかったときのために，「DIFF Gait」をかける前のデータファイルとインフォメーションファイルをコピーして保存しておくとよい．

**(3) データ表示プログラム「Wave Eyes」**

　計算処理が終わったら，DIFF 専用のデータ表示プログラム「Wave Eyes」か Excel を使用してデータの分析を行う．「Wave Eyes」は，①データコンバート，②サンプルデータの取り込み，グ

**表 12-2　Excel に変換されたデータの内容**

| シート名 | シートの内容 |
| --- | --- |
| inf | 被験者情報　被験者の身長・体重など，データ数，静止立位時の角度 |
| FRF | 床反力データ　3分力の床反力と COP（右脚，左脚，両脚合成） |
| G1L, G1R | 位置データ　関節中心の位置データ |
| A1L, A1R<br>S1B | 角度データ　股関節屈伸，内外転，膝関節屈伸，足関節底背屈の角度<br>体幹の前後傾，側方傾斜，回旋角度 |
| COG | 重心データ　重心位置と速度，加速度 |
| M1R, M1L<br>M1B | 関節モーメントデータ　股関節屈伸，内外転，膝関節屈伸，足関節底背屈のモーメント<br>体幹の前後傾，側方傾斜のモーメント |
| TP1, TP2, TP3, TP4 | パワーデータ　パワーのデータを分割して表示 |
| 混合型 | すべてのデータ |

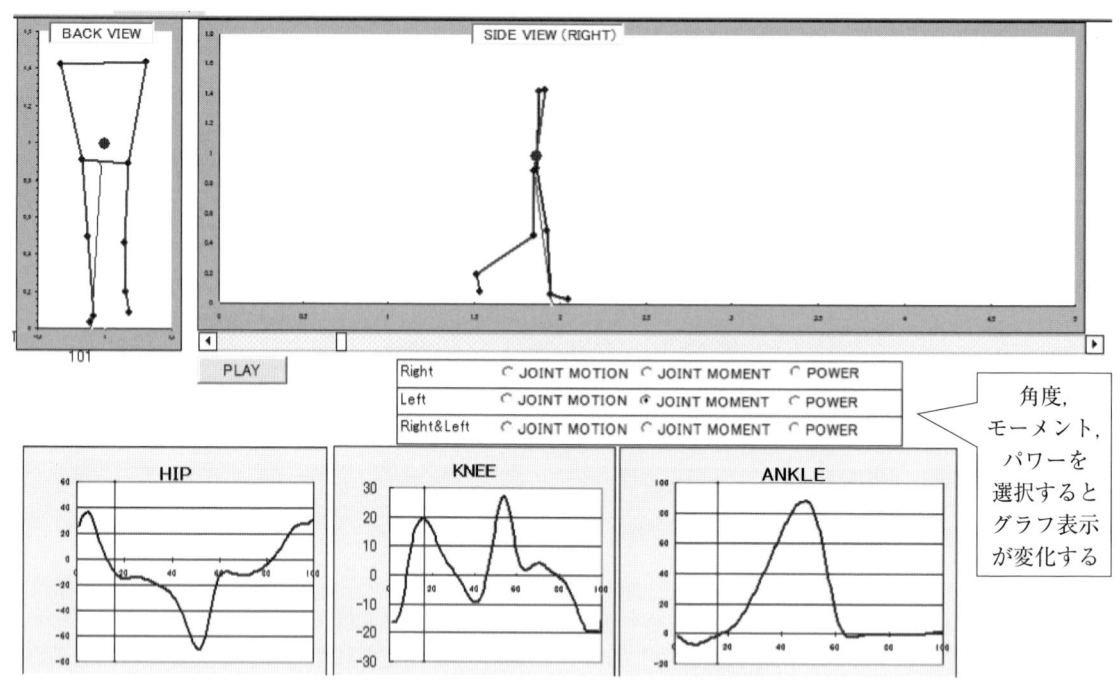

152　第12章　大規模な歩行計測システムによる歩行計測

図12-11　Wave Eyes スティック表示画面

　選択したデータ範囲の前額面，矢状面における動きがスティックで表示される．また同時に，関節角度，関節モーメントもしくは関節モーメントのパワーのグラフが表示され，動きと同時にそれぞれの値の変化を確認することができる．

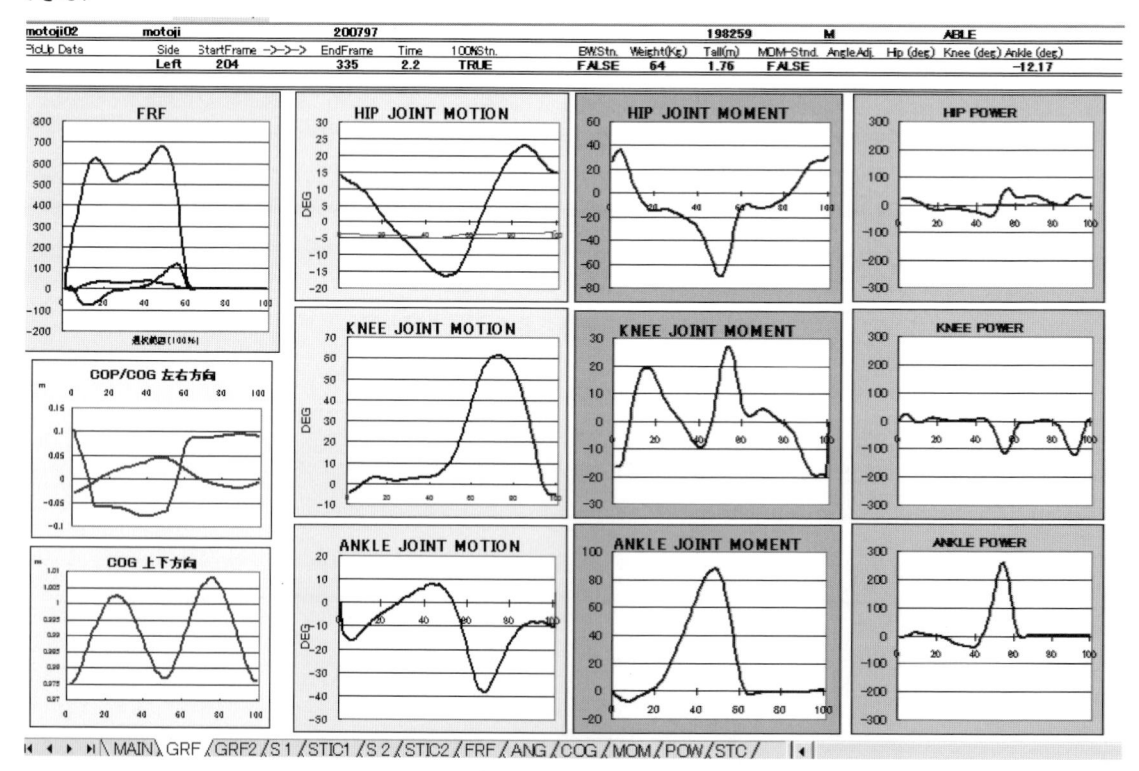

図12-12　「Wave Eyes」グラフ表示画面

　選択したデータ範囲の床反力，COPとCOG，関節角度，関節モーメント，パワーが表示される．表示されたグラフのデータは，FRF，ANG，COG，MOM，POW のシートに分割して書き込まれている．

ラフ描画という2つの機能を備えている.

### ① データコンバートの方法

データコンバートとは，計算処理を終えたDIFF形式のデータをExcelのシートに読み込み，分割してExcel形式で保存する機能である.「Wave Eyes」でExcel形式に変換されたデータは，関節角度や関節モーメント，それぞれのデータに分割されてシートに書き込まれる．各シートの内容を**表12-2**に示す．それぞれの角度の定義や符号などは，臨床歩行分析研究会マニュアルに述べられている．

### ② サンプルデータの取り込み，グラフ描画

「Wave Eyes」は，変換したExcel形式のファイルを読み込み，選択範囲のグラフを描画する機能をもつ．Excel形式に変換されたデータを1つ1つグラフ化してすべてを見ていくのはたいへん労力がいるため，まずは「Wave Eyes」を使用し，グラフとスティックの動きを見ながらイメージを掴むことをお薦めする．「Wave Eyes」の具体的な機能とは，①表示したいデータの初めと終わりを選択し，選択した範囲の時間軸を100%規格化して表示する，②スティック表示を動かしグラフと同時表示する（図12-11），③選択した範囲のグラフ表示をする（図12-12）の3つである．

## 5. データ処理（市販のソフトを活用した処理）の方法と読み方

3次元動作計測システムは，各社とも動作を計測，データ処理し，分析するためのソフトウェアを備えている．ここでは，一例としてVICONを用いて関節モーメントを算出するためのデータ処理方法について説明する．

### 1) VICONデータ処理の概要

VICONで関節モーメントを算出するためには，特定のマーカーセット「VICON Plug-In-Gait」の「下肢モデル（16点貼付, p.148頁参照）」か「全身モデル（38点貼付）」で計測する必要がある．上述のマーカーセットで，①静止立位を計測し被験者情報を入力することにより関節中心が算出され，②動作を計測し関節モーメントを算出，③グラフ表示することにより分析が可能となる．ただし「Plug-In-Gait」は，プレゼンテーション用ソフトPolygonを購入した場合に付属しているソフトであることに注意されたい．

### 2) 関節中心点と関節モーメントの算出

VICONでは，「下肢モデル」か「全身モデル」のマーカーセットを使用した静止立位のデータと，被験者の体重，身長，左右のASIS間距離，下肢の長さ，膝と足関節の幅から関節中心点を算出している．正常に処理されると，ワークスペース上に関節中心点のマーカーが追加される（図12-13）．

静止立位時のデータ処理終了後，動作時のデータを計測する．その後，「Run dynamic gait model」の機能を使用すると，関節角度，関節モーメントが計算される．正常に計算処理されると，Workstationの画面上でそれぞれの角度，関節モーメントのリストが表示され，ワークスペースにはリストと対応したマーカーが表示される．

### 3) データの表示

データの表示と分析には，プレゼンテーション用ソフトPolygonを使用する方法と，Workstation上で書き出したデータをExcelで表示し分析する方法がある．ヒトの動きを分析するためには，グラフのみを眺めていてもイメージが掴みにくいため，スティック表示されたヒトの動きとグラフを同時に見るのがよい．したがって，ここではPolygonを使用した表示の方法について紹介する．

Polygonでは，計測した動作のスティック表示，関節角度や関節モーメント，床反力などのグラフを1画面上で表示でき，動きと合わせて関節角度変化や関節モーメントの変化を確認することができる（図12-14）．計測したヒトの3次元での動きとグラフを繰り返し確認できるため，プレゼンテーション用ソフトとしてのみでなく，詳細な解析をする前の手がかりを掴むためにも有用である．また，計測した動作を複数重ねて表示する機能，文字とリンクさせて動作のスティック表示やグラフを保存することができるため，多くのページをもった1つのレポートとして活用することが

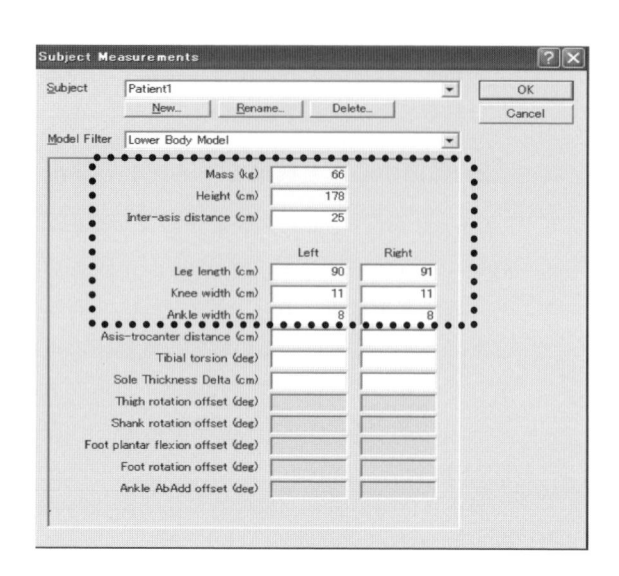

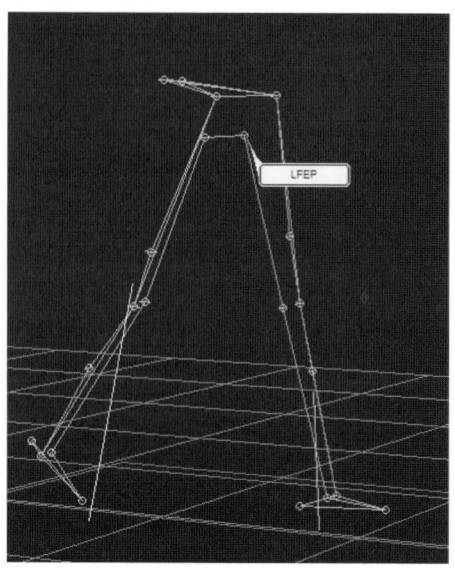

154　第12章　大規模な歩行計測システムによる歩行計測

**図12-13　被験者情報（Subject Measurement）と推定された関節中心**
体重，身長，左右のASIS間距離，下肢の長さ，膝幅，足幅の被験者情報を入力すると，関節中心が推定され，計測画面上で表示される．

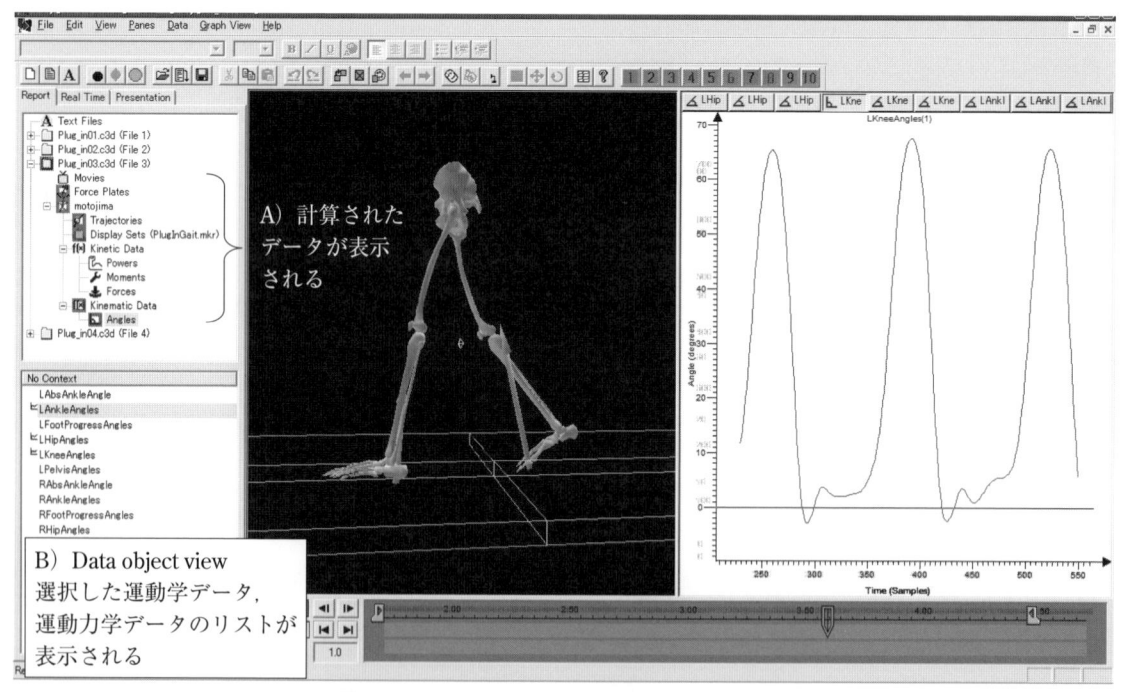

**図12-14　Polygon上での動きとグラフの確認**
計算された関節角度やモーメント，3次元で計測された動きのデータが表示される．

できる．詳しくは，「PolygonによるレポートファイルFファイル作成マニュアル（初級編）For Polygon Software ver. 3.1　インターリハ株式会社」を参考にして欲しい．

# 6. 臨床応用例―片麻痺者の非対称な動きを引き起こしている原因の推察と検証

　関節モーメントは，運動中に生じる筋力を定量的に推定でき，動きが生じる原因を示すために重要なパラメーターである．Olneyらは，歩行時における関節モーメント，関節角度を算出し，片麻痺者の歩行速度低下に関与しているのは，push offの足関節底屈筋群，遊脚前期の股関節屈曲筋群，立脚時の股関節伸展筋群であると述べている．しかし，歩行などの連続した動作の分析をするとき，関節モーメントが健常者と比較して小さいもしくは大きい筋群が，片麻痺者の歩行能力低下の原因とみなしてよいであろうか．身体は関節を介して多数のセグメントで連結していること，歩行周期のある時期の動きがその後の歩行周期に影響を及ぼすことから，関節モーメントが健常者と比較して大きいもしくは小さい筋群が歩行能力低下の原因と推定するのは疑問である．したがって，歩行能力低下をもたらす片麻痺者の非対称な動きの原因を特定するためには，全身の動きを分析し，動きが生じている原因についての仮説を立て，その仮説を検証していくことが必要である．

　ここでは，片麻痺者1例の裸足歩行を分析し，非対称な動きが生じている原因を推察し，装具による改善を試みた．

## 1）症例紹介

　症例は71歳，男性の右レンズ核線条体動脈梗塞による左片麻痺者である．発症から2ヵ月経過し，Brunnstrom Recovery Stageは上肢Ⅳ，手指Ⅳ，下肢Ⅴ，下肢は伸展パターンが優位で下腿三頭筋とハムストリングスの筋緊張はModified Ashworth Scale 2であった．通常は杖を使用せず，内反矯正用の足関節簡易装具を用いており，最大歩行距離は2,000 mと長距離の歩行が可能であった．

## 2）裸足歩行の分析

### (1) 計測方法

　3次元動作計測システムVICON612（VICON社製，カメラ9台），大型床反力計4枚（共和電業製，1,800×600 mm）を使用した．マーカー貼付位置は，DIFF 10点マーカー法を用いて計測した．しかし，DIFFマーカー法では，体幹の動き，骨盤の動きが一体となり，股関節から肩峰までを結んだ1つのセグメントとして定義されてしまう．したがって，詳細な骨盤と体幹の動きを分析するため，胸骨頸切痕直下と第2胸椎棘突起，左右烏口突起，左右ASISとPSISにマーカーを追加し，骨盤セグメントと体幹セグメントを設定した．

　被験者には，「通常どおり」に歩くよう口頭指示し，7歩行周期のデータ収集ができるまで計測を繰り返した．

　データ処理には，臨床歩行分析研究会プログラム「DIFF Gait」，「Wave Eyes」使用し，下肢関節角度と関節モーメント，パワーを求め，「VICON Body Builder Ver. 3.6」を用いてオイラー角で体幹，骨盤角度を算出した．

### (2) 裸足歩行における関節角度，関節モーメント

　もっとも健常者と異なる動きを示したのは体幹，骨盤角度であった．健常者では，体幹と骨盤の回旋は対称的な動きを示し，体幹の側方傾斜は正中位近くで変化は少ない（図12-15）．しかし症例は，麻痺側立脚初期から麻痺側への体幹が回旋，側方傾斜している．また，立脚中期以降，対称的な動きを示すはずの体幹と骨盤は，側方傾斜・回旋とも同じ方向へ回転していた（図12-15）．

　矢状面における下肢関節モーメントとパワーの比較では，片麻痺者は接地直後の足関節背屈モーメント，その後の膝関節伸展モーメント，股関節伸展モーメントが生じないという特徴がみられた．またOlneyらが示すように，立脚後期の足関節底屈モーメントと正のパワーが低下し，足関節底屈筋群の求心性収縮によるpush offが弱い傾向がみられた（図12-16）．

### (3) 仮　説

　裸足歩行における関節角度，関節モーメント，パワーの結果から，以下のように症例の歩行の特徴を説明することができる．

　① 体幹や骨盤の非対称な角度変化．

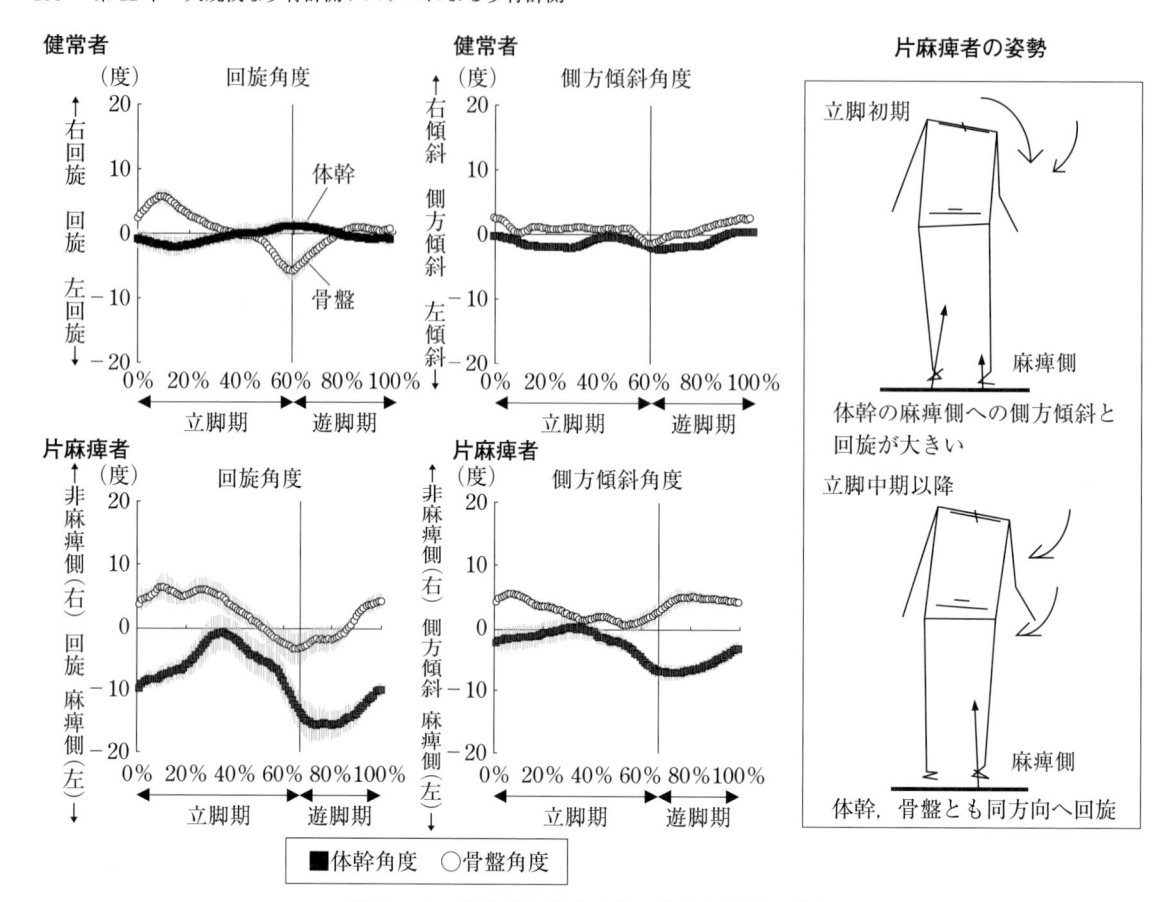

156　第12章　大規模な歩行計測システムによる歩行計測

**図 12-15　健常者と片麻痺者の体幹と骨盤の動き**

　健常者1例と片麻痺者1例の体幹と骨盤角度変化を示す．グラフ横軸は，左下肢接地から次の接地までを100％に正規化した値である．片麻痺者の回旋角度は，麻痺側方向へ振り向く動きが麻痺側への回旋，非麻痺側方向へ振り向く動きが非麻痺側への回旋である．側方傾斜角度は，麻痺側骨盤，肩が下制する方向が麻痺側への傾斜，麻痺側骨盤，肩が挙上する向きが非麻痺側への傾斜である．健常者と比較すると，立脚初期と中期以降に波形の違いがみられた．

　② 立脚初期の足関節背屈筋力，その後の膝関節伸展筋力，股関節伸展筋力の低下．
　③ 立脚後期の足関節底屈筋群などを用いたpush offの低下．

　片麻痺者は，運動麻痺が上肢，体幹，下肢と広範囲に及ぶことから，上述すべての筋力が低下している可能性も考えられる．しかし一方では，本来筋力があるにも関わらず，適切な時期に筋を収縮することができない筋活動のタイミングの不良，拮抗筋の過剰な活動により，筋力をうまく発揮できていないだけの可能性もある．山本らの研究より，片麻痺者は立脚初期に足関節背屈筋群が遠心性収縮をせず，足部の滑らかな接地，下腿の前方回転が生じないことが明らかにされている．

したがって，接地直後に足関節背屈筋群が活動せず，足部の滑らかな接地と下腿の前方回転が生じないため，膝関節伸展筋群，股関節伸展筋群の筋活動のタイミングが不良となっていると仮説を立てた．

　体幹や骨盤の非対称な動きが著明であったことも，体幹筋自体の筋活動が低下していること，不十分な下肢の動きに対する代償動作であることの両方が予測される．本症例は，上肢・下肢の分離運動も可能であり，両側神経支配である体幹筋の活動も保持されている可能性が高いため，体幹や骨盤の非対称な動きは下肢の動きの代償動作であると仮定した．

　この仮説をもとに足関節背屈筋群の補助をする

6. 臨床応用例―片麻痺者の非対称な動きを引き起こしている原因の推察と検証　157

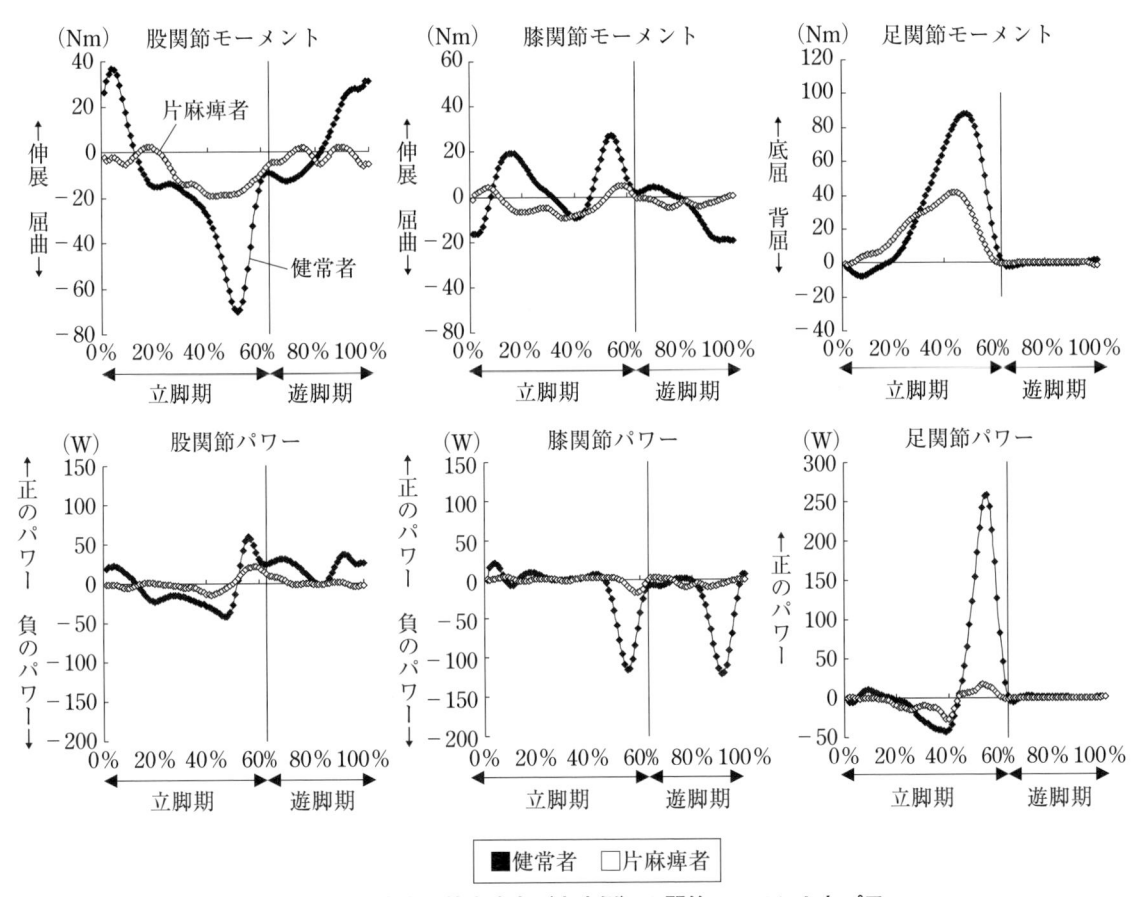

**図12-16　健常者と片麻痺者（麻痺側）の関節モーメントとパワー**

健常者1例と片麻痺者1例の下肢関節モーメントとパワーを示す．グラフ横軸は，左下肢接地から次の接地までを100％に正規化した値である．片麻痺者では，立脚初期の足関節背屈モーメント，膝関節伸展モーメント，股関節伸展モーメントが小さく，立脚後期のpush offが弱い傾向がみられた．

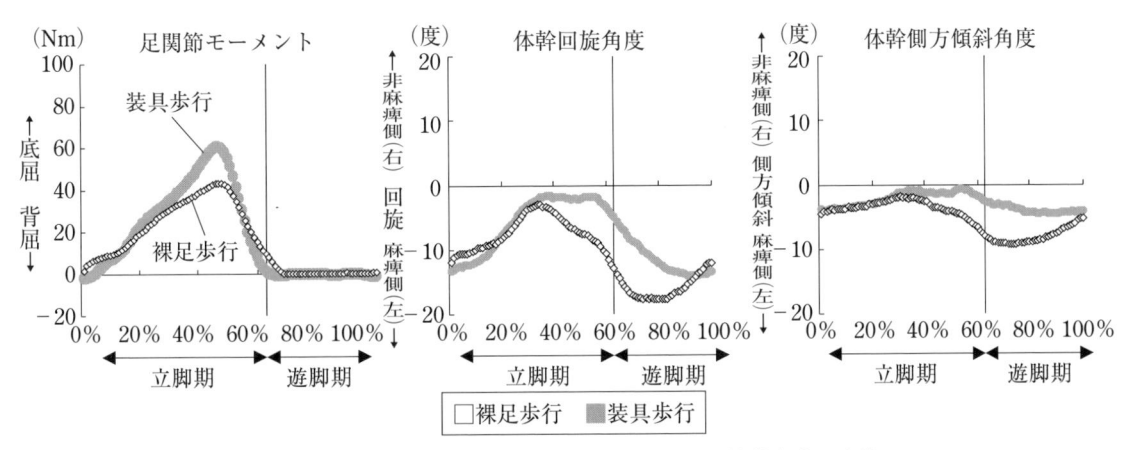

**図12-17　装具歩行による足関節モーメントと体幹角度の変化**

裸足歩行と底屈制動モーメントを付加した装具歩行のグラフを示す．立脚初期に足関節背屈モーメントがみられ，立脚後期の足関節底屈モーメントの増加，体幹回旋角度と側方傾斜角度の非対称性が減少した．

足関節底屈制動モーメントを短下肢装具に付加し，上述の動きが改善するか否かを検証した．装具の底屈制動モーメントの大きさと初期角度は，症例に適切な大きさを決定するため，何種類かの大きさと角度で歩行して，観察者と症例がもっとも歩行が改善すると判断したものに決定した．

### 3) 裸足歩行と装具歩行の比較

装具歩行では，立脚初期に足関節背屈モーメントがみられ，立脚後期の足関節底屈モーメントが増加，体幹角度では立脚後期の体幹回旋角度と側方傾斜角度の非対称性が減少していた（図12-17）．これらのことから，裸足歩行における立脚後期の蹴り出しが減少していたこと，体幹が麻痺側へ回旋，側方傾斜していたことは，底屈筋群や体幹筋群の筋力低下ではなく，立脚初期に足関節背屈筋群が作用しないことにより，身体全体を十分に前方回転できなかったことが原因と推察される．

リハビリテーションにより動作の改善を図るためには，非対称な動きを引き起こしている主原因を明らかにすることが重要である．しかし，3次元動作計測システムで計測した関節モーメントやパワーをみただけでは，非対称な動きを引き起こしている原因を特定することはできない．解剖学，生理学，神経学の知識をもとに，要因の絞り込みを行い，仮説の検証をする作業が必要である．

# 第13章 装具の開発に歩行分析を活用した事例

## 1. はじめに

　脳血管障害後遺症による片麻痺者の歩行は古くから歩行分析の対象であり，数多くの研究が行われている．片麻痺者の短下肢装具（以下，装具）を使用した歩行に限定しても多くの研究が行われているが[1]，その多くは装具なし歩行と装具歩行の比較であり[2,3]，複数の装具間の比較については，継手付と継手なし装具の比較において，継手付で歩行が改善したという結果が得られているのみである[4,5]．一方，片麻痺者の装具について臨床で求められている課題は，どのような状態の片麻痺者にどのような機能をもった装具が適切かを知ることであろう．筆者らはこの課題を解決することを目的として研究を行い，結果として新しい機能をもつ装具を開発するに至った．ここではこの装具開発の過程を紹介する．

　研究のきっかけは，臨床歩行分析研究会の元会長である中伊豆リハビリテーションセンター元センター長の故窪田俊夫先生からのご依頼であった．窪田先生はリハ医として多くの片麻痺者に装具を処方されていたが，その過程で疑問をもたれたという．すなわち「装具は患者さんにとって身体の一部として使用するものなのに，医師や理学療法士，義肢装具士の主観によって硬さを決めている．視力検査によってめがねの度数を決めるように，歩行分析によって個々の患者さんに適した装具の硬さを決める基準をつくれませんか」というのが，ご依頼の内容であった．この研究を始めた1987年当時は靴べら式装具が主流であったため，主に靴べら式装具を想定して研究を開始し，多くの片麻痺者の歩行計測をとおして「最適な装具とは何か」を追求する研究を行った．その結果，装具に必要な機能がある程度明らかになり，必要な機能をもつ装具が世のなかに存在しないことがわかった．そこで，1997年ごろから装具の開発を始め現在に至っている．本稿ではこの過程でどのように歩行分析を使用してきたかを中心に述べる．

## 2. 装具の機能を知る

　各片麻痺者に適した装具の機能を明らかにする

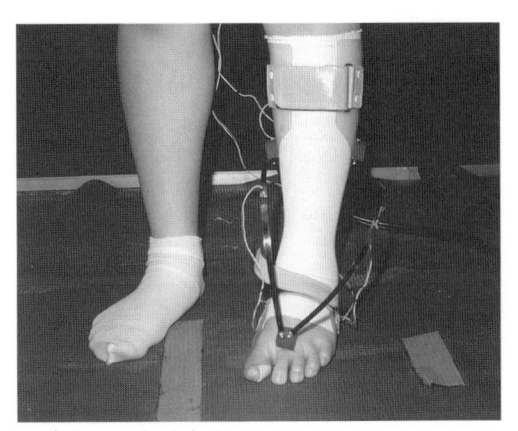

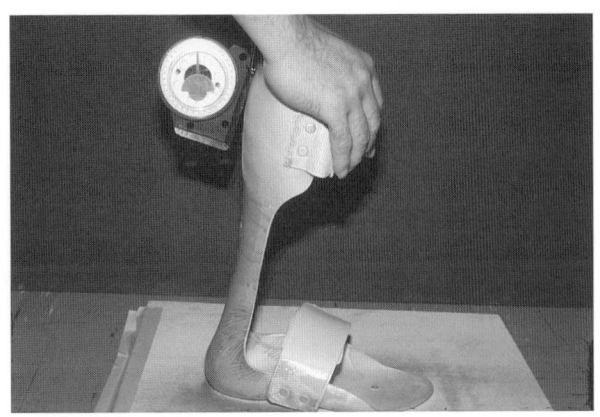

a. 歩行中の変形計測　　　　b. 応力塗料を使用した計測

図13-1　靴べら式装具の計測

160　第13章　装具の開発に歩行分析を活用した事例

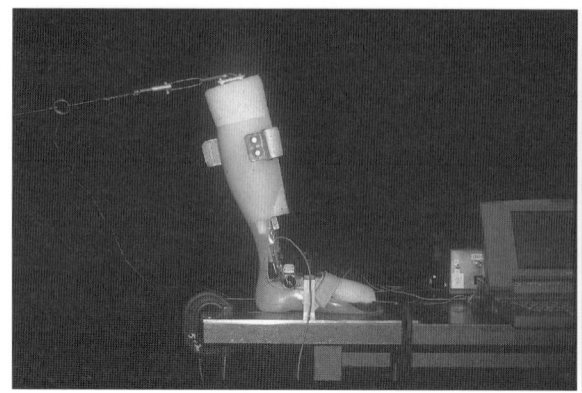

a. 手動計測装置を使用した計測　　　　b. 筋力訓練装置を使用した計測

図 13-2　装具の可撓性計測

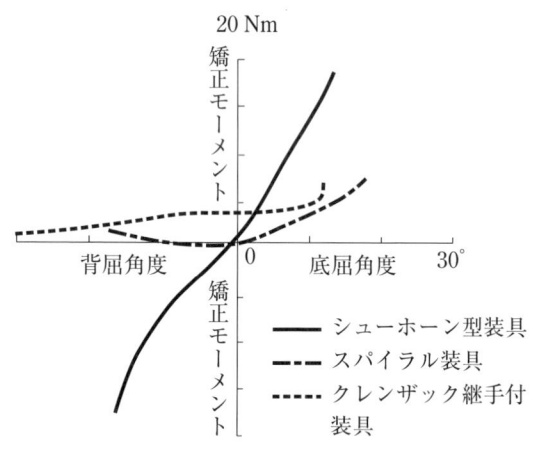

図 13-3　各種装具の可撓性計測結果

図 13-4　装具を含む下肢の剛体リンクモデル

ためには，装具自体の機能分類と装具と使用者を組み合わせた効果を知る必要がある．まずもっとも多く使用されている靴べら式装具を対象に，歩行中に装具がどのように変形しているか，装具にはどのような力が加わるかを調べた．板ばねと歪みゲージを使用した手づくりの計測装置を使用して歩行中の装具の変形を調べ，一方で応力塗料や有限要素法を使用して靴べら式装具の変形と応力について分析した（図 13-1）[6]．しかし，靴べら式装具に特定した計測結果からは他の装具に応用できる結果を得ることはできず，根本的な解決には至らなかった．

そこで次に，各種装具を対象に装具自体の機能がどのように現されるかについて検討した．プラスチック一体型の継手なし装具あるいは継手付装具に関わらず，歩行中の装具は変形することによって矯正力を発生する．この矯正力の大きさが装具の硬さであり，装具の機能を現すと考えた．そこで，装具が変形したときの矯正力の大きさを計測することを考え，図 13-2 に示す計測を行った．図 13-2a は装具をワイヤーで引くことによって，そのときの力と変形角度を計測する自作の装置である[7]．計測する装具には義足下腿部と足部を装着したが，スパイラル装具のように非常に軟らかい装具では身体に装着した際と異なる変形がみられた．そこで図 13-2b に示すように，筋力訓練装置を使用して装具を身体に装着した状態での計測を試みた[8]．この方法では，装置によって強制的に足関節底背屈を行い，そのときの足関節角度と装具の矯正力の大きさを抵抗モーメントとして計測した．この装置を使用した計測結果の例を図 13-3 に示す．この計測によって底背屈両方向の動きに対する抵抗モーメントを計測することができ，各種装具の機能の比較をすることが可能

3. 装具歩行の分析　161

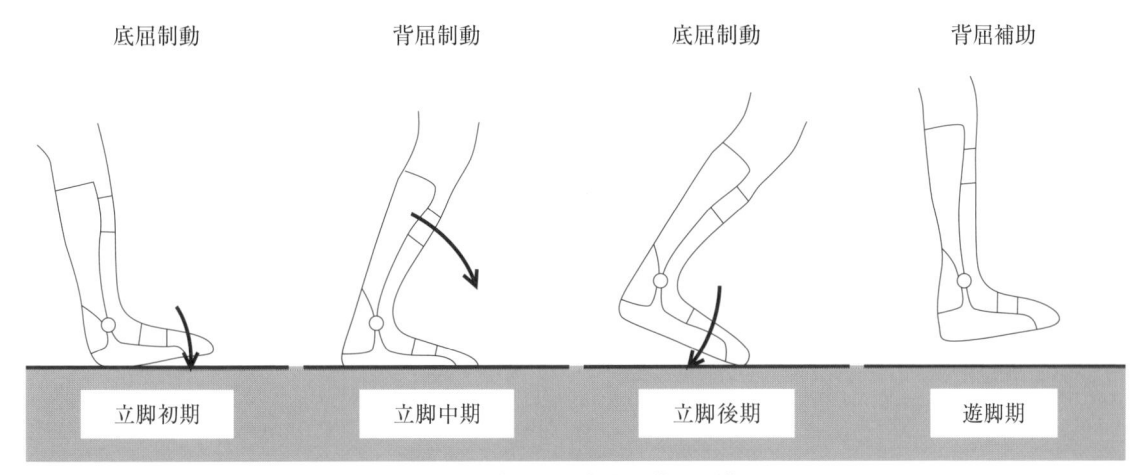

底屈制動　　　　　　背屈制動　　　　　　底屈制動　　　　　　背屈補助

| 立脚初期 | 立脚中期 | 立脚後期 | 遊脚期 |

図13-5　歩行1周期中の装具の働き

## 3. 装具歩行の分析

前述のように装具自体の機能の客観的比較は可能となったが，これはめがねの処方でいえばレンズの度数である．どの使用者にどの硬さが適切かを知ることが次の課題であった．そこで次に，装具の矯正力が身体に及ぼす影響について剛体リンクモデルの運動方程式によって検討した（図13-4）[9]．装具の矯正力は足関節周りのモーメントとして作用し，膝関節より近位の関節については矯正モーメントが直接的には作用しないことを明らかにした．さらに歩行1周期中に装具がどのような矯正力を発生するかを考えた．靴べら式装具を想定すると，歩行中の装具の働きは図13-5に示すようになる．すなわち，立脚初期に装具は底屈方向に変形して元に戻ろうとする矯正力を発生する．これは底屈の動きに対する制動の力である．立脚中期には装具は背屈方向に変形して，背屈に対する制動の力を発生する．立脚後期に装具は再び底屈方向に変形して矯正力を発生し，遊脚期には足関節をほぼ中立位に保持している．これらの矯正力の大きさを定量的に明らかにするための計測を実施した．

歩行中に装具が発生する矯正力を直接計測することは困難であったため，最初は靴べら式装具を使用して歩行中の装具の変形を計測し，これとは別に計測した変形量と矯正モーメントの関係から歩行中に装具が発生している力を推定した．しかし，この方法で硬さの異なる装具を使用した計測を行うには，被験者ごとに複数の靴べら式装具を製作する必要があり，計測に多くの手間がかかった．そこで，底背屈方向それぞれの硬さを簡便に調節できる計測用装具を作成した[10]．図13-6に計測用装具の3号機を示す．計測用装具では継手

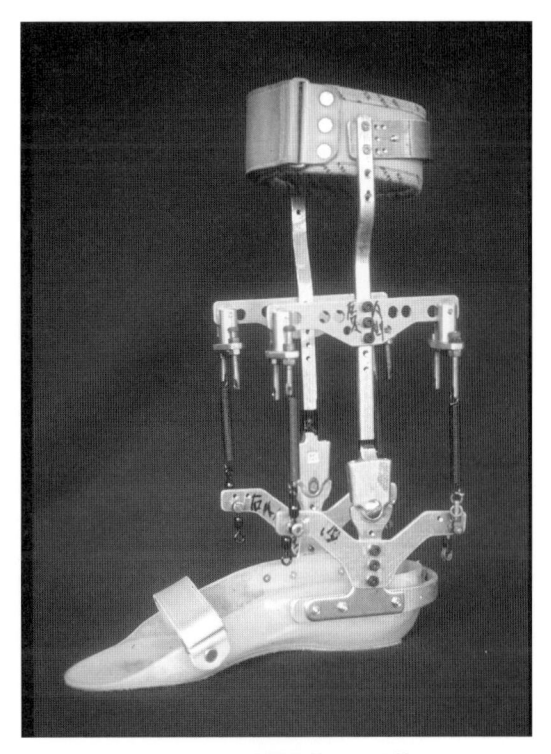

図13-6　計測用装具3号機

162　第13章　装具の開発に歩行分析を活用した事例

$$M = Ff \times Lf - Fr \times Lr$$

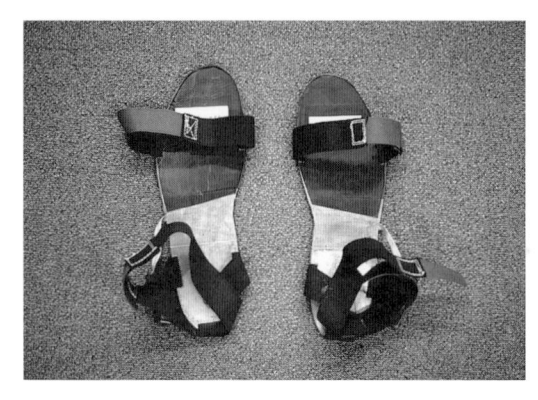

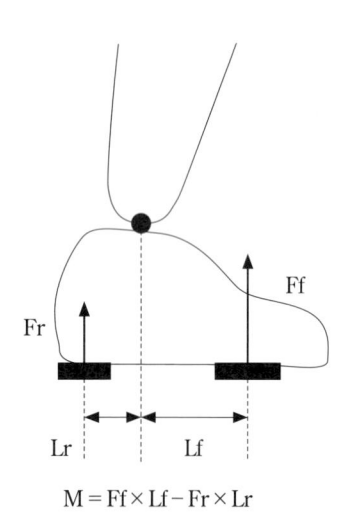

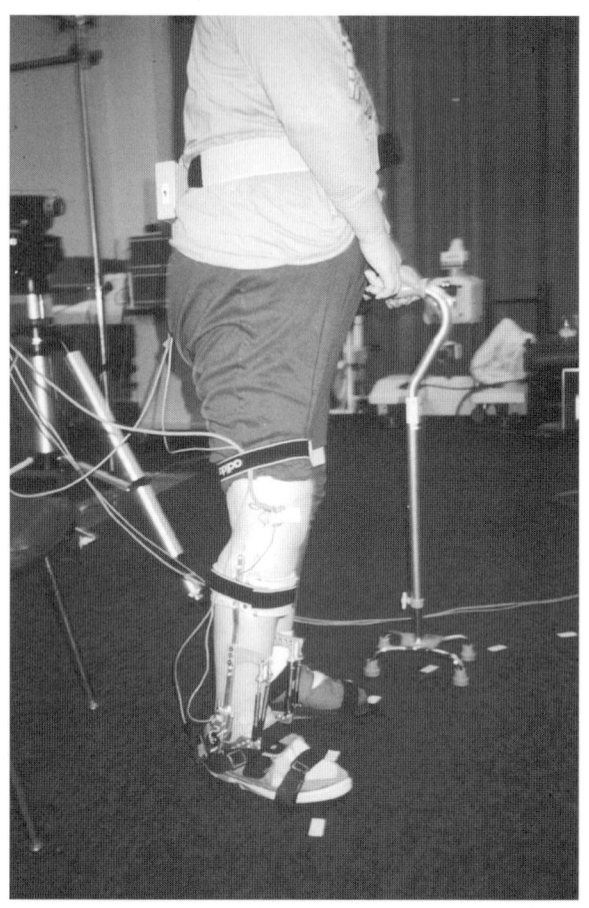

**図 13-7　計測用装具を使用した片麻痺者の歩行計測**

前方と後方のばねをそれぞれ交換することによって，両方向の変形に対する硬さを個々に調節することができる．また，ばね初期長の調節により矯正力が発生し始める足関節初期角度も調節可能とした．歩行中の装具の変形は足継手に組み込まれた電気角度計で計測される．さまざまなばねの組み合わせによる足関節角度変化と，発生する矯正モーメントの関係をあらかじめ計測しておき，歩行中の足関節角度変化のデータより歩行中に装具が発生している矯正モーメントを推定することが可能となった．

このようにして求められた装具の矯正力は，足関節周りのモーメントとして表される．これとは別に足関節周りの関節モーメントを求める必要がある．図 13-4 に示したように，足関節周りでは床反力によるモーメントと，筋力による関節モーメントと装具の矯正力によるモーメントの和が釣合っている．このため歩行中の床反力によるモーメントを計測することができれば，矯正力によるモーメントを差し引くことにより筋力による関節モーメントを知ることができる．歩行計測では，床反力によるモーメントを手づくりの足圧計測器で計測した（図 13-7）[11]．足圧計測器は，薄いスポンジを挟んだ銅製の板に力が加わることにより静電容量が変化することを利用して，板に垂直な力の大きさを計測するものである．足部の前後2箇所に取り付けたセンサーの出力から，以下の式を用いて近似的に足関節周りのモーメントを計算した．

$Ma = Ff \times Lf - Fr \times Lr$

　Ma：足関節周りのモーメント
　Ff：前部センサーの出力
　Fr：後部センサーの出力
　Lf：足関節中心から前部センサーまでの

水平距離（一定値）
Lr：足関節中心から後部センサーまでの水平距離（一定値）

この計測器によって立脚遊脚時間など歩行時間因子の計測が可能である．この他，身体に装着した電気角度計により歩行中の足関節角度と膝関節角度，足部につけた紐の長さ変化によって歩幅，歩行速度の計測を行った．計測の様子はすべてビデオカメラで撮影した．

この計測の目的は，個々の片麻痺者に適した装具の硬さを知ることである．種々の硬さの装具を模擬するために，計測用装具のばねをさまざまに変えて100名以上の片麻痺者の歩行計測を行った．結果として得られたデータより，最適な硬さを見つけることを試みた．100名以上の足関節角度，膝関節角度，足関節モーメントのグラフを見ながら，最適な硬さを示すパラメーターを探索した．データのピーク値やピーク値の起こるタイミングなどを抽出して，最適な硬さの装具ではいずれかのデータが最大あるいは最小になると予想して分析を行ったが，そのような結果は得られなかった．そこで，あらためて計測場面のビデオを詳細に見ることにした．ビデオにはばねの硬さを変えた歩行ごとに被験者に対して感想を聞く場面が録画されていたため，その感想と歩行の様子を時間をかけて観察した．

その結果，片麻痺者本人が歩きやすいと感じた硬さで共通した歩行が行われているわけではないことに気がついた．たとえば，歩行中に膝関節が過伸展する片麻痺者では伸展の度合いが小さくなることが歩きやすさを反映し，膝関節屈曲位で歩行する場合には屈曲が減少することが歩きやすいと判断されていることがわかった．これは当然の結果であるが，グラフなどのデータのみを見ていては気づかない視点であった．そこで，片麻痺者本人が歩きやすいと感じたときには何が起こっているかという観点でデータを見直したところ，装具に必要な機能が浮かび上がってきた．

本人がもっとも歩きやすいと感じた条件では歩行速度が大きくなる傾向を示したが，歩行速度のデータのみでは装具に必要とされる機能を明らかにすることはできない．歩きやすいと感じたとき

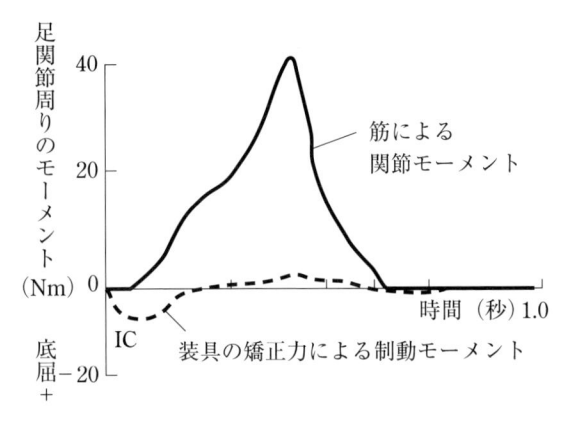

図13-8　歩行1周期中の足関節周りのモーメント

の足関節周りのモーメントの例を図13-8に示す．図の横軸は麻痺側の初期接地を起点とした歩行1周期時間であり，縦軸は足関節周りのモーメントを筋力による関節モーメントと装具の矯正力によるモーメントに分けて示す．健常者では立脚初期には背屈筋の活動によって背屈方向の関節モーメントを発生するが，片麻痺者ではこれが困難であり，この部分のモーメントは装具の矯正力によるモーメントで補われている．立脚中期から後期にかけては関節モーメントと矯正力によるモーメントがともに発揮される．遊脚期に爪先を持ち上げるためのモーメントは非常に小さい．これらの結果より，装具の重要な機能は，立脚初期の背屈筋の遠心性収縮を補助することによって踵接地から滑らかな足底接地をつくり出すことであることがわかった（図13-9）．

さらに，この機能のために必要な矯正モーメントの大きさは使用者の状態によって異なることが明らかになった．立脚中期から後期にかけての背屈方向の制動モーメントについては従来から論議の対象であり，底屈筋の機能低下を補うために必要という意見[12]と足関節の動きを阻害するという意見がある[13]．筆者らの計測結果では，背屈方向の制動を付加した装具は歩きにくいと評価する場合が多かった．遊脚期のトウクリアランスをとることは装具の重要な機能であるが，このための矯正モーメントは立脚初期に必要な値と比較して非常に小さいことが明らかになった．

164　第13章　装具の開発に歩行分析を活用した事例

底屈制動の大きさを
使用者に合わせて調節

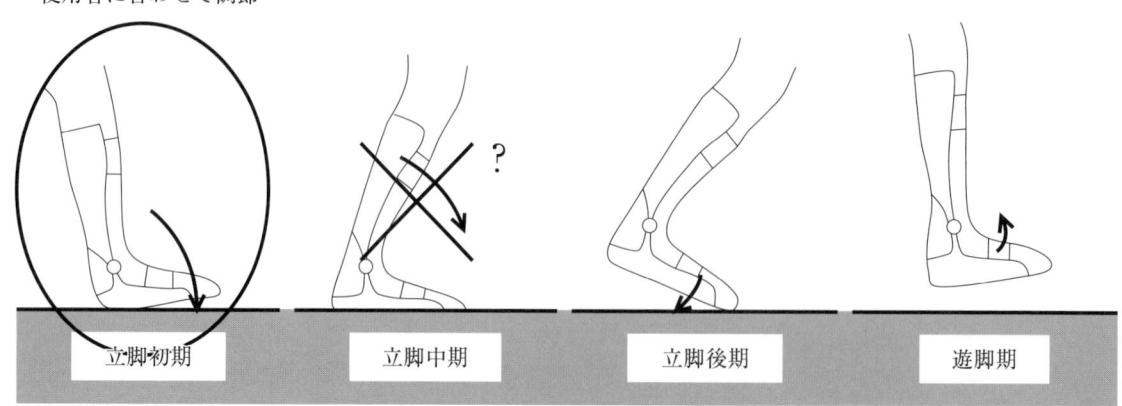

立脚初期　　　立脚中期　　　立脚後期　　　遊脚期

図13-9　歩行1周期中の装具に必要な機能

## 4. 装具の開発

　以上の結果より，片麻痺者のための装具に必要な機能を以下のようにまとめることができた（図13-10）[14]．

① 装具の足継手軸は生体の足関節軸とできる限り一致させ，内がえし，外がえし方向に対してある程度の矯正力をもつ．

② 足関節初期角度は底屈に対する矯正モーメントが作用し始める足関節角度であり，中立位から背屈10°の範囲で調整可能とする．

③ 初期角度から背屈方向へ足継手は無抵抗に回転する．

④ 初期角度から底屈方向の動きに対しては装具は矯正モーメントを発生し，その大きさは足継手10°の回転に対して5〜20 Nmの範囲で調節可能とする．

　既存の装具でこれらの条件を満たすものが存在しないため，上記条件を開発仕様として装具の開発に着手した．

　最初に開発したのはばねを使用した装具，DACS AFOである（図13-11a）．矯正モーメントの調節は4種類のばねを交換することによって行われた．DACS AFOによって片麻痺者の歩行が改善されることが明らかになったが，必要とされる矯正モーメントを発生させるためには，従来の装具のばねの5〜10倍の強さが必要であった．

底屈方向には制動を受けながら可動する．制動の大きさは5〜20 Nm/degで調節

制動が利き始める角度を背屈0°〜10°の範囲で調節

背屈方向へ自由に可動

足継手軸は生体の関節軸に一致

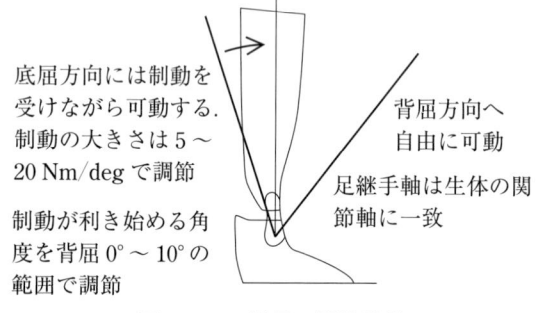

図13-10　装具の開発仕様

これは，従来の装具は遊脚期の爪先を持ち上げるためにばねを使用していたが，DACS AFOでは立脚初期の麻痺側に徐々に荷重していく時点での矯正を目的としたためである．この結果，装具自体が大きく重くなり，片麻痺者および医療関係者の受け入れは困難であった．次に開発したのが，油圧ダンパーを使用した装具，GaitSolution（以下，GS）である（図13-11b）[15]．油圧ダンパーは小さい部品で大きな矯正モーメントを発生することができるために装具の小型化が可能となり，ダンパー上部のねじの回転によって装具を装着した状態で矯正モーメントの大きさを調節できるようになった．図13-11cはGSと同じ機能をもち，デザインを改良したタイプ（GSデザイン）である．GSデザインでは，歩行補助以外の点に着目して装具の上からの靴の履きやすさ，装具自体の装着のしやすさなどの改良を行った．

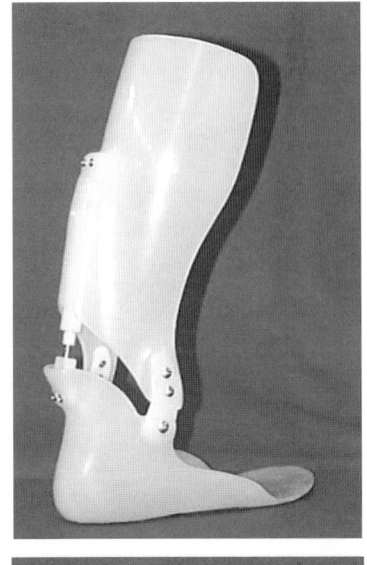

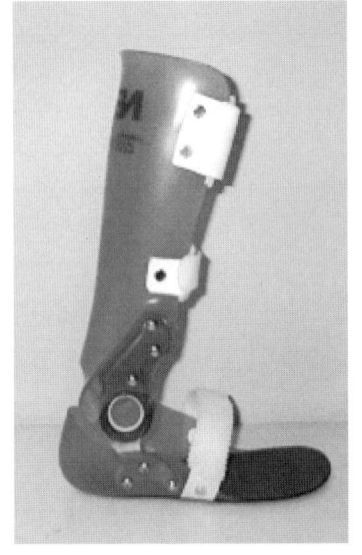

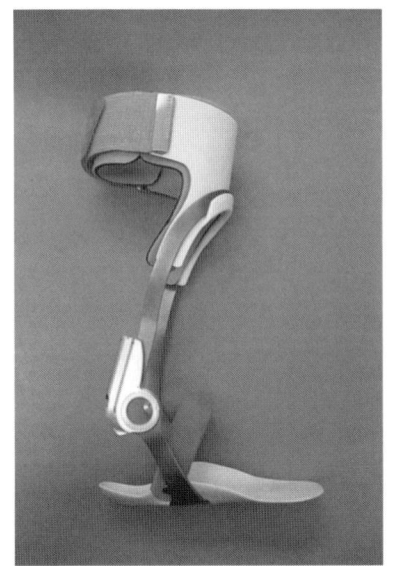

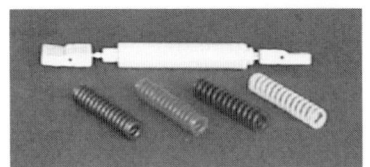

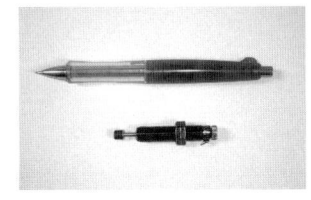

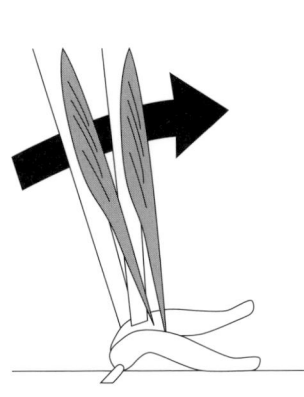

a. DACS AFO　　　　　　b. GaitSolution　　　　　　c. GS-Design

図 13-11　開発した装具

背屈筋群
遠心性収縮

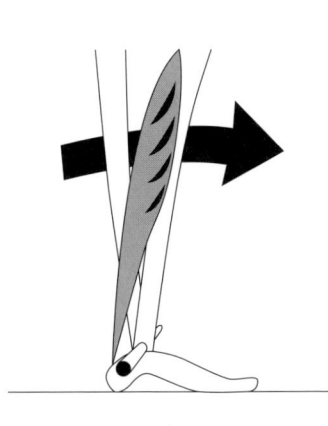

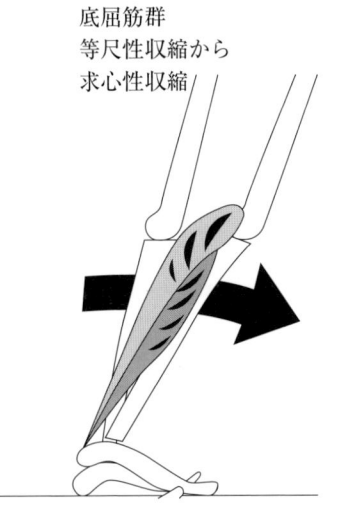

底屈筋群
遠心性収縮

底屈筋群
等尺性収縮から
求心性収縮

踵ロッカー　　　　　　　足関節ロッカー　　　　　　前足部ロッカー

図 13-12　健常者の歩行―立脚期の3つのロッカー機能と筋活動
（文献 17）より引用改変）

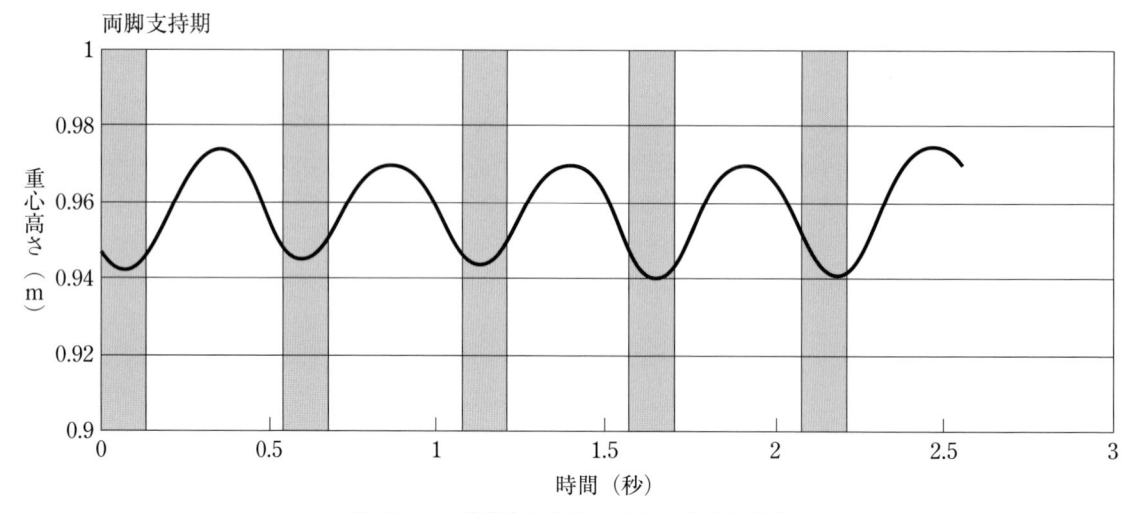

図13-13 健常者の歩行中の重心高さの変化

表13-1 被験者情報

|  | 症例1 | 症例2 |
|---|---|---|
| 年齢・性別 | 77歳, 男性 | 66歳, 女性 |
| 疾患名 | 脳梗塞 | 脳出血 |
| 麻痺側 | 右 | 左 |
| 下肢 Br.Stage | IV | IV |
| 発症からの期間 | 12ヵ月 | 2ヵ月 |

## 5. 歩行分析による装具の効果

　開発された装具は片麻痺者の歩行を大きく改善することができた．装具による補助は足関節に対して局所的に行われ，とくに上記仕様に基づく装具の補助は歩行1周期中の立脚初期の短い時間に行われる．しかし，装具による適切な補助によって歩行周期全体にわたって身体の動きを改善することができた[16]．これは，適切に調節された装具は局所的な動きの改善のみならず床面に対する身体のアライメントを改善し，その結果として起こる床反力の変化によって身体全体の動きを変えていくためであると考えられる．J. Perryによる歩行理論では，健常歩行の特徴は立脚期の3つのロッカー機能であるといわれている（図13-12）[17]．すなわち，立脚初期の踵を中心とした回転である踵ロッカー，立脚中期の足関節を軸とした足関節ロッカー，後期の前足部ロッカーである（図13-12）．これらはそれぞれ背屈筋の遠心性収縮，底屈筋の遠心性収縮，底屈筋の求心性収縮で行われる．これらの3つのロッカー機能によって，健常者の歩行中の重心は単脚支持期に高く両脚支持期に低くなり，重力を利用した効率的な歩行を実現している（図13-13）．開発した装具は，踵ロッカーにおける背屈筋の遠心性収縮を補助するものである．

　装具による歩行の改善をデータで示すためには，局所的な動きでなく身体運動全体を見ることが適している．そこでここでは3次元動作計測装置を使用した．ここでは表13-1に示す2症例の結果を示す．

　症例1の装具なし歩行と装具を使用した歩行時の重心の上下方向位置の時間変化を示す．図13-14aの装具なし歩行では，非麻痺側立脚期に重心が過剰に上昇し，麻痺側の立脚期に上昇していない．非麻痺側立脚期の重心の過剰な上昇は麻痺側遊脚期の分回しの影響によるものであり，麻痺側立脚期に重心が上昇しないことはこの時期にロッカー機能がみられないことを示している．また，このグラフより片麻痺者の装具なし歩行では健常歩行と比較して両脚支持期が長く，とくに麻痺側接地時の両脚支持期が非常に長いことがわかる．これは麻痺側への荷重移動が適切に行われていないことを示している．症例1が装具を装着した際の重心上下動を図13-14bに示す．重心高さの左

## 5. 歩行分析による装具の効果　167

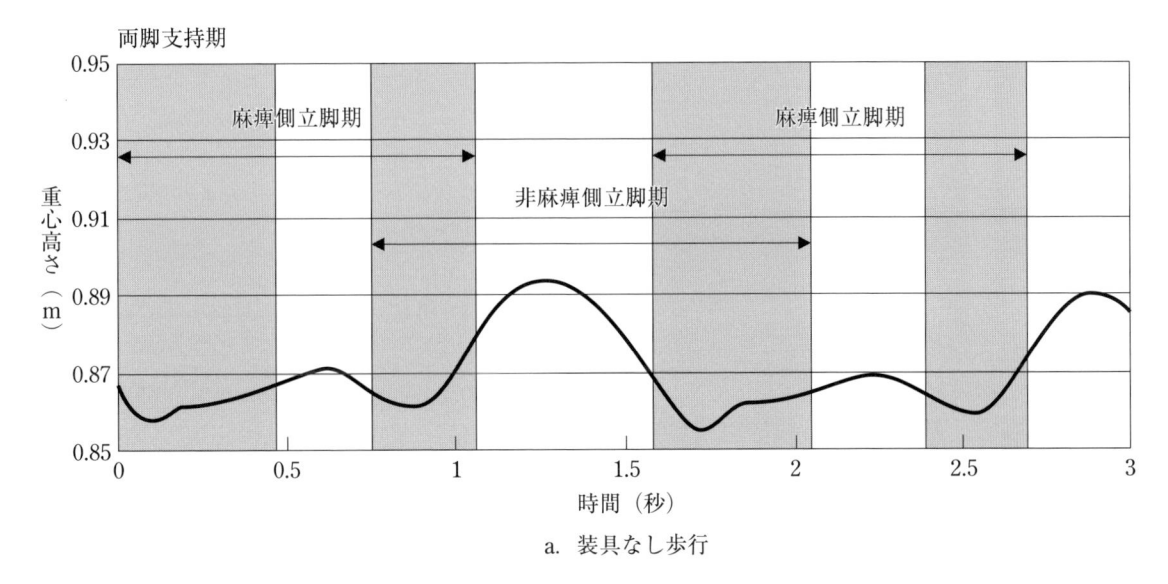

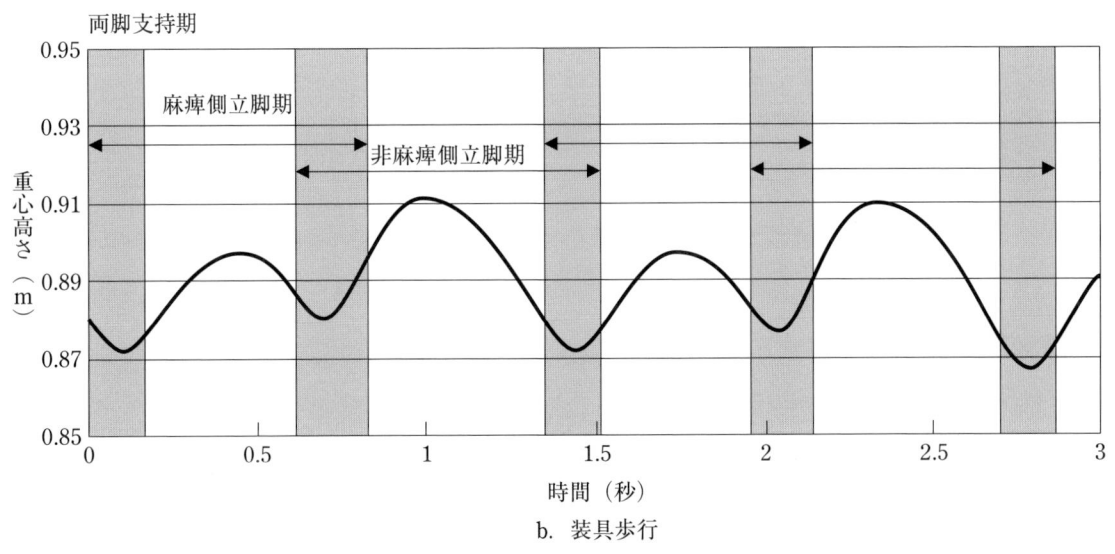

**図13-14　症例1の歩行中の重心高さの変化**

a. 装具なし歩行

b. 装具歩行

右差はいまだにみられるものの，麻痺側立脚期の重心の上昇が改善されていることがわかる．また，麻痺側接地時の両脚支持期も大幅に短縮している．このことは装具によって麻痺側接地時の踵ロッカーを補助する機能が適切に作用していることを示している．

症例2では，底屈方向に制動をかけながら可動する装具（GS）と，底屈を止めた装具を装着した歩行を比較した．ある角度で底屈を止める装具は，従来から広く使用されているタイプである．両方の装具とも背屈方向には足継手は自由に可動する．装具による歩行の違いは主に股関節の進行方向移動で見ることができる．両者のスティックピクチャーを**図13-15**に，股関節モーメントを**図13-16**に示す．スティックピクチャーでは床反力ベクトルに対する股関節の位置を明らかにするために，床反力ベクトルを通常より大きな倍率で表示してある．底屈方向に可動する装具と底屈を止めた装具を比較すると，底屈を止めた装具では立脚初期から後期まで股関節が比較的後方に位置し，立脚後期になっても股関節が床反力ベクトルの後ろに位置している．これに対して底屈を許す装具では，股関節の前方移動が起こり立脚中期には股関節が床反力ベクトルの前方に位置してい

168　第13章　装具の開発に歩行分析を活用した事例

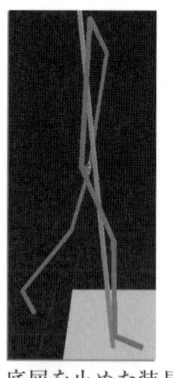

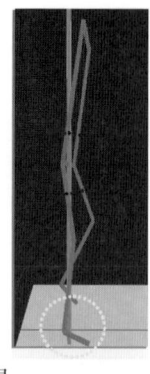

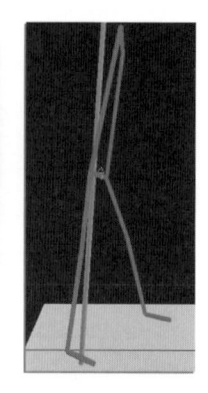

底屈を止めた装具

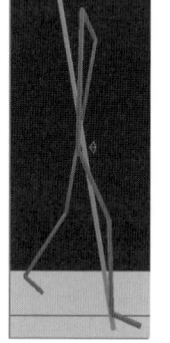

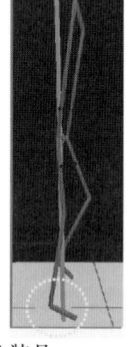

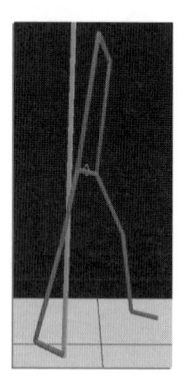

底屈方向に可動する装具

**図 13-15　症例 2 の麻痺側立脚期のスティックピクチャーと床反力ベクトル**

見やすくするために床反力の倍率を大きく，左右を反転して表示してある．

ることがわかる．床反力ベクトルが股関節の前方を通る際には股関節では伸展モーメントが発生し，後方にある場合には屈曲モーメントとなる．健常者の歩行で見られる立脚後期の股関節屈曲モーメントは遊脚期に向けて大腿を振り出すために有利である．この結果から，症例 2 では立脚初期の底屈を止める装具でいわゆる「腰が引けた」歩行となっているが，底屈を許すことでこれが改善されたことがわかる．立脚初期の短い時間に足関節周りに作用する装具の矯正モーメントが，歩行周期全体にわたって身体の動きに影響することを示すことができた．

## 6. おわりに

以上のように，歩行分析によって片麻痺者のための装具に必要な機能を明らかにし，開発された装具による歩行の改善を歩行分析によって示した．前者は主に局所的な動きや力を見るために身体に装着する計測器を使用し，後者では全身の動きを見るために 3 次元動作計測装置を使用した．これらの計測から筆者が学んだことは，歩行分析は「何がよいか」を見つけるために行うものではなく，「よいと判断されたときに何が起こっているか」を知るためのものだということである．「何がよいか」は使用者および医療関係者の総合的な判断によるべきであり，歩行分析のデータのみから良し悪しの判断をすべきではないと考える．「よいと判断されたときに何が起こっているか」を知ることによって，さらによくするにはどうしたらよいかを探ることができる．歩行分析の得手不得手を知ったうえで，さらに臨床に応用されることを期待している．

DACS AFO の開発はテクノエイド協会の研究助成金，GS および GS-Design の開発は新エネルギー総

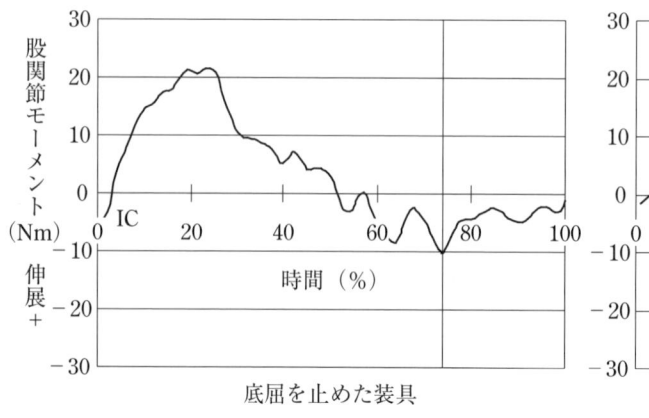

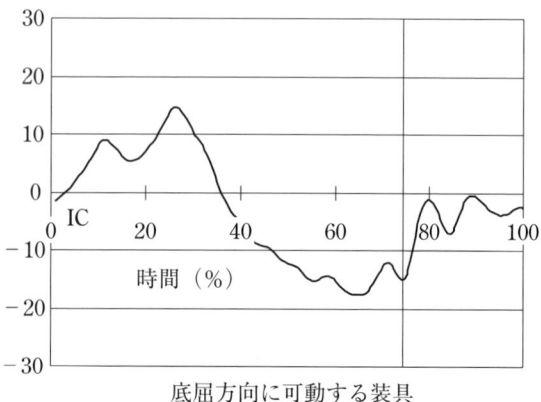

底屈を止めた装具

底屈方向に可動する装具

**図 13-16　症例 2 の歩行 1 周期中の股関節モーメント**

合技術開発機構（NEDO）の研究助成金によって行われた．

## 文 献

1) 山本澄子：下肢装具のEBM．講座：義肢装具のEBM, 日本義肢装具学会誌, 21 (4)：239-247, 2005.
2) Tyson, F. et al.：The effect of a hinged ankle foot orthosis on hemiplegic gait : Objective measures and user's opinions. Clin Rehabil, 15：53-58, 2001.
3) Hesse, S., Luecke, D., Jahnke, M., Mauritz, K.：Gait function in spastic hemiparetic patients walking barefoot, with firm shoes, and with ankle-foot orthosis. Int J Rehabil Res, 19 (2)：133-41, 1996.
4) Weiss, W., Murlroy, J., JoAnne, K., Gronley, K., Perry, J., Boyd, L.：Rigid AFO impairs walking ability in individuals with hemiparesis from CVA. Gait & Posture, 16 (suppl 1)：S2, 2002.
5) Gok, H., Kucukdeveci, A. et al.：Effects of ankle-foot orthoses on hemiparetic gait. Clin Rehabil, 17 (2)：137-139, 2003.
6) 山本澄子，海老名政彦ほか：靴べら式プラスチック装具の変形測定と応力解析．バイオメカニズム9, 東京大学出版会, 東京, 1988, p.177-186.
7) 海老名政彦 久保 茂ほか：短下肢装具の可撓性計測装置の開発．日本義肢装具学会誌, 12 (1)：19-23, 1996.
8) Yamamoto, S., Ebina, M. et al.：Comparative Study of the Mechanical Characteristics of Plastic AFOs. Journal of Prosthetics and Orthotics, 5 (2)：59-64, 1993.
9) 山本澄子，海老名政彦ほか：下肢装具の可撓性が歩行に及ぼす影響．バイオメカニズム10, 東京大学出版会, 東京, 1990, p.195-203.
10) 山本澄子，海老名政彦ほか：片麻痺者の歩行の連続計測─短下肢装具の矯正モーメントの影響を中心として─．バイオメカニズム11, 東京大学出版会, 東京, 1992, p.319-332.
11) 山本澄子，海老名政彦ほか：短下肢装具の可撓性と初期角度が片麻痺者の歩行に及ぼす影響．バイオメカニズム12, 東京大学出版会, 東京, 1994, p.253-264.
12) Lehmann, J.F. et al.：Gait abnormalities in hemiplegia：their correction by Ankle-Foot-Orthoses. Arch Phys Med Rehabili, 69：763-771, 1987.
13) Thilmann, A.F. et al.：Biomechanical changes at the ankle joint after stroke. J Neural Neurosurgery Psyshiatry, 54：134-139, 1991.
14) 山本澄子，海老名政彦ほか：片麻痺者のための背屈補助付短下肢装具（DACS AFO）の開発．日本義肢装具学会誌, 13 (2)：131-138, 1997.
15) 山本澄子，萩原章由，溝部朋文ほか：油圧を利用した短下肢装具の開発．日本義肢装具学会誌, 18 (4)：301-308, 2002.
16) 山本澄子，江原義弘，萩原章由，溝部朋文：ボディダイナミクス入門 片麻痺者の歩行と短下肢装具．医歯薬出版, 東京, 2005.
17) Perry, J.：Total limb function. Gait analysis：normal and pathological function, SLACK, Thorofare, 1992, p.49-167.

# 第14章　臨床指向的トレッドミル歩行分析

## 1. 研究と臨床の深い溝

近年，コンピュータテクノロジーの進歩に伴い，飛躍的に発展を遂げた計測機器が，歩行関連の研究を加速させている．なかでも3次元解析機器はその進歩が著しい．しかし，その進歩の臨床への恩恵はいまだにわずかといわざるを得ない．つまり，研究と臨床の間に深い溝が存在する（図14-1）．

歩行を研究的興味で眺めた場合，生物学的にはヒト固有の二足歩行であること，運動学的には不安定な倒立振子（inverted pendulum）であること，神経生理学的にはCPG（central pattern generator）により制御されていること，ロボット工学的にはエネルギー消費の少ない受動歩行（passive walking）を示唆すること，などきわめて魅力的なテーマが満載である．一方，ADLの中心的事項である歩行は，リハビリテーション医学の臨床上，異常歩行の病態理解，歩行訓練の効果増大，訓練効果の証明，転倒の予防，歩行関連機器の開発などのために最重要課題である．しかし，歩行に関して研究と臨床とが密接に結びついているかという問いに対して「満足している」と答える臨床家はいないであろう．つまり，両者の間に，歩行という現象を共通に眺める実用的糸口（分析法）が欠けているのである．

臨床における治療の発展が，その診断や評価法の進歩に負っていることは，CT発明後に大きく変化した脳卒中治療体系など枚挙にいとまがない．リハビリテーション医学固有の出来事では，嚥下造影検査（videofluorography）によってもたらされた摂食・嚥下リハビリテーションがよい例である．嚥下造影検査，そして嚥下内視鏡検査

研究の興味：
・生物学：二足歩行
・運動学：倒立振子
・神経生理学：CPG
・ロボット工学：受動歩行
etc.

臨床指向的
客観的
定量的
歩行分析法

臨床の需要：
・介護負担の軽減
・異常歩行の理解
・訓練の効率化
・治療効果の証明
・転倒の予防
・歩行関連機器の開発
etc.

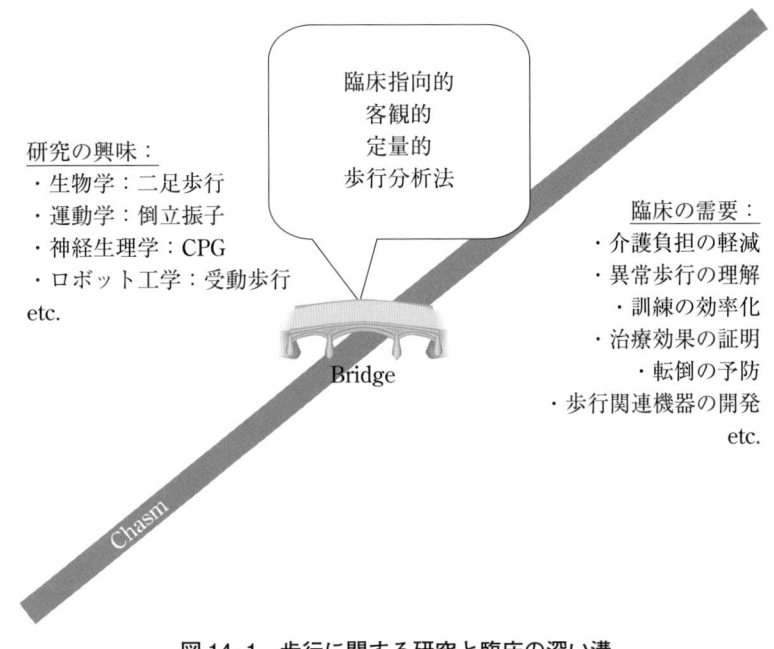

Bridge

Chasm

**図14-1　歩行に関する研究と臨床の深い溝**

**表 14-1 研究レベルの歩行分析が臨床で活用されない理由**

| 現実因子（コスト） |
|---|
| ・計測・解析に長時間かけられない |
| ・専有の大きな空間が確保できない |

| 利得因子（メリット） |
|---|
| ・低歩行能力者の計測が困難 |
| ・得られる情報の治療上有用性が低い |

(videoendoscopy) によって，摂食・嚥下障害治療体系は大きな進歩を遂げつつある[1]．

臨床指向的という用語には，いくつかの要素がある．歩行分析について眺めると，まず，①現実因子（コスト）として時間的，空間的制約がある．そして，②効用としてそのデータが治療に役立つ必要がある．もちろん，歩行においては歩行訓練が最大の治療手段であるので，データによって訓練方針が変わる必要がある．つまり，治療指向的検査といえるかどうかである．そして，歩行障害という視点を加味すると，③そもそも「歩行障害者の歩行」が歩行かどうかも念頭に置かねばならない．杖を用いた三動作歩行は歩行とは呼べないかもしれないし，二動作歩行でも患脚の振り出しに時間を要するような歩行の場合，その歩行は連続スキル[2]でなく，系列スキルである可能性がある．つまり，「正常歩行」ではなく，臨床における歩行障害を眺めることができるか，という観点が必要である．

本稿では，両者の架け橋をつくる目的で開発中の臨床指向的トレッドミル歩行分析法，とくにその3次元動作解析法について，筆者の試みを紹介したい．

## 2. なぜ機器による歩行分析が臨床で活用されていないのか？

なぜ機器を使用した歩行分析が臨床で活用されていないのか，その要因を以下に挙げる（**表 14-1**）．ここでは，評価に基本的な要件である信頼性や妥当性の議論は省略し，現実因子（コスト）と利得因子（メリット）から眺める．

### 1）計測・解析に長時間かけられない

臨床では，限られた時間のなかで効率的に種々の事項を解決していくことが課題である．具体的には，現時点での理学療法の標準的所用時間は1単位20分，1日2～3単位である．この時間内に患者の評価（検査を含む）から治療，そして患者教育などを行っていく．したがって，そのなかで検査が占めるべき時間割合にはおのずと上限がある．この時間には，計測準備，計測，そして解析をする時間が含まれる．したがって，検査の簡便性・短時間性は大きな要素となる．また，解析機器の良好な操作性は必須で，計測条件を想定してのルーチンが準備されている必要がある．一方，計測や解析のために場所を別に移すのは人的・時間的に不都合となる．

### 2）専有の大きな空間が確保できない

通常，3次元解析機器で平地歩行を計測するためには，歩行路として一定の計測空間を確保する必要がある．もちろん，計測中に被験者と介助者以外の者はその空間へ侵入できない．しかし，通常の施設において訓練室は多くの患者と治療者で利用されるものであり，専有の大きな空間は確保しがたい．

これらの現実因子は，機器を用いた歩行分析を臨床に導入するにあたって重要な側面をなす．しかし，利得面がより大切なことはいうまでもない．

### 3）低歩行能力者の計測が困難

臨床における歩行分析の対象者は，身体障害を有した「低歩行能力者」である．このような対象者の場合，大きく3つの問題が生じる．1つは対象者の自立度の問題である．低歩行能力者は，杖などの補助具や人的な介助を要することが多い．したがって，従来の3次元解析による歩行計測の方法のように独歩が条件であれば，低歩行能力者は計測の対象外になってしまう．2つ目は，対象者の耐久性の問題である．低歩行能力者の場合，耐久性が低下しているため，従来の計測のように何試行か歩行路を往復させ，多数歩採取することは難しい．3つ目は運動の再現性の問題である．

表14-2 トレッドミル（Treadmill）

| 1800〜 | 刑罰手段として使用 |
| --- | --- |
| 1969 | 心疾患の運動負荷試験（Bruce） |
| 1990〜 | 脊髄損傷者の歩行訓練応用 |
| 2000〜 | 片麻痺患者の歩行訓練にも応用開始 |

臨床歩行分析への積極的応用はわずか．

低歩行能力者は運動の再現性が低下していることが多いため，少数歩の分析では結果の信頼性が低くなってしまう．

低歩行能力者の歩行分析が可能かどうかが，歩行分析が臨床に役立つかどうかを決める．歩行分析の対象者が「リハビリテーション（歩行訓練）を卒業し自立歩行できる患者」だけであっては，どんなに精緻な分析を行っても臨床家にとっては優先性の低い検査になるであろう．

### 4）得られる情報の治療上の有用性が低い

「見えないものを見えるようにした」CTや嚥下造影が治療方針を大きく変えた．歩行の場合，とくに3次元解析は，見えているものを見るという検査になる．もちろん，時間・距離因子，関節角度などの客観的指標が得られ，あらゆる方向から繰り返し眺められるというメリットは大きい．カルテに「分回し歩行」と記載するのと，その脚の軌跡データが記録されるのでは，価値がまったく違うことはいうまでもない．しかし，これは見えないものが見えるようになるというメリットとはレンジの違う話である．ともかく，得られた指標が直感的に理解しやすく，かつ治療方法や治療方針に直結するものである必要がある．とくに治療上，もっとも重要な概念となる「運動学習」に関連した指標が欲しいところである．今のところ，このニードを十分満たしてはいないであろう．

## 3. トレッドミル歩行分析による3次元解析の利点

筆者らは，歩行分析にトレッドミルを導入することで，前述した臨床指向性が進歩すると考えている．とくに現実要因については大幅に改善できる．

トレッドミルは，歴史的には強制的歩行の手段

表14-3 トレッドミル歩行分析の利点

| 1. 省空間・省時間性 | 時間・人的コスト削減 |
| --- | --- |
| 2. 定常速度設定 | 標準化・規格化が容易 |
| 3. 多数歩計測 | 統計・学習指標導入が容易 |
| 4. 有線計測容易性 | 同時多種計測が容易 |
| 5. 手すり・懸垂補助 | 低歩行能力者の分析可能 |
| 6. 治療的環境 | 歩行訓練中の分析可能 |
| 7. 速度負荷試験 | 歩行予備能の判定可能 |
| 8. 多様な運動表現 | リサージュ表現 |

として使用が開始されたようである（表14-2）．医療では，運動負荷試験として登場し，1990年代からは脊髄損傷対麻痺，脳卒中片麻痺，パーキンソン病など神経系疾患の歩行訓練に使用されるようになって，現在，注目されている治療法の1つとなっている．ところで，その効果の意味づけについては，もっぱら神経生理学的に説明されることが多いが，筆者は別の説明法，つまり運動学習理論から考えるのが自然ではないかと考えている．この点については別に紹介しているので参照されたい[3]．

トレッドミルを用いた歩行分析については，床反力計内蔵のトレッドミルの開発に関するいくつかの研究があり，製品も発売されている[4]．筆者も臨床において床反力計内蔵のトレッドミルを用いた評価を行い，その簡便さを実感している．ここでは，3次元動作解析に絞って論を進める．

トレッドミルは，同一空間上で歩行するという特性があるため，歩行路を往復しながら繰り返し計測する必要がなく，省空間・省時間計測が可能となる（表14-3）．さらに容易に多数歩を定常速度で採取できる．この点は，病的歩行でもその歩行の代表値と分散を統計学的に判断できるため有利である．また，筋電図，心電図，その他の有線計測機器を導入しての多種計測が容易である．

トレッドミル歩行では，手すりや懸垂装置を併用することができる．これらは自立度が低い低歩行能力者の計測の一助となる．懸垂装置は，人的介助と異なり定量的に介助を加えることができるので，重度の介助を要する対象者の計測に有用である．諸家の報告および筆者の検討から，30％体

表 14-4 トレッドミル歩行（TmG）と平地歩行（LvG）の比較

| |
|---|
| 時間・距離因子 |
| ・TmGでは，重複歩時間は短縮，歩行率は増加する傾向．ただし歩行率減少例も存在
・相対時間はTmGで両脚支持期割合がわずかに増加 |
| 関節運動（kinematic） |
| ・歩行周期におけるパターンはほぼ同一
・TmGで，体幹前傾傾向，踵接地時の膝関節屈曲位傾向，蹴り出し時の足関節底屈減少傾向 |
| 床反力（kinetic） |
| ・歩行周期におけるパターンはほぼ同一
・TmGで，鉛直成分（Fz）駆動期低値，前後成分（Fy）制動期低値 |
| 心理学的 |
| ・LvGと同一速度のTmGは1.5倍速いと知覚 |

重までの懸垂は歩行様式を大きく変えることはないことが知られている．手すりは，杖と違い着き直す必要がないので，三動作歩行しかできない患者でも二動作歩行での分析が可能となる．この点は，トレッドミル歩行訓練の特徴であり，また訓練と評価を一体として扱うことができるので便利でもある．歩行速度を規定できるという側面には，歩行能力の高い患者に対して速度負荷試験として用いうるという利点がある．

肝心の分析法としては，データのリサージュ表現が容易であるという利点がある．この点は後述する．

## 4. トレッドミル歩行と平地歩行の関係

ところで，トレッドミル歩行が平地歩行と同一であるかという議論がある．この点については多くの研究があり，筆者も複数の検討を行ってきた[5]．現時点での筆者の見解を要約すると表14-4のようになる．また，参考までに図14-2に当施設における健常者での検討結果の一部を示す[6]．

同速度の歩行において，重複歩時間がやや短縮し，歩行率がやや増加する．ただし，この現象は長身者で現れやすく，歩幅が制限されるトレッドミル歩行路長と関係している可能性があり，本質的特徴ではないかも知れない．

相対時間では，トレッドミル歩行で両脚支持期割合がわずかに増大する傾向がある．これは，関節運動で体幹前傾傾向，踵接地時の膝関節屈曲位傾向，蹴り出し時の足関節底屈減少傾向，床反力で鉛直成分（Fz）駆動期低値，前後成分（Fy）制動期低値，心理学的に同一速度では1.5倍速いと知覚，という所見と併せて，トレッドミル歩行が平地歩行に比べ不安定な歩行と知覚されるため

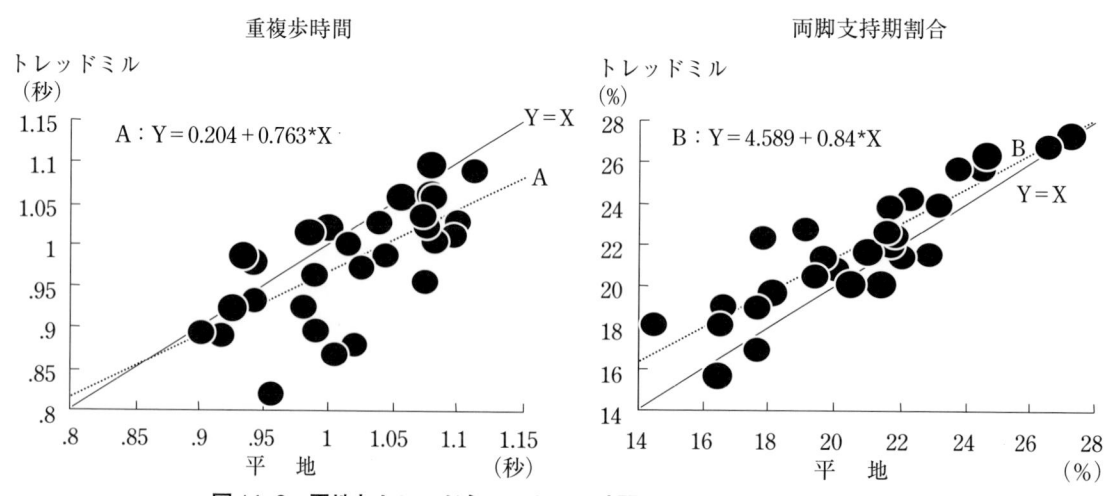

図14-2 平地とトレッドミルにおける時間因子の比較（健常者29名）

同速度の歩行では，重複歩時間がやや短縮し，歩行率がやや増加する．相対時間では，トレッドミル歩行で両脚支持期割合がわずかに増大する．

に生じる適応現象と解釈できる．このような傾向は，滑りやすい路面（slippery surface）の不安定な歩行と類似している．「不安定な歩行」と知覚される原因はいくつか考えられる．最大はoptical flowの欠如による視覚前庭不一致（visuo-vestibular conflict）であろう[7]．また，機器の特性的問題による踵接地時のベルトスピードの一時的低下も一部，不安定性知覚に関与している可能性がある．

以上，健常者では，トレッドミル歩行と平地歩行との歩容の差異は，トレッドミル歩行で平地歩行に比べやや不安定な歩行になるための適応的修飾によると思われる．

一方，片麻痺患者など，左右の歩幅が異なる片側性の問題を有する場合，事態はもう少し複雑になる．大まかな傾向を述べると，トレッドミル歩行ではベルト速度が一定であり，歩行者がそれに追従するように調整するため，健側・患側の非対称性が減少する．すなわち，健側・患側の歩幅の差が減少し，健側・患側の遊脚期（片脚支持期）割合が近づく[8]．この現象は，片麻痺患者のトレッドミル歩行訓練効果に寄与していると思われる．

一方，歩行分析結果の解釈にあたっては一定の注意が必要となる．

## 5. 新しい3次元解析システムの開発

筆者は，トレッドミル歩行分析を臨床で活用するため，2000年から統合的トレッドミル歩行分析（Integrated Treadmill Gait Analysis：ITGA）システムを開発してきた（図14-3）．基本構成は，床反力計付きトレッドミル，歩行分析用筋電図（心電図を含む），そして3次元動作解析システムからなる．ここでは，3次元解析システムについて紹介する．

キッセイコムテック社（長野県松本市）と共同開発したトレッドミル歩行分析用の3次元解析システムKinemaTracer（図14-3の下段）は，4台のCCDカメラ（60 fps）をIEEE1394で計測・解析PCに接続した構成からなる．トレッドミルの周りにCCDカメラを設置し，コントロールオブジェクトを用いてキャリブレーションし，被験者にマーカーを装着すれば計測を開始できる．

操作の簡便性については，短時間で計測と解析

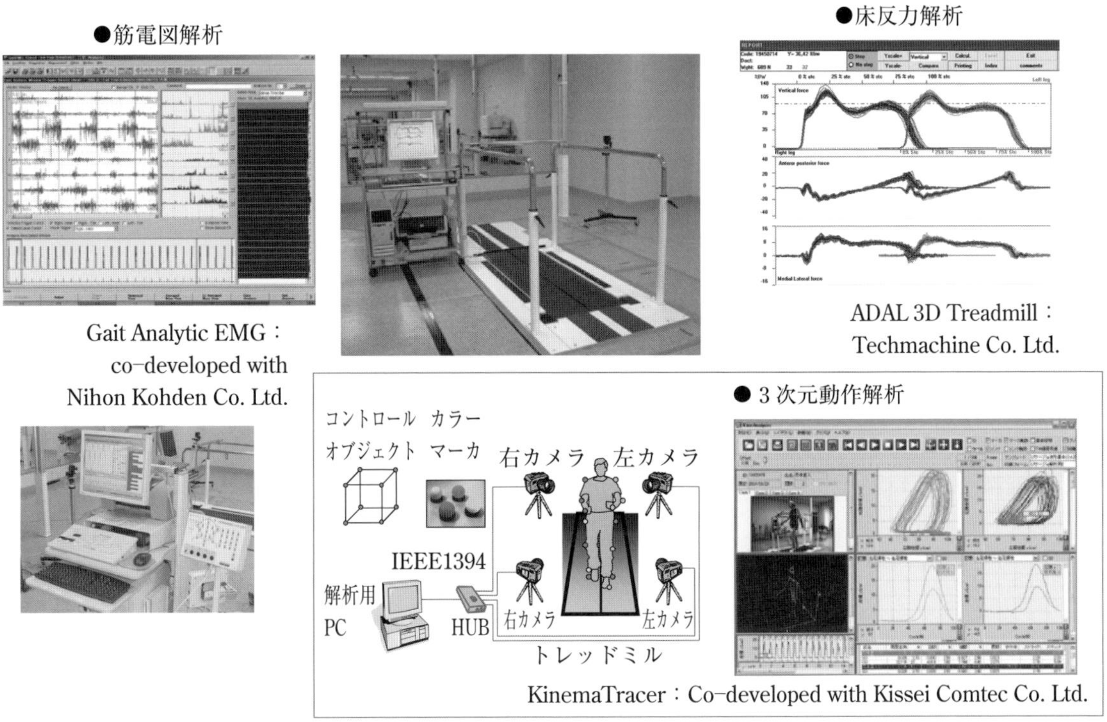

図14-3 統合的トレッドミル歩行分析（ITGA）システム

ができるように配慮された設計になっている。とくに解析は簡便である。自動的に切り出された多数歩の歩行周期（判定が不良の場合にはマニュアルで補正する）から平均歩行周期を算出し、自動処理で運動軌跡や関節角度をこの歩行周期で正規化後、加算平均する。各指標の平均値、変動係数を自動計算できる。変動係数は、運動のばらつきを示す指標であり、臨床では有用になる。

通常の検査の場合、検査者2名で、準備7分（キャリブレーション2分＋マーカー装着5分）、計測4分（時速1～4km/hで15歩、2回採取）、計11分程度で計測できる。また、解析してレポートをつくるには20分程度を要する。

図14-4に解析画面の1例を示す。通常の3次元動作解析で使用される時間・距離因子、各関節角度変化、重心運動軌跡はもちろん、トレッドミル3次元動作解析ではリサージュ図形表現が容易である。

## 6. リサージュ図形表現

リサージュ図形とは、通常、互いに直交する2つの単振運動を合成して得られる平面図形を指す（図14-5）。歩行分析で一般に知られているリサージュ図形は、重心の前額面運動である「蝶々型∞」を示す図形である。平地歩行では軌跡が閉鎖曲線となるのは前額面に限られるが、トレッドミル歩行では同一空間内の周期運動という特性から、すべての運動についてリサージュ図形を描くことができる。このリサージュ図形は2つの指標として使用できる。

1つは視診による異常歩行パターンに対応した定量的指標である（図14-6）。実際、ヒトが注意して歩行を観察する場合、観察者の視線は対象者の移動とともに移っていくため、歩行は「同じ場所で繰り返す運動」として捉えられている。つまりこの場合、「目の前の広い空間を右から左に横切っていくヒトの運動」としては見えていない。リサージュ図形表現は、このような視診的な印象と整合性があり理解しやすい（図14-7）。

もう1つはリサージュ図形の繰り返しを利用した運動の再現性指標である。この指標は、運動学習の過程を知るうえで役立つ。ばらつきには大きく2つの要素がある。身体全体のばらつきと各要素のばらつきである。また、低周波数のばらつきとそれ以外のばらつきという見方もできる（図14-8）。たとえば、各要素のばらつきを眺めて、ばらつきの大きな部分を見つけることで、その時

実際の動画
4アングル画面を
切り替えられる

スティックピクチャー
動画
全方向から観察可能

時間因子データ

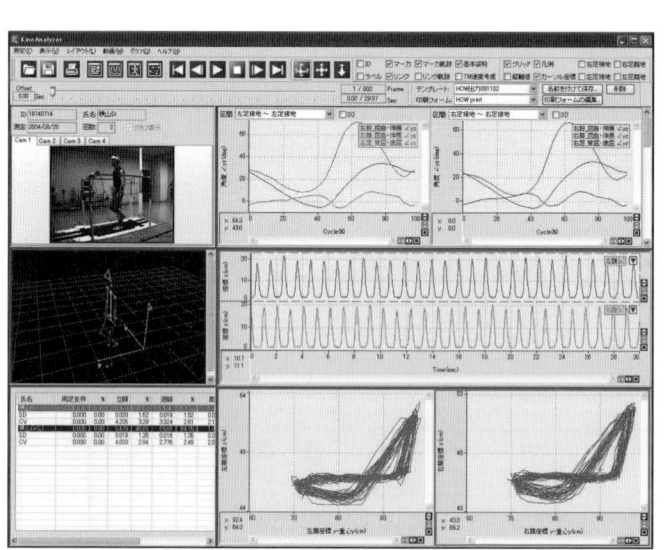

歩行周期で正規化した
各関節角度変化
（SD表現可能）

踵座標点の時間経過の
トレイン表示

膝座標の矢状面
リサージュ図形

**図14-4 開発した3次元動作解析装置による歩行分析例**

解析画面の1例。スティックピクチャー動画の他、実際の動画も参照できる。
画面のレイアウト変更は柔軟で、多様な表現ができる。通常の3Dデータに加え、リサージュ図形表現が動きの直感的理解を促す。

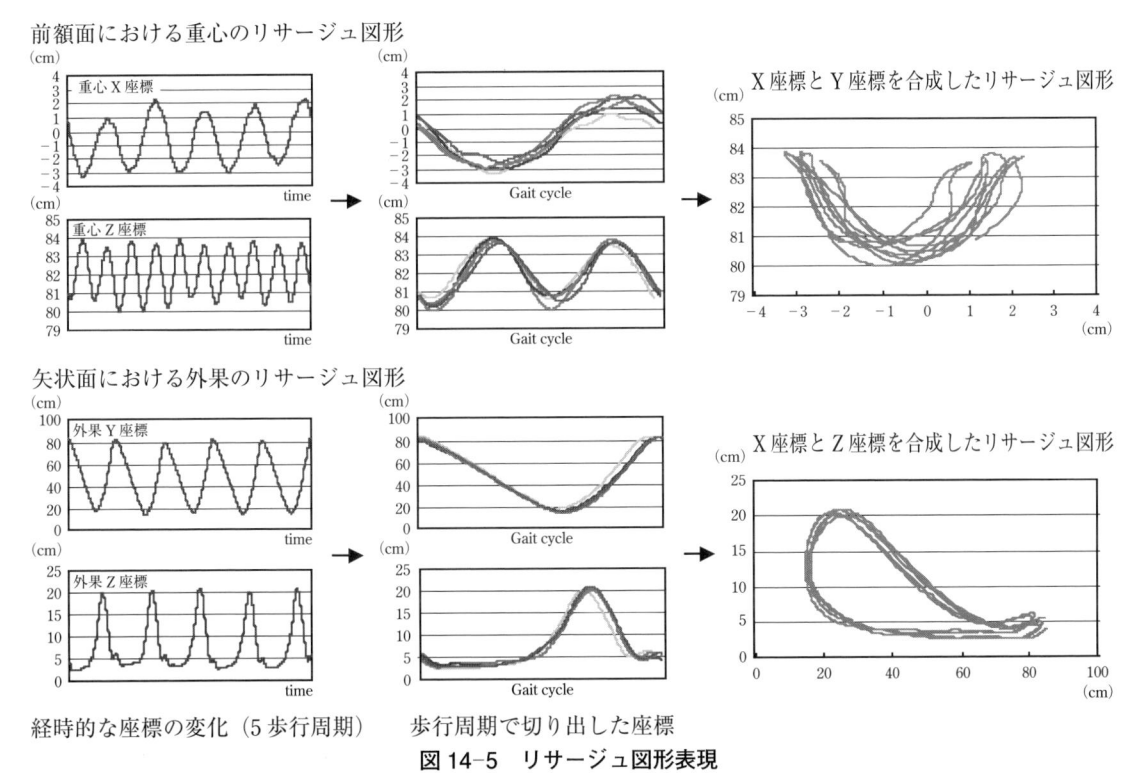

## 6. リサージュ図形表現

**前額面における重心のリサージュ図形**

**矢状面における外果のリサージュ図形**

経時的な座標の変化（5歩行周期）　歩行周期で切り出した座標

**図14-5　リサージュ図形表現**

互いに直角方向に振動する2つの単振運動を合成して得られる平面図形．トレッドミル歩行は同一空間を歩行するため，軌跡は周期運動化する．

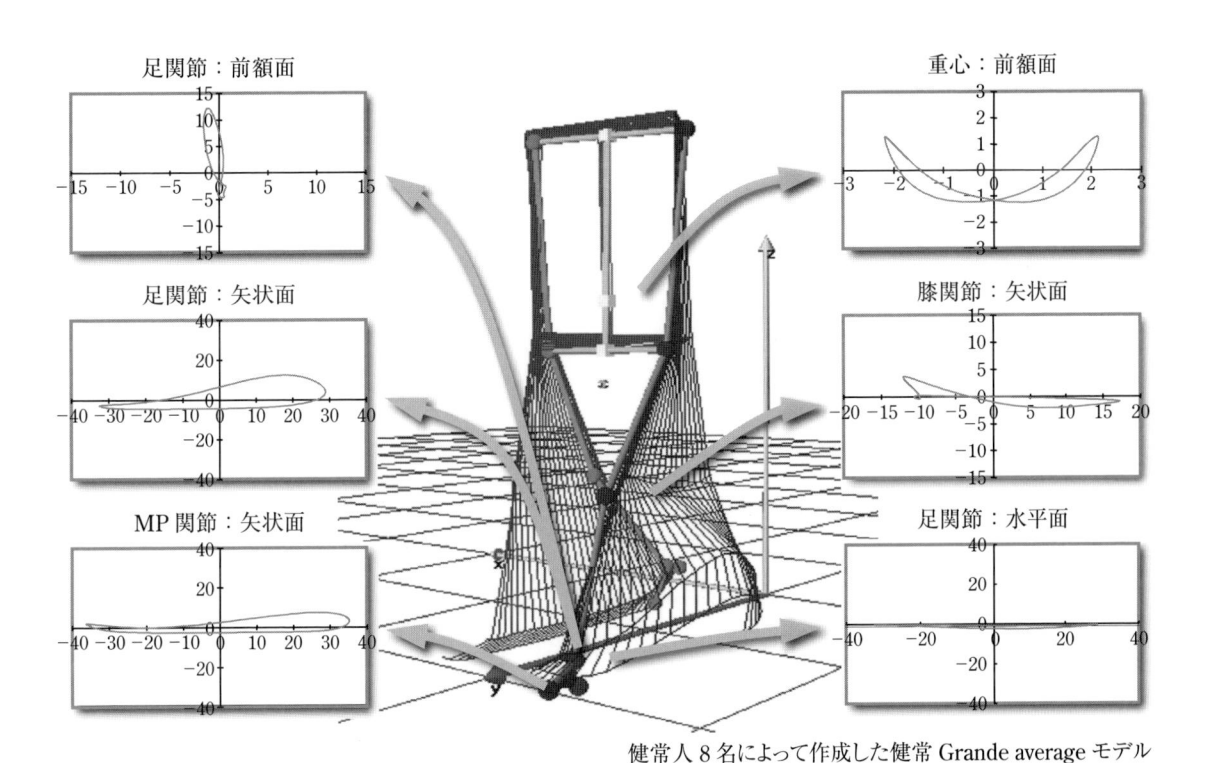

健常人8名によって作成した健常 Grande average モデル

**図14-6　リサージュ図形の健常モデル例**

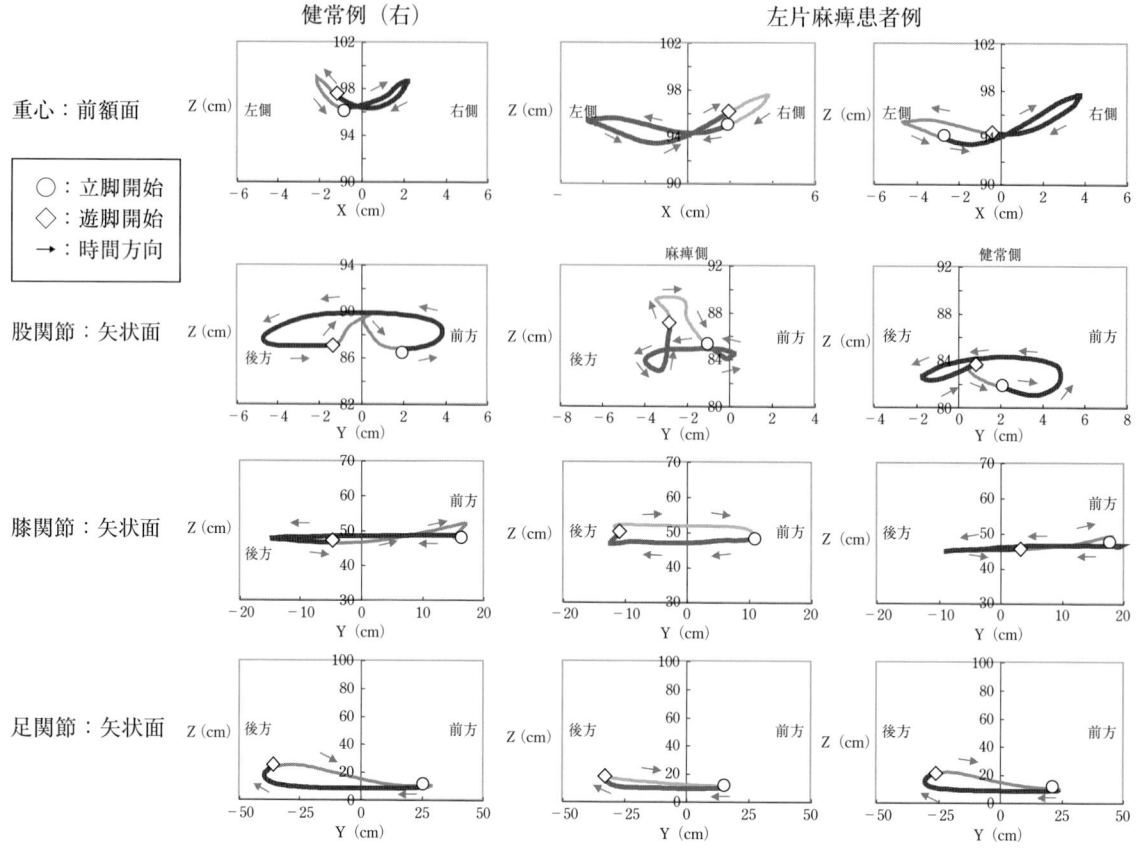

178　第14章　臨床指向的トレッドミル歩行分析

図14-7　異常歩行におけるリサージュ図形による表現例

重心：健常者は対称的「蝶々型∞」を呈するが，片麻痺例では健側が上方となる．
股関節：片麻痺例の麻痺側の遊脚時が高い軌道（麻痺側挙上）となっている．
膝関節：健常者では遊脚は立脚に比べ低い軌道となるが，片麻痺例の麻痺側では高い軌道になっている．
足関節：片麻痺例の麻痺側は，遊脚時の軌道が低くクリアランスが悪い．

トレッドミル歩行における2種類のばらつき

・トレッドミル上の身体全体移動（揺らぎ）
・歩行周期における各身体部位のばらつき

矢状面における外果のリサージュ図形

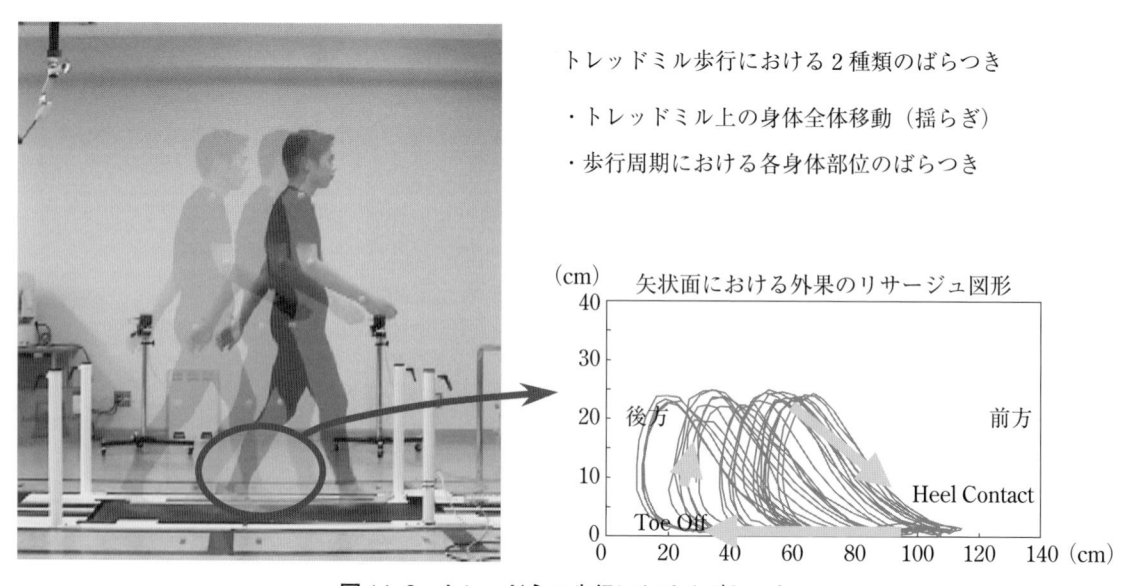

図14-8　トレッドミル歩行におけるばらつき

表14-5 検査の利得性

| | |
|---|---|
| 可視化性 | 見えなかったものが見える |
| 抽出性 | 見たい特徴を抽出，記録できる |
| 定量性 | 間隔尺度以上の計測 |
| 非恣意性 | 恣意的変動が少ない |
| 適応性 | 対象範囲が広い |
| 予見性 | 予後に役立つ |
| 治療指向性 | 治療方針決定に役立つ |

表14-6 検査の利得性　嚥下造影との比較

| | 嚥下造影 | | 歩行分析平地 3D | | 歩行分析トレッドミル 3D |
|---|---|---|---|---|---|
| 可視化性 | ◎ | | △ | | △ |
| 抽出性 | ◎ | < | ◎ | < | ◎ |
| 定量性 | ◎ | < | ◎ | < | ◎ |
| 非恣意性 | △ | > | △ | | △○ |
| 適応性 | ◎ | | △ | | △○ |
| 予見性 | ○ | | △ | | △○ |
| 治療指向性 | ◎ | | △ | | △○ |

機能因子について比較．
◎とても役立つ，○役立つ，△やや役立つ，＜は僅差．
現実因子については省略したが，トレッドミルは平地と比べ大幅に有利．

期に集中して訓練すべき部位が同定できる．

現在，筆者は，健常者のリサージュ図形のグランドアベレージと病的歩行の指標化を行っている．

## 7. おわりに

ここでもう一度，表14-3とは別の視点で「臨床指向的」という意味合いを考えてみたい．検査の利得性だけに注目すると，表14-5のような要素が重要になる．可視化性とは，「見えないものを見えるようにすること」である．また，抽出性とは，見たい特徴を切り出しているか，良好な data reduction の有無を示す．定量性は間隔尺度以上の計測かどうかを示す．非恣意性については，その功罪が常に問題になる．必ずしも反応的運動が能動的運動に繋がらないという観点には留意すべきであるが，反応的運動の観察がもたらす信頼性におけるメリットは大きい．適応性は，広い対象範囲に対して検査可能かどうかであり，歩行分析の場合，歩けないと分析できないという根源的問題がある．予見性は適応性とも繋がるが，予後に役立つか否かを示す．治療指向性は，治療方針決定に役立つかどうかである．

表14-6に，検査の利得性について，摂食・嚥下リハビリテーションの流れをつくった嚥下造影と歩行分析との比較を示した．嚥下造影は，嚥下評価のためX線透視室で行う造影検査で，造影剤を含んだ規格化された液体や食物を飲んだり食べたりした際の嚥下運動を，X線透視によって観察・ビデオ記録し，誤嚥（気道へ食物が侵入すること：安全性の指標）の有無や食塊進行性（食物が胃へと送り届けられること：効率性の指標）を判断すると同時に，種々の介入（食物形態変更，体位変更，嚥下手技変更）をしながらより安全で効率のよい嚥下を模索する検査である．嚥下という外部から観察できない体内の運動を可視化し，その病態の診断を可能にしたと同時に，種々の介入法の効果を判断可能としたため，放射線被曝という大きな現実因子上の不利性を有するにもかかわらず，摂食・嚥下リハビリテーションになくてはならない gold standard の検査となった[9]．

可視化性では，嚥下造影が歩行分析を圧倒する．しかし，抽出性や定量性では最初から3次元デジタルデータとして記録する3次元歩行分析が勝る（現時点でも嚥下造影データの定量性については大きな障壁が存在する）．非恣意性では，嚥下反射には不随意性があって歩行より反応的であるため嚥下造影がやや勝る．しかし，CT検査のように「ただ寝ていればよい検査」とは異なる．適応性では，嚥下造影が最重度である嚥下不能例でもある程度施行可能であるのに対し，歩行分析は「歩けないと計測できない」という大問題を抱えている．これは予見性にも影響する．そして，治療指向性では大きな差が存在する．つまり，嚥下造影で行っている「種々の試行を行うことによって，治療（訓練）方針を決定するような過程」を歩行分析で行うことは，義足や装具の比較検討など，ごく限られた実験的状況でしか行われていない．以

上，嚥下造影と歩行分析との比較では，可視化性，適応性，治療指向性で大きな利得性の違いがある．

臨床指向的歩行分析はどのように発展すべきであろうか．可視化性について，床反力との組み合わせによりモーメントを示すことは大きな意味を付与するものであろう．また，3次元データをあらゆる方向から繰り返し眺められることは，一種の見えないことを見えるようにする方法と考えてよいであろう．適応性と治療指向性は，互いに関連する部分がある．つまり，治療前の状態を評価できない検査法は，治療上ほとんど無意味である．トレッドミル歩行分析は，低歩行能力者評価に拡張性をもたらした点で大きな利点があると思われる．またその結果，予見性や治療指向性についても一定の進歩が期待できる．その他，前述したように現実因子については平地歩行分析に比べ大きな優位性をもっている．

ものごとの進歩には，それが実際に使用されることで新たな局面が生まれ，それが新しい進歩を生み出すという循環が存在する．筆者は，もっぱら視診による所見を「分回し歩行」など言語表現だけで記録するにとどまっている歩行障害治療場面を，簡便かつ精緻に3次元データで記載できる「ペンとノートたる歩行分析法」を手にすることで，治療法そのものも変わり，それがさらに新しい検査法を生む，という進歩循環に変えたいと考えている．

最後に再度，治療という側面から歩行分析を眺めてみる．もし，簡単に歩行分析ができてスティックピクチャーやリサージュ図形表現などが適時利用できるようになったら，歩行訓練が変わるであろうか．もしほとんど変わらないとすれば，それは分析法が悪いからであろうか．治療法の組み立て論理に問題はないであろうか．本稿は歩行分析に関する小論であるので，訓練にはこれ以上立ち入らないが，現在広く行われている歩行訓練，とくに中枢神経疾患の歩行訓練法には，多くの問題が存在すると考えている．そして，その根元にリハビリテーション治療全般における診断・評価のあり方の認識問題があると考えている．

### 文献

1) 才藤栄一：成人の摂食・嚥下リハビリテーション．才藤栄一・向井美惠（監）：摂食・嚥下リハビリテーション 第2版，医歯薬出版，東京，2007，pp.19-27.
2) Schmidt, R.A., Craig, A., Wrisberg, C.A.: Motor Learning and Performance-4th Edition. Human Kinetics, Inc., 2007.
3) 大塚 圭，才藤栄一，冨田昌夫，赤羽 毅，金田嘉清：脳卒中患者に対する部分免荷トレッドミル歩行訓練の実際．理学療法，24 (12)：1555-1563, 2007.
4) White, S.C., Yack, H.J., Tucker, C.A., Lin, H.Y.: Comparison of vertical ground reaction force during overground and treadmill walking. *Med Sci Sports Exerc*, 30：1537-1542, 1998.
5) 岡田 誠，才藤栄一，大塚 圭，櫻井宏明，寺西利生，鈴木由佳理，寺尾研二，金田嘉清：運動学的，運動力学的因子からみたトレッドミル歩行と平地歩行の比較．総合リハ，32 (10)：987-995, 2004.
6) 寺西利生，才藤栄一，大塚 圭，冨田昌夫，金田嘉清：片麻痺のトレッドミル歩行訓練．総合リハ，32 (9)：833-838, 2004.
7) Prokop, T., Schubert, M., Berger, W.: Visual influence on human locomotion, Modulation to changes in optic flow. *Exp Brain Res*, 114：63-70, 1997.
8) 寺西利生，才藤栄一，大塚 圭，鈴木由佳理，金田嘉清：片麻痺の臨床におけるトレッドミルの活用．総合リハ，30 (11)：1161-1167, 2002.
9) 日本摂食・嚥下リハビリテーション学会：嚥下造影の標準的検査法，嚥下内視鏡検査の標準的手順．http://www.fujita-hu.ac.jp/~rehabmed/jsdr/index.html.

# 第15章　脳性麻痺患者の歩行分析

## 1. はじめに

　欧米での脳性麻痺患者の歩行分析は，Gageらのグループの研究報告が代表的であり，システム化されて行われている施設があるくらい発展している[1~3]．わが国でも歩行計測・分析の試みがされてきているが[4~6]，歩行検査によって費用を徴収する体制が確立しているとはいえない．脳性麻痺患者に対して歩行分析を行う目的は，痙縮に対する整形外科的手術の治療効果を客観的に確かめることである．歩行可能な症例あるいは歩行能力の獲得が潜在的に見込まれる症例を対象に計測が試みられる．数ある歩行パラメーターのなかでは関節角度に主な焦点が当てられてきた．それは関節可動域が拡大したかを確かめることに主眼が置かれているからである．

　関節可動域が拡大したかを確かめることも重要であるが，生体の運動の力源である筋が正当に機能しているか否かを評価する試みもされるべきである．これには関節モーメントを計測することが考えられる．ただし，関節モーメントの計測値は主動作筋と拮抗筋の筋力の差し引きであることを，データ解釈のときには忘れてはならない．手術は個々の痙縮筋に対して行うが，その効果を確かめるための関節モーメントの計測値は，主動作筋群と拮抗筋群全体を含んだものであるため，解釈に限界があることを知らねばならない．

　歩行分析を臨床検査として日常的に使用するには，現実には計測，評価，治療立案という流れを円滑につくり出すためのチーム編成，設備が必要である．医師，看護師，理学療法士，義肢装具士，エンジニアなど，スタッフ間の連携を促進するための系統的なネットワークがなければ，より良い計測，評価，治療の実現は難しい．将来展望としては，医療保険点数のなかに動作分析が検査項目として明確に設定されたことで，歩行分析のシステム化が一歩ずつ確立されていくことを期待する．

　以下には，計測の際の前準備や考え方についての解説とデータ解釈の一例を紹介する．

## 2. どのパラメーターで何を判断できるかを知る

　脳性麻痺患者の歩行分析で，主に扱うパラメーターは関節角度と関節モーメントであろう．関節角度で関節可動範囲が拡大したか否かの判定を行える．たとえば，ハムストリングスの痙縮が強く膝関節伸展障害をもつ痙直型の脳性麻痺患者にハムストリングス延長術を行った効果を，膝関節角度を計測することで評価することができる．さらに，身体体節は関節を成して連結しているので，膝関節だけではなく，踵が地面に着くようになることや，股関節伸展可動域も改善するなどの近隣関節機能への波及効果を評価することも可能である．ただし，これら関節角度データは運動の結果であり原因ではないことを理解しておくことが重要である．運動の源は筋力であり，関節角度の改善だけで運動障害の原因を取り除いたという主張はできない．

　運動の源である筋力を評価するために，関節モーメントを計測する手段が考えられる．上述の例を再び挙げれば，ハムストリングス延長術の影響が歩行遊脚期の膝関節屈曲モーメントに現れたかどうかを確認することができる．痙直型の脳性麻痺患者では歩行遊脚期に強い痙縮が出現するので，膝関節屈曲モーメントが強く出る可能性がある．手術によって膝関節屈曲モーメントが小さくなるか否かで治療効果を判断できる．あるいは，立脚開始のヒールコンタクトのときにハムストリ

ングスの痙縮によって膝関節屈曲モーメントが大きく現れるとき，術後にこのモーメントが小さくなるか否かでも判断できる．腱の延長量が長すぎる場合には反張膝をきたして，立脚中期に通常では膝関節伸展モーメントになるはずが，逆に膝関節屈曲モーメントを発生することも考えられる．ただし，先述したように，関節モーメントは主動作筋と拮抗筋の筋力の差し引きであるため，ハムストリングスの影響が出たのか，大腿四頭筋の筋力が強まったかは定かではないことを留意しておくべきである．

## 3. どのように計測するか

### 1) 関節角度の表現（カルダン角）

　関節角度を求めるときに，カルダン角（オイラー角の一種）という数学概念を用いる[7]．この概念は運動計測では必ず使われるものである（コラム欄参照）．カルダン角は体節間の相対的な位置関係である姿勢を3次元空間上で表現することができ，痙直型の脳性麻痺で見られる"はさみ歩行"のような3次元的な姿勢異常を表現できる．カルダン角の具体例をいえば，大腿体節に設定した大腿座標系と下腿体節に設定した下腿座標系間の相対的な位置を3つの角度をもって表せる（**図15-1**）．あくまでも，3つの角度をもって，ある時点の相対的な体節の姿勢，すなわち下腿を基準にした大腿の位置（あるいは大腿を基準にした下腿の位置）を表現できるということである．ここで，大腿座標系の3軸を膝屈伸軸，膝内外反軸，大腿骨長軸（回旋軸）として各軸が直交するように定めた場合に，屈伸軸周りの角度だけを取り出してデータを分析することも可能である．ただし，下肢全体の姿勢変化のなかでの一側面を見ているに過ぎないことを忘れてはならない．誤解されやすいのは，カルダン角で表現された膝屈伸軸周りの角度を解剖学的な矢状面上の角度と考えてしまうことである．矢状面上の膝関節角度はカルダン角の表現による膝屈伸軸周りの角度とは異なる．

　カルダン角を使うことの利点は，回旋も含めた3次元上の姿勢を表現できることである．脳性麻

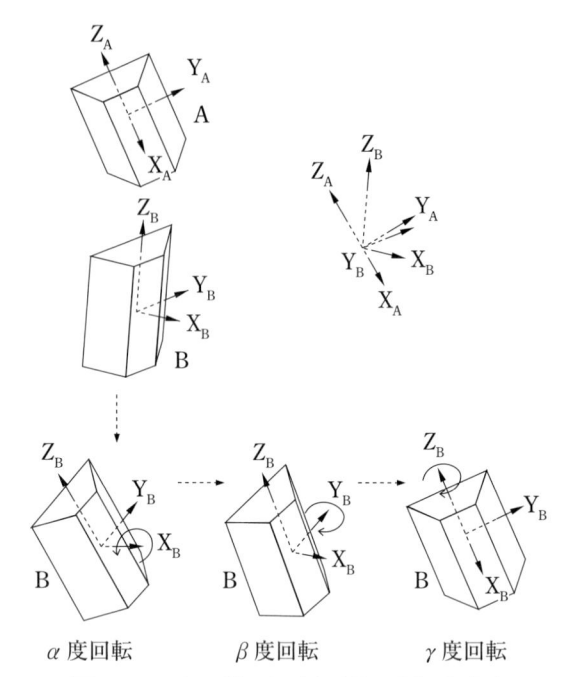

**図15-1　カルダン角（オイラー角）の意味**
　AセグメントとBセグメント間の3次元空間上での位置関係（姿勢）を3つの角度で表す方法をカルダン角（オイラー角）という．AとBの2つのセグメントを一致させるために，BセグメントをX_B軸周りにα度回転させて，Y_B軸周りにβ度回転させて，Z_B軸周りにγ度回転させて一致させる．下段に描いた3つの角度α，β，γで1つの姿勢（A，Bセグメント間の位置関係）を一組表している．

痺患者の歩行分析を行う場合，"はさみ歩行"での過剰な股関節の内旋，内転，屈曲を筋の延長術によって改善できたかを確認したいことが多い．これにはカルダン角の表現が適しているといえる．

### 2) 標点マーカーの貼付

　カルダン角による関節角度表現と関節中心の推定を行うための標点マーカー貼付位置は，**図15-2**のように，Helen Hayesマーカーセットと呼ばれる方法に準じて行う[8]．他にもDIFFマーカーセットを臨床歩行分析研究会が提唱している．このマーカーセットで計測したデータを，関節角度の計算をしてくれるDIFF_GAITというソフトウェアに入力した場合に，ソフトウェア内部の計算ではカルダン角の表現を用いているが，出力としては大腿骨体節の長軸周りの回旋角のデータが

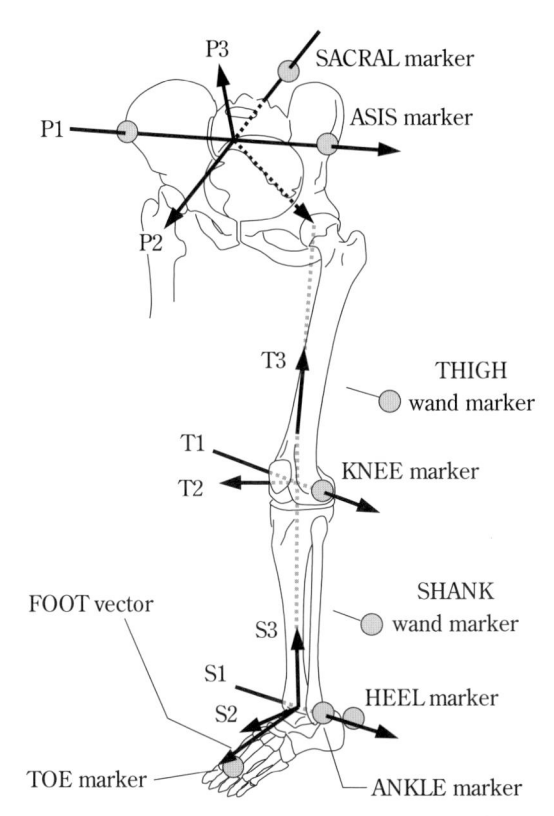

図 15-2 Helen Hayes マーカーセットと局所座標系

出てこない．体節の長軸周りの角度の計測に精度上の問題があると考えられて，回旋角の出力は使用されないようにしているためであろう．この精度上の問題はHelen Hayesマーカーセットでも同じこととして認識される．したがって，体節の長軸周りの角度の解釈には注意を要することを認識していただきたい．簡単にいってしまえば，大腿や下腿の長軸周りの回旋角を精度よく求めるために棒状マーカーを横に張り出すように貼らなければならないが，これが大腿や下腿の筋肉の揺れや棒自体の慣性モーメントで脚接地や脚振出し時にマーカーが振動してしまうのであり，計測データにノイズが激しく乗ってしまい信用できないということである．

関節中心や体節座標系を精度よく推定するために，計測者は解剖学的ランドマークの触知を正確に行える必要がある．1人の検査者が標点マーカーを毎回貼付するのが望ましい．検査者が変わった場合にマーカーが一様に貼付できないからである．

Helen Hayesマーカーセットで重要なことは，関節中心点を推定するためにマーカーを貼付するという認識を明確にしているか否かである．マーカーが解剖学的ランドマークに正確に貼付されていなければ，推定が"ずれる"ということは当然予測がつくであろう．ここでは体節の座標系の決定と関節中心点推定法に関するおおよその考え方を説明する．方法の詳細を知りたい場合は文献[8]を参照いただきたい．

(1) **骨盤座標系の決定と股関節中心点の推定のための条件**

① 右側と左側の上前腸骨棘（ASIS：anterior superior iliac spine）を結ぶ線分の中点を骨盤座標系の原点とする．そして，この線分が骨盤座標系の第1軸と決められる．

② 左右の上後腸骨棘（PSIS：posterior superior iliac spine）間のおおよそ中央に仙骨マーカーを貼り，左右のASISマーカーと仙骨マーカーでつくられる平面内に存在し，第1軸と直交する軸を第2軸とする．PSISの位置決めが骨盤の前後傾斜角の算出に影響する．

③ 第1軸と第2軸に直交する軸を第3軸とする（これはベクトル外積を使えば求められる）．

④ 股関節中心点の推定は推定式を使って行う．推定式を決めている因子は，左右のASIS間の距離（骨盤の大きさ）と棘果長（下肢長）の2つである．

(2) **大腿座標系の決定と膝関節中心点の推定のための条件**

① 大腿部に棒状マーカーを貼る．棒の長軸が膝屈伸軸と平行になるように貼付するのがよい．股関節中心と棒状マーカーと大腿骨外側上顆のマーカーとが同一平面上に位置するという条件を置く．そして，膝屈伸軸は大腿骨外側上顆マーカーを通り，膝関節中心点はこの膝屈伸軸上で大腿骨内側上顆と外側上顆の幅（膝関節幅）の中点にあると仮定される．

② 大腿長軸は股関節中心点と膝関節中心点を結ぶ線として決定され，これが大腿座標系の第1軸とされる．

③ 大腿座標系の第2軸は膝屈伸軸であり，第

■コラム■

### オイラー角，カルダン角

オイラー角は，3次元空間上の2つのセグメント間の相対的な位置関係を表現するために使用される数学的手法である[1]．オイラー角の一種にカルダン角というのがある．工学の初学者にはロール・ピッチ・ヨー角といった方がわかりやすいかもしれない．医学分野，バイオメカニクス分野では動作分析のときに，このカルダン角が使用されている．動作分析では，カルダン角をヒトの股関節や膝関節の姿勢を表現するために使うのである．カルダン角で，たとえば膝関節の3次元的な姿勢を表現するための手順と考え方を示す．

まずは，マーカー座標値から関節中心を推定して，大腿や下腿の座標系を決定する（図A）．関節中心の推定や座標系の設定方法はさまざまな方法が研究報告されている[2,3]．たとえば，臨床歩行分析研究会で提案されている方法（DIFFマーカーセット）やHelen Hayes病院で提案された方法などがある[2]．左図に股関節中心，膝関節中心，足関節中心と大腿座標系，下腿座標系が図示されている．ベクトルの概念とベクトル外積を使用して座標系を設定することができる．

次に大腿と下腿の相対的な位置関係（姿勢）をカルダン角で表現する．具体的には大腿座標系（$X_t$―$Y_t$―$Z_t$）と下腿座標系（$X_s$―$Y_s$―$Z_s$）をぴったりと一致させるために，下腿座標系を座標3軸周りに

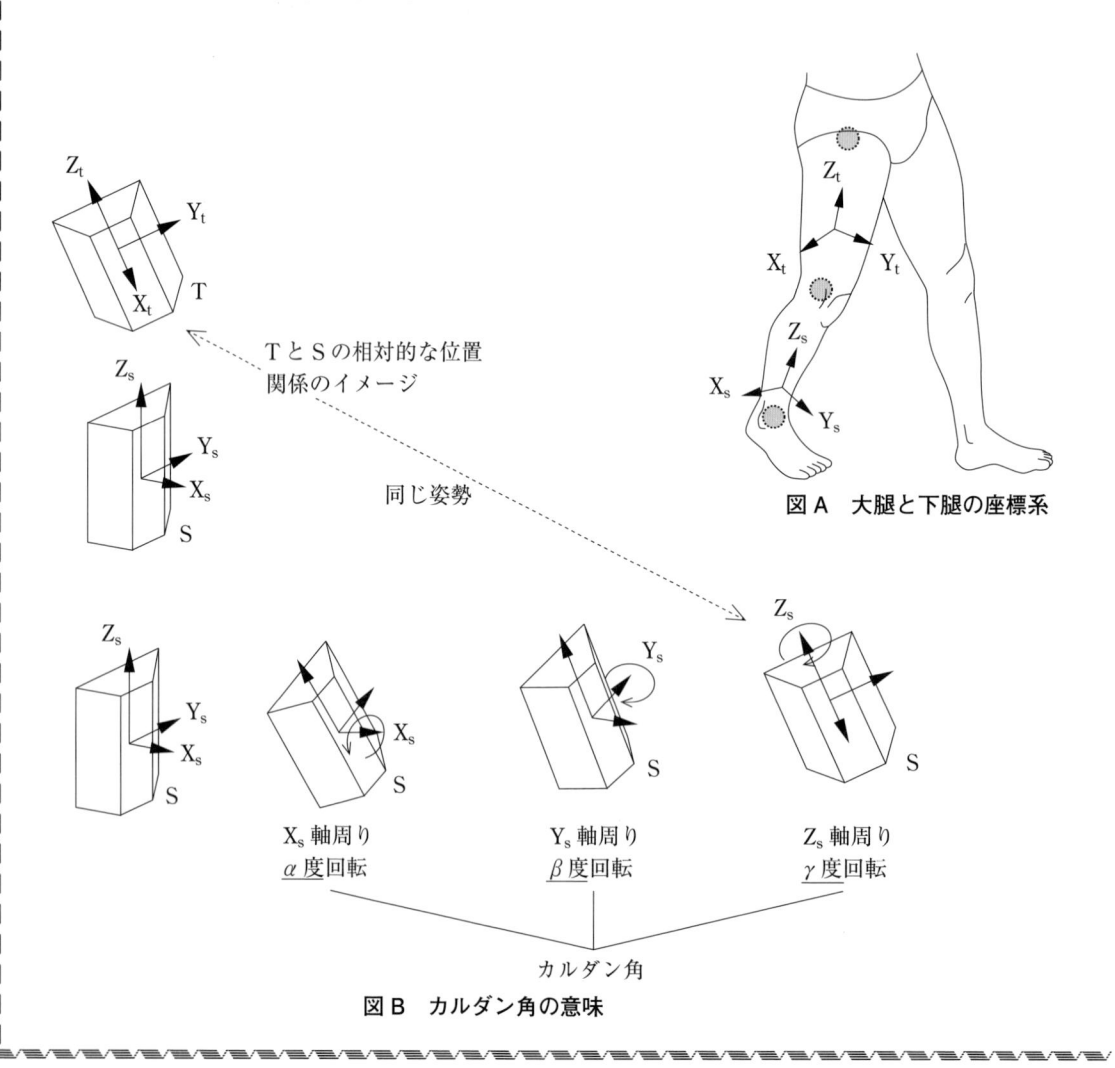

図A　大腿と下腿の座標系

$X_s$軸周り $\alpha$ 度回転　　$Y_s$軸周り $\beta$ 度回転　　$Z_s$軸周り $\gamma$ 度回転

カルダン角

**図B　カルダン角の意味**

3回の回転をさせ，そのときに使われる3つの回転角をもってカルダン角とするのである．**図B**でSセグメントをTセグメントの姿勢に一致させるために，Sセグメント座標系の3軸周りに順に回転させていく．数学的には回転行列を使って角度の計算を行う．

$$\begin{pmatrix} x' \\ y' \\ z' \end{pmatrix} = \begin{pmatrix} \cos\gamma & -\sin\gamma & 0 \\ \sin\gamma & \cos\gamma & 0 \\ 0 & 0 & 1 \end{pmatrix} \begin{pmatrix} \cos\beta & 0 & -\sin\beta \\ 0 & 1 & 0 \\ \sin\beta & 0 & \cos\beta \end{pmatrix} \begin{pmatrix} 1 & 0 & 0 \\ 0 & \cos\alpha & -\sin\alpha \\ 0 & \sin\alpha & \cos\alpha \end{pmatrix} \begin{pmatrix} x \\ y \\ z \end{pmatrix}$$

　　　　　　Z軸周りの回転行列　　Y軸周りの回転行列　　X軸周りの回転行列

回転行列の部分を展開して計算すると次のようになる．

$$\begin{pmatrix} x' \\ y' \\ z' \end{pmatrix} = \begin{pmatrix} \cos\beta\cos\gamma & -\sin\alpha\sin\beta\cos\gamma - \cos\alpha\sin\gamma & \sin\alpha\sin\gamma - \cos\alpha\sin\beta\cos\gamma \\ \cos\beta\sin\gamma & \cos\alpha\cos\gamma - \sin\alpha\sin\beta\sin\gamma & \cos\alpha\cos\beta - \sin\beta\sin\gamma\cos\alpha - \sin\alpha\cos\gamma \\ \sin\beta & \sin\alpha\cos\beta & \cos\alpha\cos\beta \end{pmatrix} \begin{pmatrix} x \\ y \\ z \end{pmatrix}$$

$$= \begin{pmatrix} r_{11} & r_{12} & r_{13} \\ r_{21} & r_{22} & r_{23} \\ r_{31} & r_{32} & r_{33} \end{pmatrix} \begin{pmatrix} x \\ y \\ z \end{pmatrix}$$

$(x, y, z)$はセグメントの局所座標系内の1点を意味し（あるいは位置ベクトルだと思ってもかまわない），$(x', y', z')$は3軸周りの3回の回転が終わったときの点を意味する．動作計測によってこの点の座標値が明らかになり，回転行列を展開した部分の成分（すなわち$r_{11}$～$r_{33}$の値）が先に明らかになるので，カルダン角の各要素$\alpha$, $\beta$, $\gamma$が計算されることになる．

　カルダン角というのは，3つの回転角で1つの姿勢（2つのセグメントの相対的位置）を表現している．分析としては，$\alpha$角がどれくらい変化したか，$\beta$角がどれくらい変化したか，$\gamma$角がどれくらい変化したかを観測することは可能だが，角度データの意味の解釈では，2つのセグメント間の姿勢が3次元空間のなかでどう変化したかということである．ヒトの下肢運動の場合，膝関節伸展と膝関節外反，膝関節回旋はまったく独立に変化するわけではない．$\alpha$角が変われば，その影響が$\beta$角にも$\gamma$角にも伝えられて変化する．したがって，たとえば**図B**の$\alpha$角を膝内反角，$\beta$角を膝屈曲角，$\gamma$角を膝回旋角としたとき，$\beta$角（膝屈曲角）だけを取り出して特性を観測しても，実際の3次元空間上の膝関節の動きを正確に把握したとはいえない．

## 文　献

1) Chao, E.Y.S.：Justification of triaxial goniometer for measurement of joint rotation. *J Biomechanics*, **13**：989-1006, 1980.
2) Kadaba, M.P., Ramakrishnan, H.K., Wootten, M.E.: Measurement of lower extremity kinematics during level walking. *J Orthopedic Research*, **8**：383-392, 1990.
3) Vaughan, C.L., Davis, R.B., O'Conners, J.C.：Dynamics of human gait. Human Kinetics Publisher, 1992, p.15-43.
4) 臨床歩行分析懇談会：歩行データ・インターフェイス・ファイル活用マニュアル．歩行データフォーマット標準化提案書，1992.

1軸と直交すると定められる．

④　大腿座標系の第3軸は，第1軸と第2軸と直交するように決められる．

**(3) 下腿座標系の決定と足関節中心点の推定のための条件**

① 下腿に棒状マーカーを貼る．棒の長軸が足関節底背屈軸と平行になるように貼付するのがよい．膝関節中心と棒状マーカーと腓骨外果マーカーとが同一平面上に位置するという条件を置く．そして，足関節底背屈軸は腓骨外果マーカーを通り，足関節中心点はこの足関節底背屈軸上で足関節幅の中点にあると仮定される．

② 下腿長軸は膝関節中心点と足関節中心点を結ぶ線として決定され，これが下腿座標系の第1軸とされる．

③ 下腿座標系の第2軸は足関節底背屈軸であり，第1軸と直交すると定められる．

④ 下腿座標系の第3軸は，第1軸と第2軸と直交するように決められる．

**(4) 足部座標系の決定**

① 踵と第2中足骨頭にマーカーを貼る．踵マーカーの高さは，足底面からの第2中足骨頭マーカーの高さと同じにするのがよい．踵マーカーと第2中足骨頭マーカーを結んだ線分が足部長軸に一致するように配置する．これで足部基準線が決められる．

② 足関節中心と第2中足骨頭マーカーを結ぶようにベクトルがつくられ，これが足部ベクトルと呼ばれる．第2中足骨頭上に仮想マーカーが設定され，足関節中心点とこの仮想マーカー間で線分をつくり，これを足部座標系の第1軸とする．この仮想マーカーは，足部座標系の第1軸と足部基準線が平行になるように設定される．

③ 足部座標系の第2軸は，第1軸と足関節底背屈軸に直交する軸として決定される．この第2軸は爪先の外向き・内向きの角度を表現するときに使われる．医学的には外転・内転である．踵が接地して立つことができれば，この第2軸は垂直方向を向くことになる．

④ 足部姿勢の表現の場合，カルダン角ではない．

**3) 歩行計測時の条件**

ばらつきの少ない歩行データを得るには，歩行速度の統制をするとよい．歩行速度を統制するには歩幅と歩行ピッチ（ケイデンス）を規定するとよい．しかし，脳性麻痺患者にはそれが不可能である場合が多く，自由歩行速度での計測が強いられる．可能であれば，デジタルメトロノームを使用して歩行ピッチを合わせるだけでも，歩行計測の精度（再現性）は向上する．

さらに，関節モーメント（関節トルク）を求めるためには床反力計を使用して床反力を求める必要があるが，脳性麻痺患者が上手に床反力計を踏んでくれることは困難である．患者には自由に歩いてもらい，偶然にでも床反力計を踏んでもらうことを期待して繰り返し計測する．繰り返し行う計測数は，患者の体力や理解度にもよるが，10～20回が目安である．時間に換算すると，大型の動作解析システムを使用すると想定すれば，1時間～1時間30分程度である．

複数のデータのばらつきを観測すれば，歩行ピッチを合わせられず再現性が悪い場合でも，逆にそのばらつきがふらつき度合いを表すという考えもできるため，複数のデータを計測するのがよい．複数計測をする時間的余裕が臨床現場にはない場合が多いかもしれないが，計測専属のスタッフを配置するなど，工夫を凝らせば可能になるかもしれない．

脳性麻痺患者に歩いてもらう場合，歩く方向を定める工夫も必要である．進行方向に目線の高さの目標物を置くとよい．目標物を置いた歩行計測は，日常生活とは異なる歩行であるため意味がないとされる場合があるが，実験室や病院での計測は機能評価のための"分析"であり，もともと日常生活のことを調べる目的ではないといいたい．分析は科学的思考の根本である．全体像ばかりをみても，身体運動機能を構成している各要素の何が障害を受けているかを発見できない．ましてや患者は身体の内部に障害をもっているわけであり，なかなか目に見えない．まずは要素分けをして，各要素の働きを細かく観察する方法である"分

表 15-1 被験者情報

| 一般情報 | | | | | | | |
|---|---|---|---|---|---|---|---|
| 性別 | 男 | 年齢 | 10 歳 | 身長 | 130 cm | 体重 | 37.6 kg |
| 診断 | 脳性麻痺，両下肢痙性麻痺，かがみ肢位 | | | | | | |

| 手術情報 | | | | |
|---|---|---|---|---|
| 部位 | 右側の術式 | | 左側の術式 | |
| 大腰筋 | スライド延長 | 23 mm | スライド延長 | 23 mm |
| 腸骨筋 | Fractional 延長 | | Fractional 延長 | |
| 大内転筋顆部腱 | 切離 | | 切離 | |
| 薄筋（中枢側） | 切離 | | 切離 | |
| 大腿直筋（中枢側） | Z 延長 | 12 mm | Z 延長 | 12 mm |
| 半膜様筋（中枢側） | スライド延長 | 20 mm | スライド延長 | 20 mm |
| | Fractional 延長 | | Fractional 延長 | |
| 半腱様筋（末梢側） | スライド延長 | 15 mm | スライド延長 | 15 mm |

析"を行うのが科学的調査の基本である．日常生活でのことは日常の現場で計測すべきであり，そのための専用の計測方法を考案しなければならない．

歩行計測時に，ビデオカメラでの歩容撮影を行っておくことを勧める．関節角度や関節モーメントが算出されても，歩行機能のある一要素を切り出しただけであり，全体像の把握が難しい場合がある．実際の生体のイメージ画像には全体像が映っている．関節角度や関節モーメントの結果から，その現実での意味合いを解釈する際にビデオカメラで記録したイメージ画像が正当な判断の決め手になる場合がある．

## 4. 計測後のデータ処理

関節モーメント（単位 N・m）のデータは，被験者間の体格差によるデータのばらつきを軽減するために，体重値で標準化する場合がある．個人間でデータを比較するときには標準化を行うのが慣例である．さらに，体節の長さが慣性モーメントに影響を与えるため，体重と下肢長（m）でも標準化を行うこともある．具体的には，関節モーメント値/(体重×下肢長) という計算を行う．

マーカーの名前づけや関節角度，関節モーメントの計算に関する手順はソフトウェア説明書を参照いただきたい．

## 5. 計測結果，症例データの供覧

### 1) 被験者情報と計測前準備

脳性麻痺患者の歩容を実際に計測した結果を例示する．症例は 10 歳の男児である．このデータは南多摩整形外科病院医師との共同研究で得たものである．症例情報を**表 15-1** に示す．術前の医師の観察では，両下肢に弛緩と痙縮が混じり合った痙性麻痺であるとのことであった．立位時に両足踵が接地せず，尖足といわれる症状が現れていた．股関節の外転運動は随意的に行えた．歩行時に両方の股関節が内転，内旋位になっていた．膝関節も立位では約 20 度屈曲して，かがみ姿勢になっていた．かがみ姿勢を改善するために下肢筋の延長術が**表 15-1** のように行われた．

手術日の 5 日前に術前の歩行計測を行い，術後 10 ヵ月時に再び歩行計測を行った．術後 10 ヵ月時点での体格は成長により，身長 135.8 cm，体重 41.7 kg となっていた．計測前に形態計測（棘果長，両 ASIS 間距離，膝関節幅，足関節幅）を行った．前述の「3-2）標点マーカーの貼付」の項で説明したように，関節角度や関節モーメント算出で必要となるからである．歩行計測は動作解析シ

188　第15章　脳性麻痺患者の歩行分析

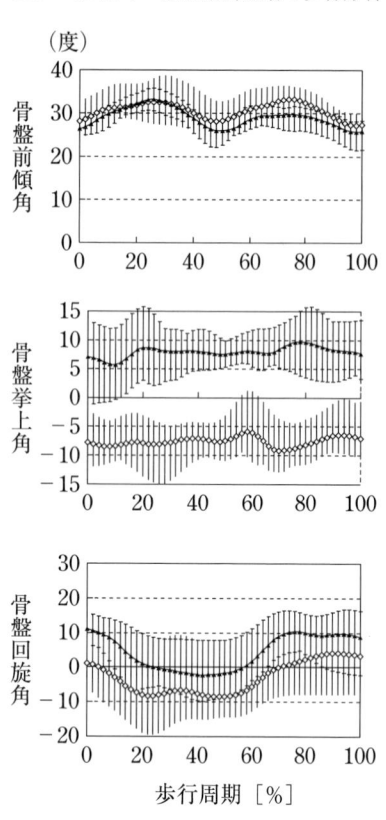

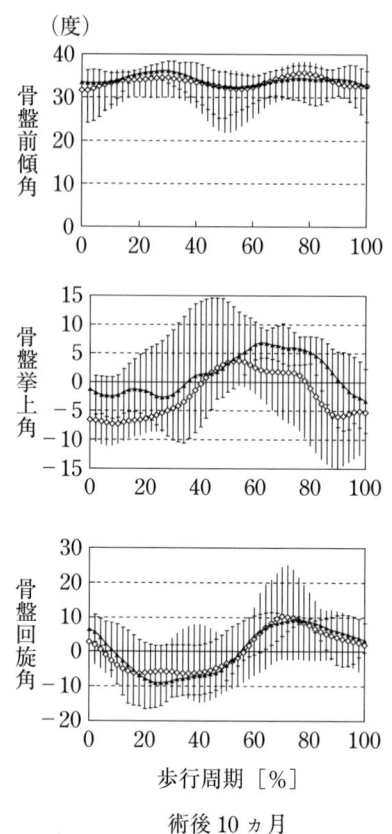

**図15-3　症例の歩行中の骨盤姿勢角**

　骨盤前傾角は実験室座標系の矢状面に投影された角度であり，ASIS-PSIS線と矢状軸との成す角度である．正の値は前傾である．骨盤挙上角は骨盤座標系の前額面上に投影される，実験室水平線と骨盤横断線との成す角度である．正の値は骨盤において立脚とは対側が水平よりももち上がる状態である．骨盤回旋は水平面上で骨盤第2軸と実験室矢状軸との成す角度である．正の値は骨盤において立脚とは対側が前方にある状態である．

ステムVICON370と床反力計を使用して行われた．Helen Hayesマーカーセットに準じて標点マーカーを貼付した．歩行速度の統制は行われていない．計算処理はClinical Managerソフトウェアを使用した．

### 2）骨盤姿勢と関節角度データ

　骨盤姿勢のデータを図15-3に，関節角度のデータを図15-4に示す．右脚の骨盤前傾角は術後に平均値が大きくなって，波形は上にシフトしている．左右差が減少したが，歩行全般で骨盤前傾が強くなった印象がある．骨盤前傾はかがみ姿勢と関係があり，整形外科医はこれを嫌う．運動機能上では骨盤前傾が必ずしも悪いといいきれる確実な科学的根拠は今のところない．関節角度データの股関節，膝関節データはカルダン角による表現であるから，3つの角度を同時に考慮して，股関節角の場合は骨盤と大腿骨間の相対的姿勢を，膝関節角の場合は大腿と下腿間の相対的姿勢をイメージする．分析としては，3つの角度要素のどれに変化が現れているかを確かめる．股関節に関しては，術後に股屈曲角（屈伸要素）の波形が下方へシフトした．股内転角の値は左脚データが内転方向へシフトして，左脚と右脚の値が近づき左右差が減少している．股内旋角も左右差が減少し，とくに左脚の値が内旋方向へシフトしている．膝関節に関しては膝屈曲角の波形が20度近く下方，すなわち伸展方向へシフトした．右脚の内反・内旋が大きくなっていた．股関節，膝関節ともに考慮すると，下肢が伸展する方向へ姿勢が変化し，それに伴う骨盤，大腿，下腿のアライメントの左右差が減少して対称に近づいている．これに伴って左立脚時の股内転・股内旋，右立脚時の膝内反・膝外旋が生じている．術前は右脚への荷重が強く姿勢が右側へ偏っていたのが，術後に下肢が伸展して荷重が左右対称に近づいたことがこのデータからうかがえる．足関節においては立脚期では左右脚ともに大きな変化はないが，術前に生じていた遊脚期の右脚での底屈運動が，術後に減少していることがグラフからうかがえる．

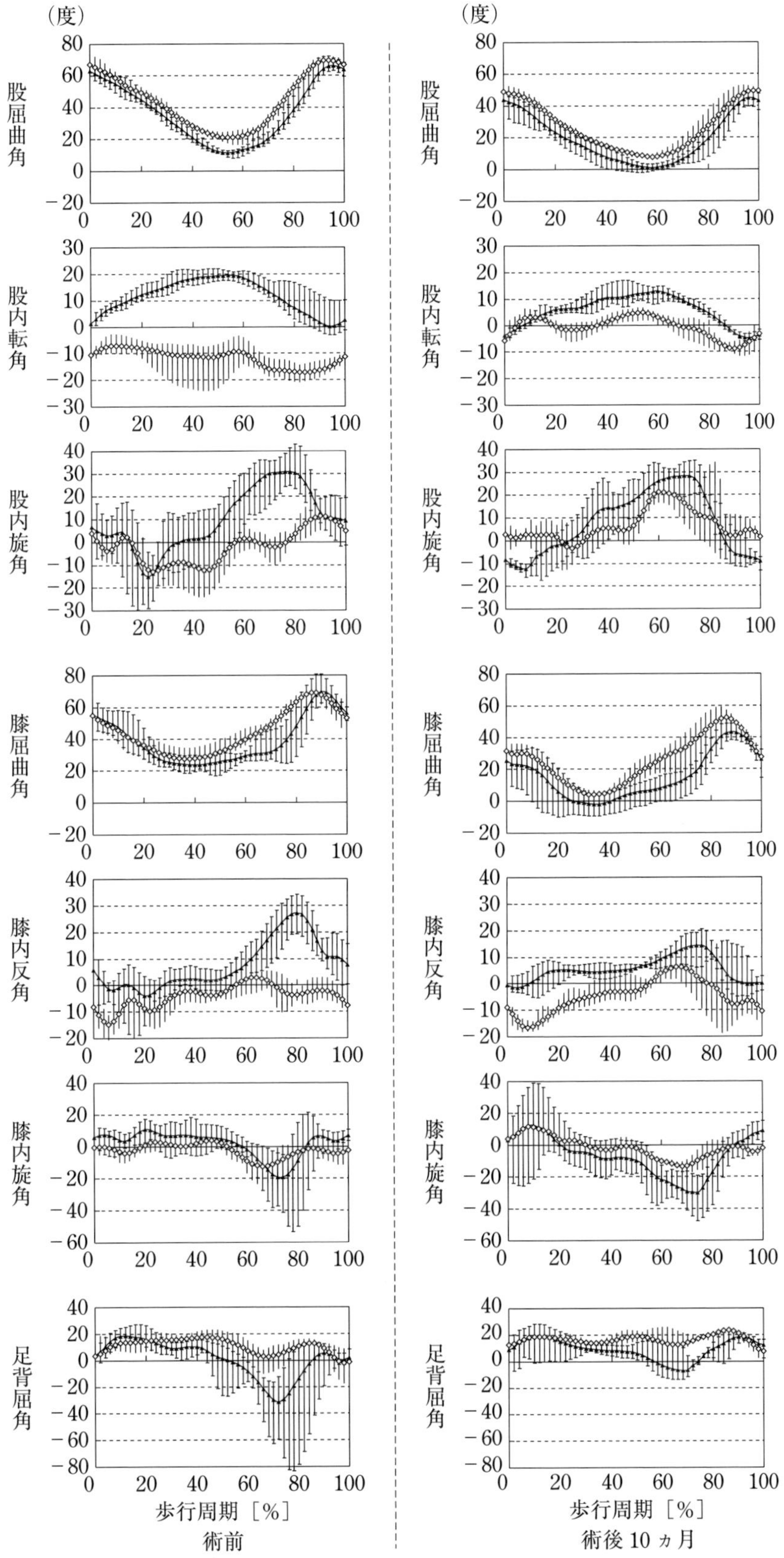

（度）
股屈曲角
股内転角
股内旋角
膝屈曲角
膝内反角
膝内旋角
足背屈角
歩行周期［%］
術前
（度）
股屈曲角
股内転角
股内旋角
膝屈曲角
膝内反角
膝内旋角
足背屈角
歩行周期［%］
術後 10 ヵ月


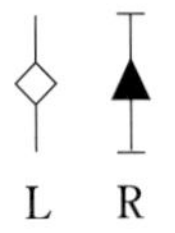

L
R


**図 15-4　症例の歩行中の関節角度**

グラフ縦軸の正値に対応する運動方向を，グラフ縦軸のタイトルにした.

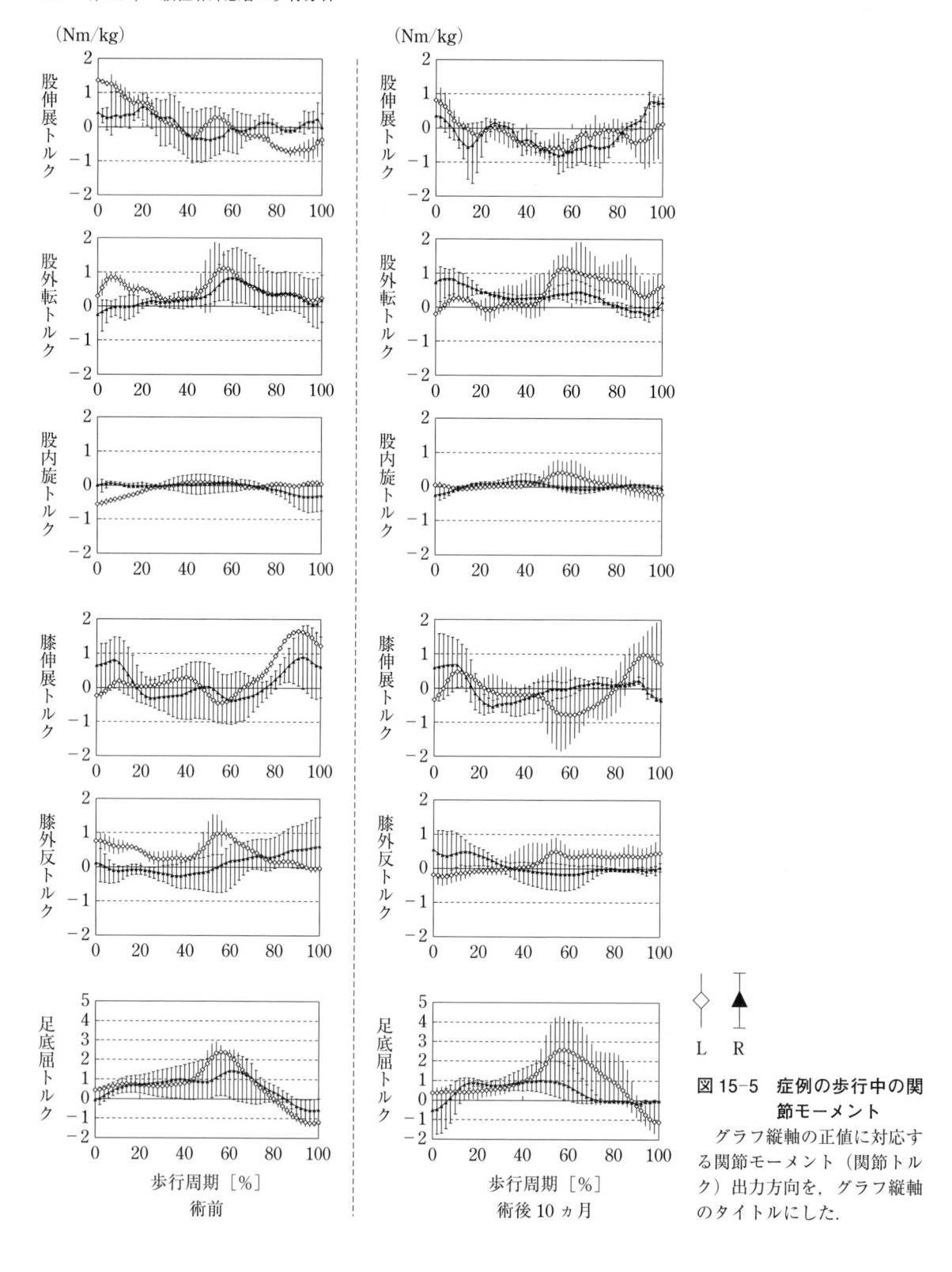

190　第15章　脳性麻痺患者の歩行分析

**図 15-5　症例の歩行中の関節モーメント**

グラフ縦軸の正値に対応する関節モーメント（関節トルク）出力方向を，グラフ縦軸のタイトルにした．

### 3）関節モーメントデータ

関節モーメント（関節トルク）のデータを図15-5に示す．関節モーメント値は体重で割って標準化した．

関節モーメントのデータの術後の変化は，歩行周期中の随所に出ているようで，簡単には表現できない．顕著に変化したといえるのは，股関節に関しては左右脚の立脚期後半で屈曲モーメントを術前よりは大きく発生するようになったことである．この変化のグラフ上の数値は約 0.5 Nm/kg であるが，体重をかけて標準化前の数値に戻すと約 19 Nm となる．さて，この値は物理量としてどのくらいの値だろうか．ここで，1 m の棒の端に 2 kg の重りをつけて，もう一端を回転運動する軸としてつなぎとめたときの状況を想定しよう．重りをつけた部分をもち，手を離した瞬間に重りと棒は落下して回転する．そのときの回転力がおおよそ 20 Nm と考えられる．この変化に対して，術後に股関節を伸展できるようになったことで，股屈筋群が伸張されるようになり筋収縮が発生できるようになったと解釈できる．ただし，随意性が上がったかどうかは不明であり，あくまでも推測に過ぎない．股関節に関して次に顕著な関節モーメントの術後変化がみられる部分は，立脚期の股外転モーメントである．左右脚で術後の関節モーメント特性が逆転している．下肢が全体的に伸展して，下肢姿勢の左右対称性が改善したため，前額面上の股外転モーメントに顕著に変化が現れたのかもしれない．もう 1 つは，右脚の足関節モーメントである．術後に底屈モーメントの出力が早い時期にゼロになった．痙縮が強い脳性麻痺症例では底屈筋群の痙縮による活動時期延長が知られており，足関節底屈モーメントが長引くことと対応していると思われる．術後にこの底屈筋群の活動延長が改善され，遊脚期には底屈モーメントがゼロになったと解釈できる．

### 4）まとめ，留意点，展望

脳性麻痺症例の歩行計測，歩行データ分析，解釈の一例を示した．ここで示した関節モーメントのデータは偶然に得られたものであり貴重である．読者に上手に利用していただきたい．

関節角度の表現でカルダン角（オイラー角）を使用する場合に，その意味を十分に理解していなければ，妥当な解釈が困難となることを留意していただきたい．

独歩可能な脳性麻痺症例すべてに関節モーメントを観測できるわけではない．すべての医療施設に完全な動作解析システムがあるわけでもない．限られた環境のなかでも，ビデオカメラでの歩容撮影で治療立案に有効なデータは得られるかもしれない．動作分析が診療科に依存せず診療報酬の検査項目になった．このことは，動作分析を臨床で定着していき，発展していける下地が整ってきたといえる．運動機能障害のメカニズム解明や治療有効性の科学的な証明へ向けて，活力のある読者がさまざまに臨床データを取る工夫をしていただくことを期待している．

### 文 献

1) Gage, J. R., Fabian, D., Hicks, R. and Tashman, S.: Pre- and postoperative gait analysis in patients with spastic diplegia: A preliminary report. *J Pediatr Orthop*, 4 : 715-725, 1984.
2) Rose, S.A., DeLuca, P.A., Davis Ⅲ, R.B., Õunpuu, S. and Gage, J.R.: Kinematic and kinetic evaluation of the ankle after lengthening of the gastrocnemius fascia in children with cerebral palsy. *J Pediatr Orthop*, 13 : 727-732, 1993.
3) Õunpuu, S., Davis, R.B. and DeLuca, P.A.: Joint kinetics: methods, interpretation and treatment decision-making in children with cerebral palsy and myelomeningocele. *Gait & Posture*, 4 : 62-78, 1996.
4) 平上 健，松尾 隆，金 承革：股関節に対し選択的多関節筋解離術（OSSCS）を行った，脳性麻痺 3 例の歩行分析による短期成績．第 14 回関東小児整形外科研究会，2003．
5) 金 承革，田村大輔，平上 健，松尾 隆：脳性麻痺児歩行分析―痙縮筋に対する筋切離術の効果．第 26 回バイオメカニズム学術講演会予稿集，2005, p.91-94．
6) 金 承革，平上 健，渋谷 啓，松尾 隆：痙縮筋に対する選択的筋解離術を行った脳性麻痺児の歩行分析．第 20 回バイオメカニズム・シンポジウム前刷，2007, p.183-192．
7) Chao,, E.Y.S.: Justification of triaxial goniometer for measurement of joint rotation. *J Biomech*, 13 : 989-1006, 1980.
8) Kadaba, M.P., Ramakrishnan, H.K., Wootten, M.E.: Measurement of lower extremity kinematics during level walking. *J Orthop Res*, 8 : 383-392, 1990.

# 付録 1　統計・微分・積分・時間正規化

## 1. 統　計

### 1）統計検定とは

例）片麻痺者と健常者の歩行速度には差があるであろう．
　　　　　↓
　　片麻痺者と健常者の歩行速度には差がないという仮説を立てる（帰無仮説）．
　　　　　↓
　　その仮説が成立するという確率を計算する（危険率p）．危険率pが小さければ仮説は棄却される．すなわち両者には差があることになる．

#### (1) 通常の判断基準
　　pが0.05以上のとき：有意差なし（NS）
　　pが0.01以上で0.05未満のとき：有意差あり（$p<0.05$）
　　pが0.001以上で0.01未満のとき：有意差あり（$p<0.01$）
　　pが0.001未満のとき：有意差あり（$p<0.001$）

### 2）正規分布と等分散

#### (1) 正規分布
データのヒストグラムが図1のように釣鐘型で，データが以下の特徴をもつ．平均値とデータのばらつきを表す標準偏差（SD：standard deviation）が決まると分布が決まる．
① 平均値，中央値，最頻値が一致する．
② 平均値をピークとした対称の分布をする．
③ 平均値±1SD，2SD，3SDの間にそれぞれデータの68.3％，95.5％，99.7％が含まれる．

#### (2) 等 分 散
データのヒストグラムの広がりを分散という．このデータの左右の広がり方が群間で等しい場合を等分散と呼び，異なる場合を非等分散と呼ぶ（図1）．

### 3）パラメトリック検定とノンパラメトリック検定

データ数が十分にあり，間隔尺度か比例尺度で，さらに母集団が正規分布していることを前提にすることができる場合，パラメトリック検定を使用する．データ数が少ない場合，あるいは順序尺度か分類尺度であるか，データが正規分布していない場合にはノンパラメトリック検定を使用する．パラメトリック検定とノンパラメトリック検定の分類を表1に[1]，パラメトリック検定とノンパラメトリック検定の種類を表2に示す[1]．

### 4）2群の検定

#### (1) パラメトリック検定
2群のパラメトリック検定でもっともよく使われるのは$t$検定である．$t$検定を使用するための前提として，正規分布が仮定されていなくてはならない．また，$t$検定にはステューデントの$t$検定とウェルチ

正規分布

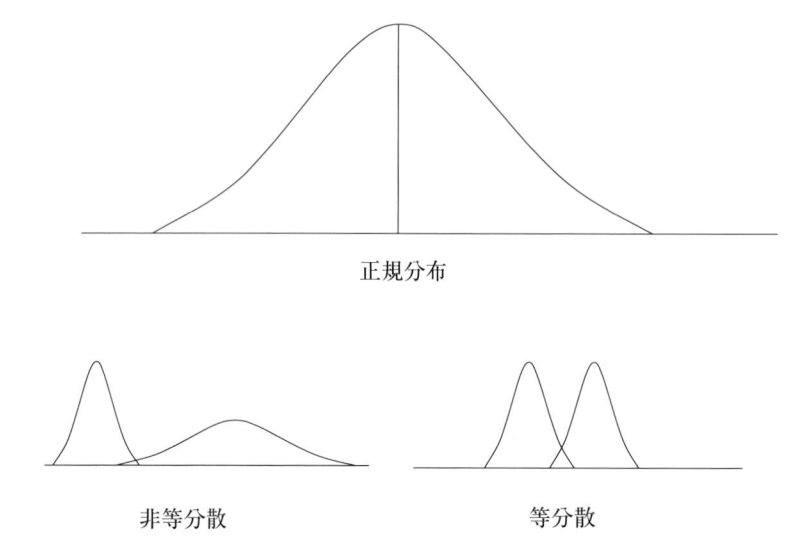

非等分散　　　　　　　　等分散

**図1　正規分布と等分散**

**表1　パラメトリック検定とノンパラメトリック検定の分類**

|  | パラメトリック検定 | ノンパラメトリック検定 |
|---|---|---|
| 対象とする統計量 | 平均値, 分散, 相関係数 | 代表値, 散布度, 関連性係数, 順位相関係数, 度数 |
| 尺度水準 | 間隔尺度, 比例尺度 | 名義尺度, 順序尺度, 間隔尺度, 比例尺度 |
| 母集団の分布型 | 通常正規分布を仮定 | 不問 |
| 標本サイズ | データ数25以上が目安 | 少なくてもよい |

**表2　パラメトリック検定とノンパラメトリック検定の種類**

|  | パラメトリック検定 | ノンパラメトリック検定 |
|---|---|---|
| 対応あり（2群） | 対応のある$t$検定 | ウィルコクソン符号付順位和検定 |
| 対応なし（2群） | 対応のない$t$検定 | マン・ホイットニー検定 |
| 2変量 | ピアソンの相関係数 | スピアマン順位相関係数 |

対応があるケース　　　　　　　対応がないケース

　　　　　　装具なし　装具あり　　　　　　装具なし　装具あり
被験者A　　　○　→　○　　　1回目　　○　⇸　○
　　　B　　　○　→　○　　　2回目　　○　⇸　○
　　　C　　　○　→　○　　　3回目　　○　⇸　○
　　　D　　　○　→　○　　　4回目　　○　⇸　○

**図2　$t$検定で対応があるケースとないケース**

の$t$検定がある．ステューデントの$t$検定は正規分布だけでなく，等分散も仮定されている必要がある．等分散が仮定されていない場合はウェルチの$t$検定を用いる．等分散を確かめる方法として「$F$検定」がある．

### (2) 対応のある t 検定と対応のない t 検定

t 検定は対応の有無によって下記のように使い分ける必要がある．

① 複数の片麻痺者の裸足歩行と装具歩行で歩行速度の違いを示したい→対応のある t 検定．

② 健常者と片麻痺者の歩行速度の違いを示したい→対応のない t 検定．

上記2つの例の違いは，①では同一の被験者を対象として装具の有無という条件の違いで歩行速度を比較しているのに対して，②では異なった2群の被験者の歩行速度を比較している点である．

①の場合で，1名の片麻痺者の10回の裸足歩行と10回の装具歩行で歩行速度の違いを示したいときは，対応のない t 検定となる（図2）．対応のないケースでは，装具なしの1回目が装具ありの1回目と，装具なしの2回目が装具ありの2回目とそれぞれ対応しているわけではないので，対応がある手法は用いることができない．

### (3) ノンパラメトリック検定

前述のようにノンパラメトリック検定ではデータ数が少ない，データが正規分布していないときに使用できる．2群の差を調べるノンパラメトリック検定には，ウィルコクソン符号付順位和検定とマン・ホイットニー検定がある．ウィルコクソン符号付順位和検定はデータに対応がある場合に，マン・ホイットニー検定はデータに対応がない場合に用いることができる．

## 5) 3群以上の検定

### (1) パラメトリック検定

3群以上の検定を行う場合，分散分析を用いる．分散分析には一元配置，二元配置，多元配置の分散分析が存在する．以下に一元配置分散分析を用いる手順を記す．

① 3群のデータがそれぞれ正規分布しているかを調べる．3群以上のデータの正規分布を調べる際にはバートレット検定を用いる．

② 3群のデータは同じであるという仮説を立てる．たとえば，装具A装着時の歩行，装具B装着時の歩行，裸足歩行における歩行速度は同じであるという仮説を立てる．

③ 分散分析を行い，3群のデータが同じであるという確率を計算する．危険率が5%ないし1%以下であれば，有意差ありと判断できる．この場合は同一の被験者における装具の種類と装具装着の有無による違いを比較しているので，対応のある一元配置分散分析を用いる．異なった被験者で比較する場合は対応のない一元配置分散分析を用いる．

### (2) 多重比較検定

分散分析で有意差ありと判断されても，どのグループ同士に差があったかを調べることはできない．それを調べるためには，多重比較検定を用いる必要がある．多重比較検定には，Tukey-Kramer法，Bonferroni法，Scheffe法，Games-Howell法，Fisher's PLSD法，Student-Newman-Keuls法，Dunnett法などがある[2]．多重比較検定はそれぞれの特徴を踏まえて使用される必要があるが，もっとも適応範囲が広く，多く用いられているのはTukey-Kramer法である．

### (3) 二元配置分散分析

一元配置分散と二元配置分散分析の違いは交互作用を調べるか否かである．交互作用の有無を図に示す．図3に条件A（緩やかなスロープ昇り），条件B（急なスロープ昇り）における若年者，前期高齢者，後期高齢者の歩行速度を示す．交互作用なしでは，スロープが急になるといずれのグループでも同様に歩行速度が減少しており，各群の変動の程度が均一である．交互作用ありではスロープが急になると若年者では歩行速度が増加し，前期高齢者では歩行速度が減少し，後期高齢者では歩行速度には変化がみられず，各群の変動が均一ではない．交互作用を調べることで，結果の違いは条件の違いのみによるものか，グループ特性の違いも影響しているのかを調べることができる．この例の場合，スロープの斜度の違いだけで

図3 交互作用

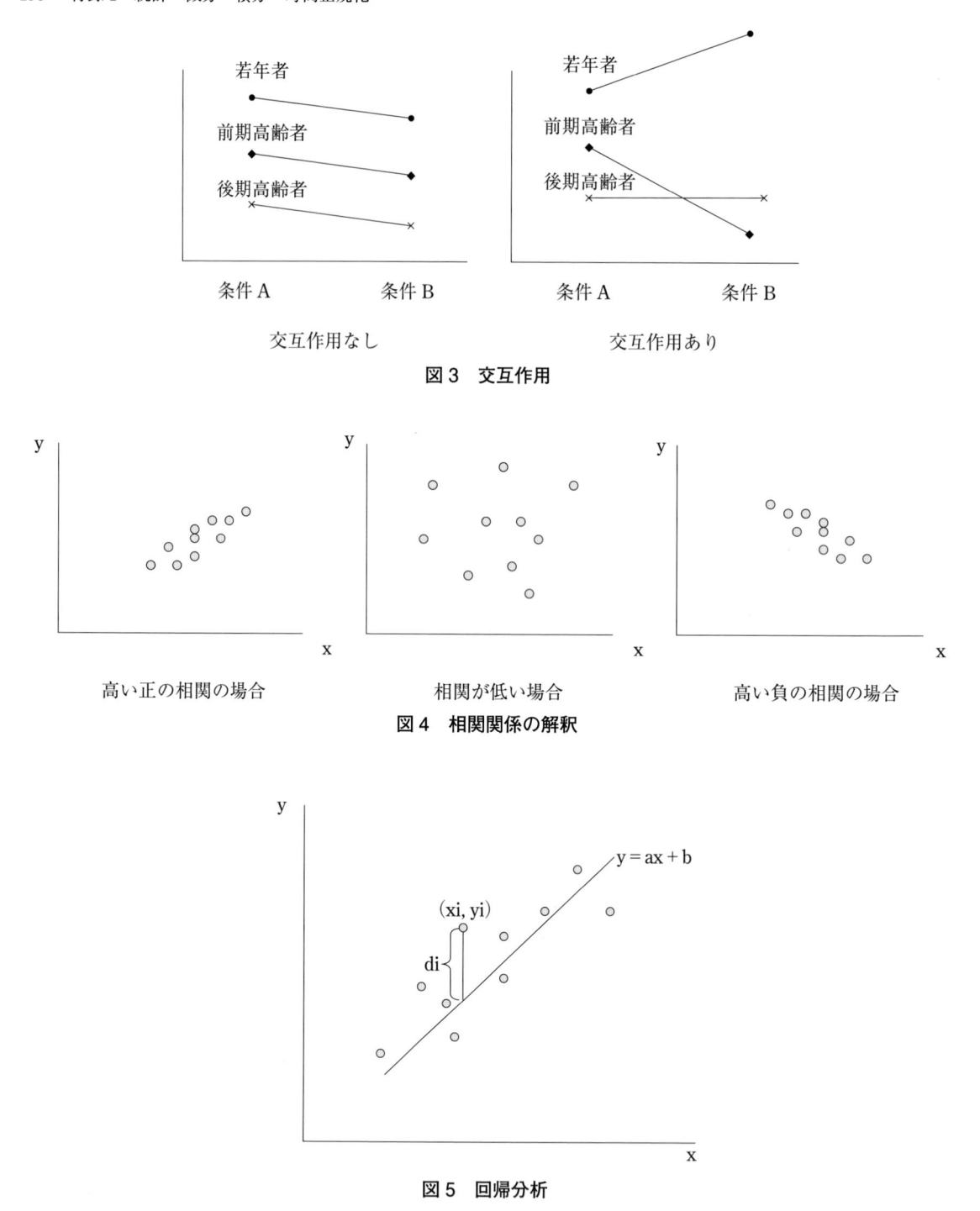

図4 相関関係の解釈

図5 回帰分析

く，年齢階層の違いが結果に影響を与えていることになる．

(4) ノンパラメトリック検定

分散分析にも$t$検定と同様にパラメトリック検定とノンパラメトリック検定が存在する．一元配置分散分析にはクラスカル・ウォリス検定が，二元配置分散分析にはフリードマン検定がそれぞれ該当する．

### 6）相関と回帰—2変数間の関係を知る

相関分析とは2つの変数（xとy）の関係の強さをみる分析手法である．2つのデータの間の関係を示すグラフを図4に示す．
① yの値が増加すると，xの値も増加する→正の相関が高い
② yの値が減少すると，xの値が増加する→負の相関が高い
③ yの値の増減はxの値の増減と関係していない→相関が低い

この相関関係の高さを相関分析では相関係数rで示す．
① rが＋のときに正の相関となり，＋1に近いほど正の相関が高くなる．
② rが－のときに負の相関となり，－1に近いほど負の相関が高くなる．
③ rが0に近ければ相関が低くなり，xとyに関係がないことを示す．

パラメトリック検定では，この相関係数rをピアソンの相関係数で計算し，ノンパラメトリック分析ではスピアマンの順位相関係数で計算する．

#### (1) 回帰分析

関連性を要約するのにもっともよくあてはまった関数を推定し，二変数の関係を式で表す．すなわち一方のデータ（独立変数）から他方のデータ（従属変数）を推定するのに使用できる（図5）．
二変数の関数が直線の式で表される場合，以下のようになる．

$$y = ax + b$$

実際のデータ（xi, yi）と直線の距離の二乗の総和が最小となるように，直線の係数（a, b）を決める．この方法を最小二乗法と呼ぶ．

## 2. エクセルによる微分

歩行分析においてマーカーの位置を時系列で計測することができれば，座標値を微分することで単位時間当たりの位置の変化である速度を求めることができる．同じように速度を微分すれば単位時間当たりの速度の変化である加速度を求めることができる．同様に角度の変位を微分することで角速度を，角速度を微分することで角加速度を算出することができる．Microsoft Excel を使用すれば，この微分を差分というかたちで簡単に行うことができる．以下に簡単な微分に関する解説とエクセルの具体的な操作方法を示す．

位置をxとして短い時間⊿t間における変位を⊿xとすると，平均速度Vは以下のように示すことができる．

$$V = \frac{\Delta x}{\Delta t}$$

これはすなわち底辺を⊿t，高さを⊿xとした三角形の斜辺の傾きを求めているのと同じ計算をしている．たとえば，計測開始時（0秒）でマーカー位置が1mの高さから計測終了時（2秒）までの間に鉛直方向に3m移動した場合の速度の計算式は以下のようになる．

$$V = \frac{3-1}{2-0} = 1 \, \text{m/秒}$$

ここで時間変化量を dt としてこれを無限に小さくとれば，斜辺の傾きは瞬間速度vとなる．これを計算式で表すと平均速度は次式で表すことができる．

$$v = \lim_{\Delta t \to 0} (\Delta x / \Delta t) = dx/dt$$

## 付録1　統計・微分・積分・時間正規化

これは変位を1階微分していることとなる．変位を2階微分すると加速度を算出することができる．すなわち速度の微分が加速度となる．加速度は次式で表すことができる．

$$a = \lim_{\Delta t \to 0} (\Delta v / \Delta t) = dv/dt$$

もっとも簡便な速度，加速度の算出は前述のように以下の式で算出することができる．

$v_i = (x_{i+1} - x_i)/dt$ ・・・①
$a_i = (v_{i+1} - v_i)/dt$ ・・・②

しかしながら，この方法を実際に用いると高周波ノイズが増幅され，変位の時点と速度あるいは加速度の時点にずれが生じるため，速度，加速度を求めたい時点の前後のデータを用いる．

$v_i = (x_{i+1} - x_{i-1})/2dt$ ・・・①'
$a_i = (v_{i+1} - v_{i-1})/2dt$ ・・・②'

また，平滑化機能を含んだ次式で計算すると高周波ノイズの増幅をある程度防ぐことができる[3]．この方法では前後のデータを使っているため，対象とする時点の滑らかな変化を求めることができる．次式を参考にされたい．

$v_i = \{(x_{i+2} - x_i)/2dt + (x_{i+1} - x_{i-1})/2dt + (x_i - x_{i-2})/2dt\}/3dt$
　　$= (x_{i+1} + x_{i+2} - x_{i-1} - x_{i-2})/6dt$ ・・・①''

$a_i = \{(v_{i+2} - v_i)/2dt + (v_{i+1} - v_{i-1})/2dt + (v_i - v_{i-2})/2dt\}/3dt$
　　$= (v_{i+1} + v_{i+2} - v_{i-1} - v_{i-2})/6dt$ ・・・②''

エクセルの操作方法を図6に示す．

位置データは立ち上がり動作における重心の上下方向変位である．計測は3次元動作分析装置を用いて行い，サンプリング周波数は120 Hzとした．

式①では，エクセルの関数バーに対象とするセルの1つ後のセルの値から1つ前のセルの値を引き，dt

$vi = (dx_{i+1} - dx_i)/dt \cdots ①$　　　$vi = (dx_{i+1} - dx_{i-1})/2dt \cdots ①'$　　　$vi = (dx_{i+1} + dx_{i+2} - dx_{i-1} - dx_{i-2})/6dt \cdots ①''$

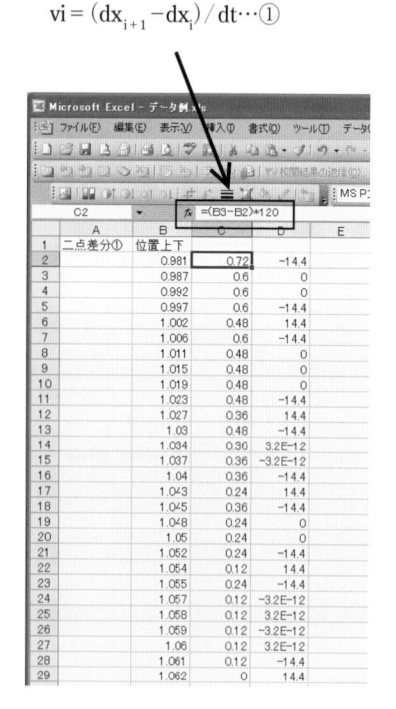

図6　エクセルによる微分の方法

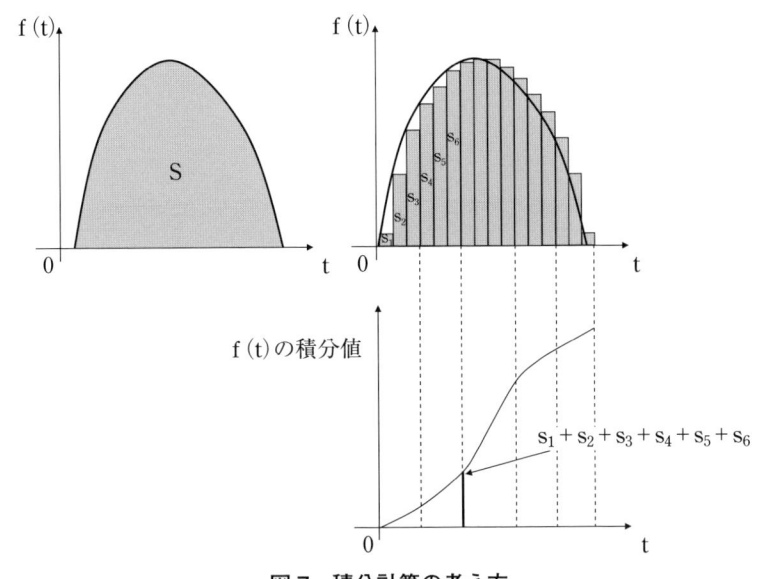

**図7 積分計算の考え方**

（＝1/120）で割るという式を入力すればよい．

式①'では，エクセルの関数バーに対象とするセルの1つ後のセルの値から対象とするセルの1つ前の値を引き2dtで割るという式を入力すればよい．

式①"では，対象とするセルの2つ後のセルの値と1つ後のセルの値を足して，対象とするセルの値1つ前と2つ前のセルの値を引いて6dtで割るという式を入力すればよい．

上記の式を入力し，セルの右下を選択してセルの最後まで自動計算させれば，それぞれの式の速度を動作全体で算出することができる．

式②，②'，②"では同様の式を速度の計算結果を用いて繰り返し行う．しかしながら，位置を2階微分して加速度を算出すると，高周波ノイズが混入しやすいためフィルタリングの処理をしてから分析などに用いる必要がある．

## 3. エクセルによる積分

微分と積分は，掛け算と割り算の関係に似ている．一般に，掛け算，割り算ではある値を同じ値で割った後に同じ値を掛けても元の値に戻る．これと同じように，ある関数を積分してから微分しても，微分してから積分しても元のデータに戻る[4]．微分では位置→速度→加速度の順序で計算してきたが，積分では加速度→速度→位置の順序で計算することになる．しかしながら位置を2階微分して加速度を算出する方法に比べて，加速度を2階積分して位置を計算する方法は計算の誤差の問題からほとんど用いられていない．実用的な例としては，筋電波形の積分値を算出し筋活動量を求めたり，パワーの波形の積分値を算出してエネルギーを求めたりするときなどに使用される．Microsoft Excelを使用すれば，この積分を波形の面積を算出するというかたちで簡単に行うことができる．以下に簡単な積分に関する解説とエクセルの具体的な操作方法を示す．

関数f(t)を図のようにaからbまで積分するときには以下の式で表すことができる．

$$S = \int_a^b f(t)\,dt$$

図7のように積分ではグラフ全体もしくは一定区間の面積を計算することと同じである．これをエク

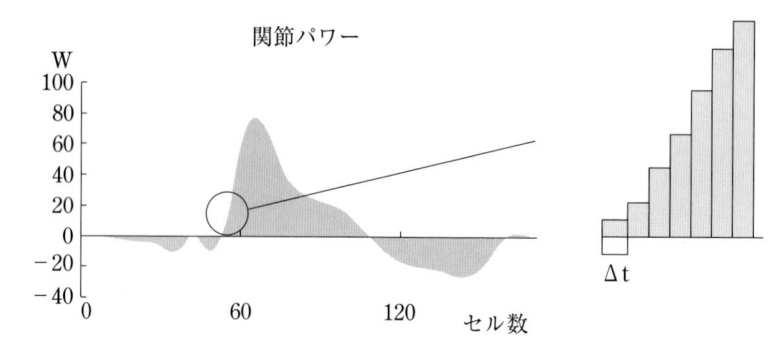

**図8 エクセルによる積分の方法**

セルで算出する場合，無数の長方形が波形の面積を構成していると考えて，長方形1つ1つの面積を計算した後，それらを合計して面積Sを計算する．エクセルによる具体的な算出方法を以下に説明する．

図8に立ち上がり動作時の膝関節パワーの波形を示す．波形の面積を計算すれば積分値を求めることができるので，前述のように波形を無数の長方形が集合したものとして考える．このとき長方形の底辺は，セル1コマにおける時間変化$\varDelta t$を示す．今回は1秒間に120コマを計測しているデータを使用しているため，$\varDelta t = 1/120$（秒）となる．各セルの値はそれぞれが長方形の高さを示しており，その長方形の高さを$f(x_n)$とすると，データn個の波形の面積は以下のようになる．

$S_1 = 0$
$S_2 = S_1 + f(t_1)\varDelta t$
$S_3 = S_2 + f(t_2)\varDelta t$
　　：
$S_n = S_{n-1} + f(t_{n-1})\varDelta t$

エクセル関数のSUMを関数バーに入力し，動作開始から終了までの合計を算出して，その値に$\varDelta t$（= 1/120）を掛けることで積分値を求めることもできる．

ここでは波形の面積を無数の長方形の集まりと仮定してエクセルによる積分の方法を解説したが，無数の台形の集まりと仮定して波形の面積を算出する方法もしばしば用いられるので参照されたい．

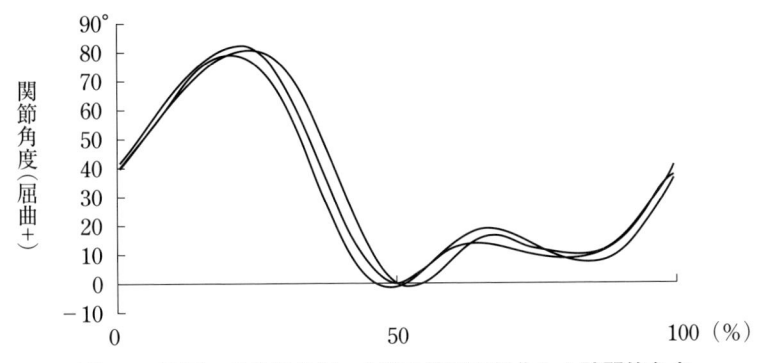

図9　3回同一の施行を行った際の時間正規化した膝関節角度

1. Kikaku.xls を開く

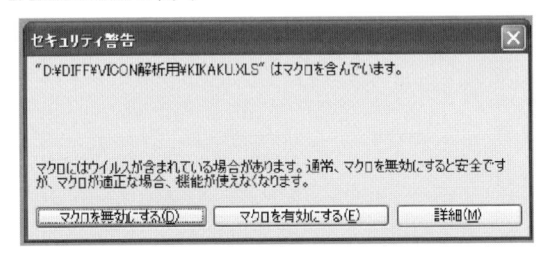

2. 正規化したいデータを別の Book に準備し，そのシートを開いておく．

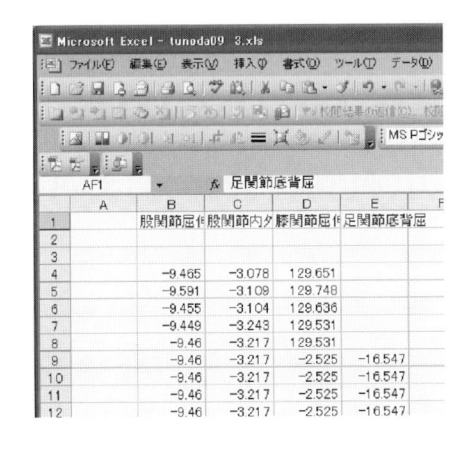

3. ツール→マクロ→マクロ→実行をクリック

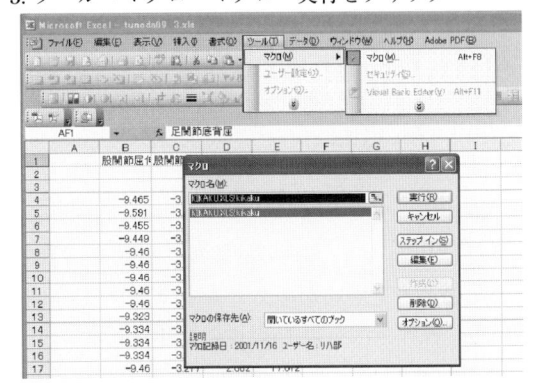

4. 開始点，終了点，規格化点数を入力する．

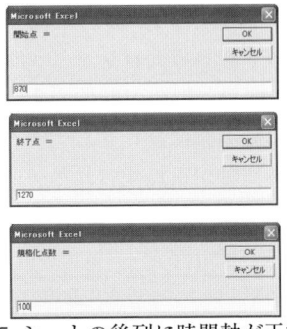

5. シートの後列に時間軸が正規化されたデータが出力される．

図10　時間正規化マクロの使い方

## 4. 時間正規化の方法

時間正規化とは，動作時間の異なる波形の時間軸を100％にすることを示す．

1周期時間の異なる若年者と高齢者の関節角度などの波形をそのままの時間軸でグラフ化すれば，角度変化の事象のタイミングはグラフ上で異なってしまう．そのような場合に，若年者と高齢者の関節角度変化などの波形を1歩行周期や立脚期などの一定の時間で抜き出し，同じ時間軸の長さに調整する．動作時間の違いはグラフ上で読み取れなくなるが，角度変化のタイミングなどを含めた波形パターンの違いは分析しやすくなる．

また，数回試行した動作の代表的な波形パターンを分析する際にも時間正規化は有効である．図9に3回同一の施行を行った際の時間正規化した膝関節角度の波形パターンを示す．3回分の波形を平均した平均波形をつくって代表例として使用することもできる．具体的な100％にする数式は以下のようになる．

関節角度 $A(i)$ の1周期のデータ数を $m+1$，正規化後のデータ数を $n+1$ とすると，正規化後のある時刻 $j$ のデータ $AN(j)$ は次のようになる．

$$AN(j) = A(i) + \{A(i+1) - A(i)\}\{(m/n)j - i\}$$
$$i = I\,[(m/n)j]$$
$$i = 0,\ 1,\ 2,\ \cdots m$$
$$j = 0,\ 1,\ 2,\ \cdots n$$

ただし $I[\ ]$ は $[\ ]$ 内の計算後に小数点以下を切り捨てた整数とする記号である[5]．

上記の数式を用いたエクセルのマクロ（kikaku.xls）が臨床歩行分析研究会のライブラリーに登録されている．操作方法を以下に示す（図10）．

① kikaku.xls を開き，マクロを有効にする．このときにマクロセキュリティを「中」に設定しておく必要がある．
② 正規化したいデータを別の Book に準備し，そのシートを開いておく．データは B 列から並べる．
③ ツール→マクロ→マクロで実行をクリックする．
④ 開始点（1歩行周期や立脚期が開始する時間），終了点（1歩行周期や立脚期が終了する時間），規格化点数（調整後の時間軸に合わせたデータ個数）を入力する．
⑤ シートの後列に時間軸が正規化されたデータが出力される．

### 参考・引用文献

1) 並木照義監修，山蔭道明編：コメディカルのための統計学入門．日本放射線技師会出版会，東京，2005，p.46-49.
2) 長田 理：StatView-医学-統計マニュアル．新興交易医書出版部，東京，2001，p.164-167.
3) 土屋和夫監修：臨床歩行分析入門．医歯薬出版，東京，1989，p.31-32.
4) 渡邊八一，高橋幸久：Excel で学ぶやさしい数学．オーム社，東京，2005，p.246.
5) 窪田俊夫，山崎信寿：歩行分析データ活用マニュアル―床反力編―．てらぺいあ，東京，1994，p.34-35.

# 付録2 特殊な計算の例

ここでは，巻頭の「計測項目別計測器探索表」，「計測器別計測項目探索表」のなかに△で示したデータの計算方法を示す．ただし，これは決して推奨ではない．計測項目間の関係を勉強していただくためにあえて提示するものである．計算で得られたデータは，信頼できるものではないので，あくまで遊び心で試して欲しい．

## 1. 電気角度計で関節座標位置を推定する（図1）

股関節と膝関節の電気角度計データを活用して，関節の前後方向位置を推定することを考える．進行方向の股関節位置を Hy，股関節屈曲角を Ha，膝関節位置を Ky，大腿部の長さを T とすれば，

$$Ky = Hy + T \times \sin(Ha)$$

となる．足関節位置を Ay，膝屈曲角を Ka，下腿部長を S とすれば，

$$Ay = Ky + S \times \sin(Ha - Ka)$$

となる．これにより，たとえば立脚期で Ay が計算できているとすれば，

$$Ky = Ay - S \times \sin(Ha - Ka)$$
$$Hy = Ky - T \times \sin(Ha)$$

となり，大雑把な推定ができる．関節の鉛直方向の位置（高さ）を推定するのは cos 関数を使って同様に大雑把な推定ができる．

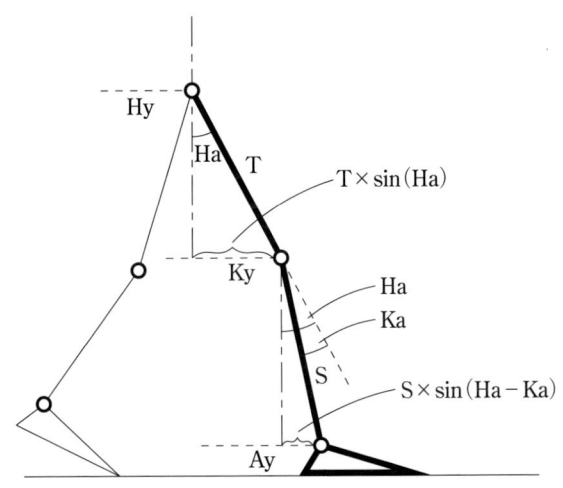

**図1 電気角度計で関節座標位置を推定する**

## 2. 電気角度計でステップ長（歩幅）を推定する

股関節の最大屈曲角 Hf max，最大伸展角 He max を活用する．下肢長を L として，次の式が成り立つ．

$$\text{ステップ長} = L \times \{\sin(Hf\,max) + \sin(He\,max)\}$$

## 3. ビデオで歩行角を推定する

前額面から計測して，ミッドスタンスにおける足部の踵中央と爪先部中央との左右方向距離をYとし，この値を足長で割った値からアークサインを求める（計算はExcelなどで可能）．ここから歩行角が概算できる．アークサインの計算では，通常はラジアン計算なので，得られた数値に180/3.14を乗じて「度」とする．

## 4. 加速度計で重心位置を推定する

この方法は本文で示した．歩行中のデータに適用する場合は，1周期で切り出したデータを用いる．たくさんの周期データが得られるのであれば，このようにして得られた重心位置データを1周期時間で正規化し，重畳して各位相ごとに平均したデータとすれば若干信頼性は向上する．

## 5. 加速度計で歩行速度を推定する

この方法も本文中に示した．歩行中のデータに適用する場合は，1周期で切り出したデータを用いる．たくさんの周期データが得られるのであれば，このようにして得られた重心位置データを1周期時間で正規化し，重畳して各位相ごとに平均したデータとすれば若干信頼性は向上する．ただし，本文中で記載したように積分操作で速度を演算するので，初期状態から速度がどの程度に増減するかがわかるだけである．初期状態は計算できないので，別途計算しておく必要がある．

## 6. 加速度計で位置エネルギーを推定する

位置エネルギーは重心の高さに質量と重力加速度$9.8\,\mathrm{m/s^2}$を乗ずればよい．重心高さは前記4の方法で推定する．

## 7. 加速度計で運動エネルギーを推定する

前記5の方法で歩行速度を推定できたものとする．このとき初期状態は計算できないので，別途計算しておく必要があるが，これは運動エネルギーの計算にあたっては必須である．ただし，進行方向の速度のみを考慮すればよい．鉛直方向・左右方向については進行方向に比べて小さいので無視してもよい．進行方向速度を自乗し，これに質量/2を乗ずればよい（$K=\frac{1}{2}mv^2$）．ただしこれは，身体を大きさのない点として考えた場合の運動エネルギーの計算であって，大きさのある物体の運動エネルギーはこれよりも大きくなる．

前節で「初期速度は別途計算しておく必要があるが，これは運動エネルギーの計算にあたっては必須である」と述べたのは，運動エネルギーが速度の自乗に比例するからである．初期速度をゼロとして速度を計算し，ここから運動エネルギーを計算すると，「運動エネルギーの変動分が計算できる」と考えるのは誤りである．

## 8. 床反力で歩行角を推定する

　ローディングレスポンスの相で，鉛直方向床反力が体重の 1/2 になった時点では COP（床反力作用点）は踵部にあり，プレスウィングの相で鉛直方向床反力が体重の 1/2 になった時点では，COP は爪先部にあるとみなせば，前記 3 と同様に床反力計のデータから歩行角が推定できる．

## 9. 床反力計で重心位置を推定する

　鉛直方向については本文中に示した．前記 4 でも示した．床反力計で得られた加速度データは，加速度計で得られた鉛直方向データよりも信頼性が高い．床反力計ではセンサーが常に鉛直方向を向いており，加速度計ではセンサーが鉛直を向いているとは限らないからである．それでも，積分操作を 2 回繰り返すので補正操作（本文中に示した）を行わないと使用できるデータにはならない．

　左右・前後方向では，床反力計では特殊な補正方法が活用できる．以下の方法は，加速度計には活用できない．床反力計では左右・前後方向の床反力成分が計測できており，COP（床反力作用点）も計測できている．これを活用する．まず左右方向で考える．左右合成の左右方向床反力がゼロのとき，重心と COP の左右方向座標はほぼ一致する．歩行 1 周期中にこのような時期は 2 回ある．これを用いて重心位置データを補正する．前後方向では重心と COP の一致は 1 周期に 4 回あり，同様に補正する．

# 付録3 用語集

**圧電素子/ピエゾ素子**：piezo sensor
水晶・ロッシェル塩・電気石などのある種の結晶に圧力を加えると，その力に比例した電気分極が現れる性質を利用したセンサー

**アンクルロッカー/足関節ロッカー**：ankle rocker
立脚期に足部が床に固定され，下腿が足関節を軸として回転する状態

**異常歩行/障害歩行**：abnormal gait
正常歩行と認められない歩行

**位置エネルギー**：potential energy
物体が仕事をできる能力（エネルギー）のうち，その物体が位置（高さ）を占めていることにより生じるもの

**1歩**：step
一側の足が接地して次に他側の足が接地するまでの動作

**1歩時間**：step duration
1歩を行うために用する時間

**移動**：locomotion
動物やヒトが位置を移すための運動

**イニシャルコンタクト/初期接地**：initial contact
前に出した足が床に接地する時点

**イニシャルスウィング/遊脚初期**：initial swing
離地から反対足と交差するまでの期間

**運動エネルギー**：kinetic energy
物体が仕事をできる能力（エネルギー）のうち，その物体が運動していることにより生じるもの

**運動学**：kinematics
物体の運動を記述する場合に，幾何学的な移動のみについて論じるもの

**運動方程式**：equation of motion
物体に働く力と加速度およびモーメントと角加速度の関係を式により表したもの

**運動力学**：kinetics
物体の運動を，そこに働く力との関連で論じるもの

**映画撮影法**：cinematographic method
映画を利用した運動学的計測手法

**A/Dコンバーター**：analog digital converter
計測器から出力される電圧などのアナログ信号をデジタル変換してパソコンに取り込むための装置

**鉛直**：plumb/vertical
地球の中心方向，すなわち水平面に垂直な方向

**外力**：external force
対象としている物体に対し，それ以外の物体などから加えられる力．通常の歩行では床反力と重力がこれに当る

**踵接地/接踵/ヒールストライク**：heel strike/heel contact（HC）
踵が床についたとき（状態）

**踵離れ/踵離地/離踵/ヒールオフ**：heel off（HO）/heel rise
踵が床面を離れるとき（状態）

**角加速度**：angular acceleration
物体が回転したり円周上を運動しているとき，その回転の角速度が時間に対してどのくらいの割合で変化するかを示す量

**角変位**：angular displacement
物体が回転したり円周上を運動しているとき，ある基準からみたその角度の大きさ

**画像解析装置**：image analyzer/film analyzer
フィルムアナライザーとデジタイザーを組み合わせた機器

**加速期**：acceleration/acceleration phase
遊脚初期で下腿が正の加速度をもつ時期．正常歩行では一般に脚が体幹より後方にある

**加速度**：acceleration
速度が時間に対してどのくらいの割合で変化するかを示す量

**加速度計**：accelerometer
加速度を計測する変換器，あるいはそのための装置全体

**干渉**：cross talk
計測器で，対象とする方向以外の動きや力が出力に影響すること．たとえば鉛直方向の床反力出力に前後左右の床反力の変化が影響してしまう現象をいう．干渉が大きい計測器では正確な

計測ができない

**慣性**：inertia
物体に力を加えて動かす場合，その物体が力に対してどの程度動きにくいか，あるいは逆に，動いている物体を止める場合の止めにくさを表す性質

**慣性モーメント/慣性能率**：moment of inertia
物体に力，あるいは回転力を与えて回転しようとする場合，その物体がどの程度回転しにくいかを表す量

**関節角度**：joint angle
相連なる2つの体節間の相対角度

**関節角度計/ゴニオメーター**：goniometer
身体の関節部に取り付けて関節角度を計測する機器

**関節角度変位**：joint angular displacement
相連なる2つの体節間の相対角度を基準位置からの角度で表したもの

**関節角度変化**：angle variation
関節角度が時間の経過とともに変化する様子

**関節反力**：joint reaction force
基本的には"関節力"と同じであるが，対象とする節に関し，他の節から加えられる方向で示す

**関節モーメント/関節トルク**：joint moment/joint torque
運動に必要な関節周りの生体内の力によるモーメント

**関節力**：joint force
相連なる2つの体節間の関節で伝達される力

**規格化/正規化**：normalization
計測された力，時間あるいは距離的要素をある基準の値に対する比に変換することで，例としては床反力を体重に対する比で表したり，時間因子を立脚期に対する比で表したりする

**キャリブレーション/較正**：calibration
計測の対象となる物理量と出力の関係を比較して，係数を求めて出力を調整する作業

**距離因子/歩行距離因子**：distance factor
歩行の特性を表す歩幅・歩隔など，長さの次元に関する要素

**筋骨格モデル**：musculo-skeletal model
外力による関節モーメントと内力によるモーメントの釣合い式を導く目的で，人間を構成する要素全体から，これに本質的に関わると考えられる筋・骨格のみを抽出して作った人体のモデル

**空間位置計測装置**：position sensor
各関節などの空間位置を計測する装置（狭義にはその中の検出部）

**空間角度**：spacial angle
空間に固定された座標系における（体節の）3次元角度

**空間角度計測装置**：spacial angle sensor
身体各部の空間角度を計測する装置（狭義には，その中の検出部）

**空間変位**：spacial displacement
空間に固定された座標系における（体節の）3次元座標値

**駆動力/推進力**：acceleration force
歩行の各周期において身体を進める方向に働く力，すなわち床反力ベクトルの前方向成分

**クリープ特性**：creep
時間が経つと計測器の出力が増加する現象

**クロノサイクログラム**：chrono cyclogram
反射標点を用いて，回転シャッターを開放してその軌跡を撮影する方法

**計装靴/床反力測定靴**：instrumented shoes
歩行時間因子や床反力を計測する目的で，荷重変換器やオン・オフ式のスイッチを取り付けた靴

**減速期**：decceleration phase
遊脚後期で下腿が負の加速度をもつ時期．正常歩行では一般に脚が体幹の前方に振り出されている時期で，下腿は体幹の前方にある

**剛体**：rigid body
質点相互の距離が不変の質点系，すなわちいかなる力を加えてもまったく変形しない理想的な物体

**光点軌跡法**：continuous light technique/trajectory of light spot
計測標点にランプをつけ，暗室内でカメラシャッターを開放してその軌跡を撮影する方法

**固有振動数**：proper oscillation frequency

計測器のセンサーが振動する周波数．たとえば床反力計の固有振動が床反力波形に混入すると正確な計測ができないため，床反力計の固有振動周波数は高いことが望ましい

**座標系**：coordinate system
3次元動作分析装置で計測点の位置を表す際に基準となる原点位置と方向．座標系を決めるには原点の位置とXYZ3方向を決める必要がある

**差分法**：difference method
デジタル化された数値データでの微分に相当する操作．具体的には，時間変化を表すデータの各コマの変化分を計算する

**作用点軌跡/足圧中心軌跡**：locus of COP/path of center of pressure
床反力作用点の時間的変化を床面上の軌跡で表現したもの

**作用点/床反力作用点/着力点/ゼロモーメントポイント**：point of application/point of application of floor reaction force/zero moment point
床反力は床と接触する足底面全体に分布して作用しているが，対象となる身体への力とモーメントの効果がこれらの分布力と等価となるように合力とその力の作用点を求めた場合に，この点をいう

**サンプリング周波数/計測周波数**：sampling frequency
計測器からの出力をA/Dコンバーターで数値化してパソコンに取り込む際，1秒間に何回データを取り込むかを示す数．単位はヘルツ（Hz）

**時間因子/歩行時間因子**：temporal factor
歩行の特性を表す立脚時間・遊脚時間など，時間の次元に関する要素

**質点**：material particle
位置と質量のみをもつ仮想的な物体，あるいは大きさを無視して考えた物体

**質点系**：system of material particles
1つあるいは複数の質点により構成される仮想的物体

**質量中心**：center of mass
質点系の運動を記述する場合に，その質点系を構成する質点全部が集中したと考えても運動が変わらないような点で，数学的には各質点の質量の重みつき平均といえる

**シミュレーション**：simulation
実際の現象を分析する場合，対象物からその現象に本質的に関わっていると考えられる要素のみを抽出し，それを数学的・電気的・機械的などの方法で相似的に変換し，現象を再現して解析するための手法

**重心**：center of gravity
質点系の運動に対する重力の効果を考える場合に，その質点系を構成する質点全部が集中したと考えても運動が変わらないような点で，質量中心と同じ点になる

**重心線**：line of gravity
重心を通る鉛直方向の線

**周波数帯域**：bandwidth
計測器が追従できる周波数．速い動きの計測には周波数帯域の広い計測器が必要となる

**自由歩行**：free gait
なんら制限を受けていない歩行

**重力**：force of gravitation/gravitational force
地球と物体との間の万有引力であり，鉛直方向に働き物体の質量に比例する

**重力加速度**：gravity
地球上の物体はすべて重力の影響を受けているが，地球上の空間で物体を落下させたときに重力により発生する加速度で，通常はおよそ9.8 m/sec$^2$である

**推進期**：propulsive phase/period of propulsion
足が床面をけって身体全体に推進力がかかる時期で，正常歩行では通常，単脚支持期の後半から両脚支持期の前半までをいう

**水平面**：transverse plane/horizontal plane
歩行を上または下から見た面

**数学モデル**：mathematical model
現象の中に存在する因果関係を数式により表現し，その現象を数学的に解析するための思考模型

**スカラー**：scalor
質量や体積のように大きさのみをもつ量

**スティックピクチャー/スティックダイヤグラ**

ム：stick picture/stick diagram
複数の関節上につけた標点を線で結び，ある時間間隔で重ね書きした図

ステップ長：step length
左（右）足の踵から右（左）足の踵までの進行方向距離を右（左）足のステップ長という

ストライド：stride/stride length
片方の足部が着床した位置から同側の足部が次に着床した位置までの距離，あるいはその動作で，2歩と同等であり立脚期と遊脚期とに分かれる

ストライド時間：stride duration
1ストライドにかかる時間

ストライド長：stride length
ある足の接地時の踵から次に同じ足が接地したときの踵までの進行方向距離

ストロボ写真/ストロボスコープ：strobe scope
動作を行っている被験者に点滅光を照射し，シャッターを開放にした状態のカメラで，その動作を多重露出写真にして記録する方法

正常歩行/健常歩行：normal gait
健常人に多くみられる歩き方

生体力学：biomechanics
生体において力学の原理を応用し，身体内外に働く種々の力や各部の変位などを解析する学問

制動期/抑制期：restraining phase/period of restraint
立脚期の前半で，遊脚期に続いて足が前に踏み出されることで失われた体幹の平衡をとりもどそうとする時期

制動力/抑制力：decceleration force/restraining force
歩行の各周期において身体にブレーキをかける方向に働く力，すなわち床反力ベクトルの後方成分

静力学：statics
物体に対する力が平衡している場合を扱う力学

赤外発光ダイオード：infrared light emitting diode（IRLED）（LED）
半導体に電圧を加えたときに，光を発光するものが発光ダイオードであるが，とくに発生する光の波長が赤外領域にあるものを指す

積分操作：integration
データについて，ある時間ごとの値を積み重ねる操作．横軸時間のグラフではグラフで囲まれた部分の面積が積分値となる．加速度の積分が速度，速度の積分が位置となる

絶対角度：absolute angle
骨盤の前後傾，側屈のように計測空間に対して示した各体節の角度

前額面：frontal plane
歩行を前または後から見た面

剪断力：share force
床反力についていう場合に床面に平行な力．前後方向の力と左右方向の力に分解される

相対角度：relative angle
大腿部と下腿部の角度のような各体節間の角度．一般的な関節角度は相対角度である

足圧中心：center of pressure（COP）
床反力ベクトルの作用点

足底接地/全足接地/フットフラット：foot flat（FF）
踵部が接地している状態で前足部が接地すること．すなわち足底全体が床に着くとき（状態）

速度：velocity
物体が動いている場合の変位が時間に対してどのくらいの割合で変化するかを示す量

ターミナルスウィング/遊脚終期：terminal swing
下腿鉛直から接地までの期間

ターミナルスタンス/立脚終期：terminal stance
踵が浮いてから，反対足が接地するまでの期間

単脚支持：single support
歩行中，片側の脚のみで身体を支持している状態（あるいはその時期）

単脚支持期：single stance phase
片足だけで体重を支持している期間

着床：foot contact
足部が床面に着くこと

直線性：linearity
計測器に定格負荷内の入力を加えたときに，出力がどの程度，比例しているかを示す指標．直線性の高い計測器ほど正確な計測ができる

爪先接地：toe on/toe contact（TC）
足の爪先が床面に着くとき（状態）

爪先開き角：toe out angle
　立脚期の足部が，身体の進行方向に対してなす角

爪先離地／爪先離れ／トウオフ：toe off（TO）
　足の爪先が床面から離れること

定格負荷：rated load
　計測器で正確な計測ができる入力の最大値

定常歩行：steady gait
　正常，異常にかかわらず，歩き方が一定の状態になった歩行

デジタイザー：digitizer
　平面上の位置を座標値（数値）に変換する装置で，写真や映画で記録した標点の動きを数値化する場合に用いる

テープスイッチ：tape switch
　テープ状の機械式スイッチであり，計装靴やフットスイッチのセンサーとして使われる

電気角度計／エレクトロゴニオメーター：electro goniometer／elgon
　電気的な方法を用いた角度計で，通常はセンサーとしてポテンショメーターが用いられる

同意書：informed consent form
　計測対象者に計測の目的と内容を伝え，計測に対する同意を得るための文書．個人情報の管理や参加に対する拒否の自由について記載する

トウクリアランス：toe clearance
　爪先の床面からの離れやすさ，立脚期で床と足との隙間の距離

導電ゴム：conductive rubber
　炭素を含んだ導電性のゴムであり，通常，面状にしたものをフットスイッチのセンサーとして使う

動力学：dynamics
　物体の運動について論じる力学

ドリフト：drift
　計測器の電源を入れた状態で放置すると，出力が徐々に変動すること．一般的には容量型の計測器のドリフトが大きく，正確な計測を行うためには計測開始前に必ず出力をゼロ・リセットする必要がある

トルク／モーメント：torqe／moment
　物体に力が作用するとき，その力が物体を回転させる能力を示すもので，回転中心から作用した力までの距離と力の大きさをかけた値

内力：internal force
　対象としている物体の内部で，それを構成する要素がお互いに及ぼしあう力．歩行では関節力や筋力などがこれに当る

バゾグラム：basogram
　ランプを標点に用い，その光を円柱状レンズを介して感光紙に写し出すことにより，標点の軌跡を記録する装置

半導体カメラ：opto-electronic camera
　運動学的計測に使われる光学的手法のうち，カメラの受光部分に半導体を用い，画像によらず標点空間座標を直接計測できるカメラの総称

反力：reaction force
　物体が他の物体に力を及ぼしているとき，反作用によりその物体が受ける力

ヒステリシス：hysteresis
　計測器に入力を加える際に，入力が増加するときの出力と減少するときの出力が異なる性質．ヒステリシスが小さいほど正確な計測ができる

歪みゲージ／ストレーンゲージ：strain gauge
　金属線などを引っぱる（縮める）と，その方向に長くなり，逆に直径は小さく（大きく）なる性質があるので，変形（歪み）を計測したい物体に適当な電気抵抗をもった細い線を接着し，変形の程度と電気抵抗が比例することを利用したセンサー

微分操作：differentiation
　データについて，短い時間内の変化分を求める操作．横軸時間のグラフではグラフの接線の傾きが微分値となる．位置の微分が速度，速度の微分が加速度である．

標点／ランドマーク：land mark／marker／target
　動作を計測するために被験者の身体につけるマーク

ピラミッドマット：pyramid mat
　足圧痕を計測するための装置で，ゴム製などのマットの片面にピラミッド状の小突起を敷き詰め，その上を歩くことでつぶれた突起の面積より足圧分布を計測する

ヒールロッカー/踵ロッカー：heel rocker
　立脚期に足部が踵を回転中心として回転する状態

フィルムアナライザー：film analyzer
　映画撮影法により得られたフィルム映像を画面に写し出し，その中の標点の座標や角度を読みとるための装置

フォアフットロッカー/前足部ロッカー：forefoot rocker
　立脚期に足部が前足部を回転中心として回転し，踵が浮き上がる状態

フットスイッチ：foot switch
　足部の着床と離床のタイミングを計測する装置で，センサーとしてテープスイッチなどが使われる

フットプリント/足底圧痕/足圧痕：foot print
　足裏の圧力分布図

踏み切り/蹴り出し/プッシュオフ：push off
　踵離れの後半から爪先離れまでの期間または状態

プレスウィング/前遊脚期：pre-swing
　反対足の接地から着目足の離地までの期間

分解能：resolution
　計測器で計測できる最小単位

ベクトル：vector
　力や速度のように，大きさだけでなくその方向をもった量で，矢印により表現される

変位：displacement
　物体の移動した距離などを，基準点からの長さで計ったもの

変換器/トランスデューサー：transducer
　力・長さなどの物理量を電圧や電気抵抗などの電気量に変換するための装置で，歪みゲージ，ポテンショメーターなどがその例である

歩隔：step width
　片方の脚の踵が着床した位置から，別の脚の踵が着床した位置までの左右方向の距離

歩行：walk/gait
　歩く動作

歩行角：foot angle
　左右の足跡が進行方向に対してそれぞれ何度外側に傾いているのかを示す角度

歩行周期時間：gait cycle time
　1歩行周期に要する時間

歩行周期/歩行サイクル：walking cycle/gait cycle
　1ストライドを行うために要する時間（あるいは動作）

歩行速度：gait velocity
　"歩行の速さ"と同様に使われることが多い．本来"速度"は大きさと方向をもつベクトル量

歩行の速さ：walking speed/gait speed
　歩行の速度，すなわち単位時間に歩行する距離

歩行パターン：gait pattern
　歩行にかかわる個々の運動学的要素の全体的な集合

歩行路：gait way/walk way
　歩行計測を行うための機器を設置した路面，およびその前後

歩調/ケイデンス/歩行率：cadence/step frequency
　単位時間（普通は1分）当りの歩数

ポテンショメーター：potentiometer
　音量調整などに使われるボリュームと類似した構造をもつもので，回転の大きさに比例する抵抗の変化により角度を計測するセンサー

歩幅：step length
　片方の足が着床した位置から別の足が次に着床した位置までの進行方向の距離，すなわち1歩の間の距離

歩容/歩様：gait
　歩行を行っているときの身体運動の様子，歩き方

ミッドスウィング/遊脚中期：mid swing
　反対足と交差してから，下腿鉛直までの期間

ミッドスタンス/立脚中期：mid stance
　反対足が離地してから，着目足の踵が浮くまでの期間

矢状面：sagittal plane
　歩行を横から見た面

遊脚：swinging leg
　接床していない脚，すなわち遊脚期にある側の脚

遊脚期/遊脚相：swing phase/phase of swing
　脚が離床している期間

遊脚時間：swinging time
離床から着床まで，すなわち足部が床から離れてから再度着床するまでの時間

遊脚中期：mid-swing/mid swing
遊脚期の中間の時期で，正常歩行では一般に足が体幹の真下にある

有効数字：significant figure
計測データで信頼できる値を示す数字の桁数．たとえば，ステップ長61.3 cmというときの有効数字は3桁である

床反力：floor reaction force/ground reaction force
床面から足底に作用する反力

床反力計/フォースプレート：force plate/biomechanics platform
歩行路に設置して，床反力を計測する機器

床反力の鉛直成分：vertical component of floor reaction force
床反力ベクトルの鉛直方向成分

床反力の左右方向成分：lateral component of floor reaction force
床反力ベクトルのうち，床面に沿った左右方向の成分

床反力の3分力/3分力：three component of floor reaction force
床反力ベクトルの3つの空間座標軸への射影で，一般的には鉛直方向，歩行方向の前後方向，左右方向に分解した3つの成分

床反力の垂直成分：perpendicular component of floor reaction force
歩行の支持面に垂直な成分で，斜面歩行では鉛直成分と異なる

床反力の前後方向成分：fore and after component of floor reaction force
床反力ベクトルの平均的進行方向成分で，鉛直または垂直分力に直角方向

力学：mechanics
力と運動の問題を扱う物理学の一分野

力学モデル：mechanical model
力学的現象の中に存在する構造を質点や剛体などの純粋な物理的要素の組合せで構成し，その現象を物理学的に解析するための思考模型

リサージュ図形：Lissajous figure
時間変化する2つのデータ間の関係を示すために，横軸と縦軸にそれぞれのデータをとって示した図形

離床：foot off/lift off/take off
足部が床面から離れること

立脚期/立脚相/支持相：stance phase/supporting phase/phase of support
脚が接床している期間

立脚時間：period of support/period at stance
着床から離床まで，すなわち足部が床に着いている間の時間

立脚/支持脚：supporting leg
体を支えている脚，すなわち立脚期にある側の脚

立脚中期：mid-stance/midstance/mid stance
立脚期の中間の時期で，正常歩行では一般に脚は直立する

両脚支持期/ダブルサポート：double stance phase/double supporting period/period of double support
両足とも床面についている時期

リンクモデル：link model/link segment model
力学的なモデルの一種で，とくに身体各節を剛体節に置きかえ，それをピンジョイントで連結した場合の思考模型

ロッカー機能：rocker function
健常歩行の特徴として，立脚期の身体が前方回転することを示す機能

ローディングレスポンス/荷重応答期：loading response
前に出した足が接地してから後の足が離地するまでの期間

# 索　引

## ■あ
アース電極　120
アーチファクト　122
アクティブ電極　121
アスキーデータ　31
アナログ信号との同期　57
アニメーション化　16
足関節
　——角度変化　162
　——中心点　186
　——周りのモーメント　163
　——ロッカー　165, 166
圧差型気速計　130
圧力センサー　85
安全膝　114

## ■い
イクイブレーション　86
イニシャルコンタクト
　7, 10, 17, 20
イニシャルスウィング　7, 10
インソール型圧センサー
　——による計測方法　86
　——の仕組み　85
　——の留意点　87
位相平面グラフ　16
位置
　——エネルギー　204
　——データ　75
異常歩行　1
移動平均平滑化　123
椅子からの立ち上がりの計測　99
飯野　4
一元配置分散分析　195

## ■う
ウィルコクソン
　——の$t$検定　135
　——符号付順位和検定　195
ウェルチの$t$検定　193
運動
　——エネルギー　204
　——学習　173
　——の拡がり　63
　——負荷試験　173
　——負荷方法　131
　——力学　8

## ■え
エアシールマスク　132
エージング　132
エクセル
　——による積分　199
　——による微分　197
エネルギー　21, 141
円滑指数　116
遠心性収縮　8, 141
演算処理　14

## ■お
オイラー角　82, 182, 184, 191
オフライン方式　58
オンライン方式　58

## ■か
カットオフ周波数　74
カメラ
　——の調節　146
　——の配置　142
カリフォルニア州立大学 Berkeley 校　2
カルダン角　182, 184, 191
ガスレートセンサー　79
下肢筋活動　127

下腿座標系　186
下腿三頭筋　127
加圧導電ゴム　27
加速度　197, 204
　——センサー　72
　——データ　74
　——の計測　73
加速度計　69, 204
　——の種類　69
　——の計測原理　69
可視化性　179
可搬型呼気ガス分析装置　130
神奈川県リハビリテーションセンター　5
画角　142
回帰分析　197
回旋モーメント　97
回転行列　82
回転軸　82
解析パラメーター　134
解剖学的ランドマーク　183
踵ロッカー　114, 165, 166
角加速度　197
角速度　79, 80, 197
角度変化　81
片麻痺者
　——の足圧分布　92
　——の歩行計測　162
　——の歩行パラメーター　93
　——の床反力鉛直方向成分　92
片麻痺歩行　106, 114
干渉　12
　——性　96
間歇的漸増負荷法　131
感圧導電ゴム　27
感圧導電性インク　89
慣性センサー　79

216 索引

関節角度　43, 153, 181, 188
関節座標位置　203
関節中心点　153
関節モーメント　60, 139, 140, 153, 181, 187, 191
　　──データ　120
　　──のパワー　140
観察による歩行分析　3
観測と推理による分析　1

■き
キャパシタ方式を用いた圧センサー　88
キャプチャー　56
キャリブレーション　12, 14, 43, 55, 57, 86, 132, 143, 147
機能解剖　7
義足ソケット内における圧分布計測　91
客観的運動記録法による分析　1
求心性収縮　141
矯正モーメント　162
筋ジストロフィー症の歩行分析　91
筋電計　119
筋電計測　3
筋電図　119
　　──の処理　123
筋電データ　120

■く
クラスカル・ウォリス検定　196
クリープ特性　87
クロストーク　12, 96, 122
グラフ化　16, 18
グラフ表示　32
駆動力　110
空間分解能　12
靴型装具開発　91
靴べら式装具　159
屈曲モーメント　168

■け
ケイデンス　7, 101, 186
ゲイトスキャン　87
計測
　　──周波数　13
　　──センサー　130
　　──の目的　9
　　──用装具3号機　161
脛骨前方移動　47
健常歩行　9
検査の利得性　179
嫌気性代謝閾値　134

■こ
コリオリの力　79
コンピュータ以前の近代的歩行分析　2
ゴニオメーター　5
小刻み歩行　106
呼気ガス分析装置　129
　　──による計測の手順　131
　　──の構成　132
股関節
　　──中心点　183
　　──モーメント　167
光学式動作計測システム　141
較正　12, 14, 43
剛体　139
　　──リンクモデル　161
国立身体障害者リハビリテーションセンター研究所　4
国立補装具研究所　4
骨盤
　　──角度の計測例　84
　　──座標系　183
　　──姿勢　188

■さ
サーボ型加速度計　71
サインランク検定　36
サンプリング
　　──周波数　4, 74, 100, 147

　　──チューブ　132
　　──レート　13, 49, 89
作用点位置精度　96
差動増幅器　120
差分　197
座標系　14, 143, 146
　　──の定義　102, 143
再現指数　116
最小二乗法　43, 197
最大筋収縮　122
最大酸素摂取量　134
酸素濃度計　130

■し
シリコン導電ゴム　28
ジャイロセンサー　74, 79
　　──の計測原理　79
仕事率　141
姿勢角　81
視覚前庭不一致　175
時間
　　──因子・データ　34
　　──遅れ特性　87
　　──正規化　202
　　──積分値　20
　　──・距離因子　101, 111
時系列　41
　　──データ　16, 18
受動歩行　171
周波数　67
　　──帯域　12, 72
重心
　　──位置　204, 205
　　──加速度　76, 106
重力加速度　74, 76
従属変数　197
出力レンジ　72
小脳性運動失調に対する新しい靴型装具の開発　91
伸張性収縮　8
伸展モーメント　168
身体重心位置　54

信号処理回路　28
神経筋接合部　121
振動ジャイロ　79, 80
診療報酬　4

■す
スイッチの貼り付け　31
スタティックキャリブレーション　143
スティックピクチャー　19, 167
ステップ長　7, 8, 20, 103, 203
ステューデントの $t$ 検定　193
ストップウォッチ　25
ストライド長　7, 8, 26, 53, 101
スピアマンの順位相関係数　197
スムージング　57
据え置き型呼気ガス分析装置　130
水平面　6
数値データ表示　34

■せ
センサー　72
　——シート　85
　——シートの構造　85
ゼロ点調節　44, 99, 143, 147
正規化　17, 26, 35, 46, 105, 123, 126
　——表示　105
正規分布　193
正常歩行　3
生体力学　2
制動力　110
精密可変抵抗器　41
静止立位の計測　44, 149
静電容量　89
　——型加速度計　71
積載固有周波数　96
積分
　——処理　123
　——操作　81
　——値　106

——データの補正　74
絶縁体　89
絶対角度　41
剪断力　95
全波整流　123
前額面　6
前脛骨筋　127
前足部ロッカー　165, 166
前置増幅器　121
前方引き出しテスト　47

■そ
双極導出法　120
相　7
相関係数　197
相関分析　197
相対角度　41
装具の可撓性計測　160
装具歩行　158
増幅器　73
足部座標系　186
速度　197
　——データ　75

■た
ターミナルスウィング　7, 10
ターミナルスタンス　7, 10
タクタイルセンサーシート　85
ダイエットウォーキング用サンダル　134
ダイナミックキャリブレーション　143
ダミーマーカー　148
多重比較検定　195
多節リンク膝　114
体重心速度　110
対称指数　114
対称性の評価　35
大規模な歩行計測システム　139
大腿義足　114
　——歩行　46
大腿座標系　183

大腿四頭筋　127
大殿筋　127
代償運動　23
撓み特性　87
単脚支持期　6, 101
単極導出法　120
段階的漸増負荷法　131
弾性材料　27

■ち
治療指向性　179
力のモーメント　139
中心電極間距離　121
中殿筋　127
抽出性　179
重複歩時間　174
直線回帰式　43
直線性　12, 95
直交座標系　143

■つ
杖にかかる荷重　93
爪先開き角　7

■て
データ
　——コンバート　153
　——のばらつき　35
　——の表示　31, 44
　——分析　22
デジタイズ　56
デジタルフィルター　57, 67, 74
低歩行能力者　172
定格出力　12
定格負荷　12, 95
定量化　52, 55
定量性　179
定量的指標　176
底屈制動　161
適応性　179
電荷　89
電気角度計　41, 203

──による計測　44

■と
トウクリアランス　163
トレッドミル　131, 173
　　──歩行　135, 174
　　──歩行分析　173, 180
ドリフト成分　81
取り込み周波数　49
東京都補装具研究所　5
倒立振子　171
等尺性収縮　141
等分散　193
統計　193
　　──検定　22, 193
統合的トレッドミル歩行分析　175
糖尿病性足病変患者に対する整形外科靴の作製　91
頭頂の「軌跡」　16
同意書　12
動作筋電図　120
動作計測　149
　　──システム　141
　　──チャート　15
導体　89
導電性ゴム　42
特徴量　20
独立変数　197

■な
内転筋　127

■に
ニューモタコグラフ　130
二元配置分散分析　195
二酸化炭素濃度計　130
二重平行四辺形システム　46
二足歩行　171
日本における動作解析の歴史　4

■ね
熱検出型加速度計　71
熱線流量計　130

■の
ノンパラメトリック検定　36, 193, 195, 196
脳血管障害　110
脳性麻痺　3
脳性麻痺患者の歩行分析　181
脳卒中片麻痺患者の短下肢装具処方効果　116

■は
ハムストリングス　127
　　──延長術　181
バイナリーデータ　31
バゾグラム　4
パラメトリック検定　36, 193, 195
パワースペクトル　114
パンニング　49
はさみ歩行　182
裸足歩行の分析　155
背屈
　　──制動　161
　　──補助　161
針電極　119
反射マーカー　141, 148

■ひ
ヒステリシス　12, 96
　　──特性　87
ビデオ　19, 204
　　──解析の精度　58
　　──解析の特徴　49
　　──カメラ　49
　　──から動画ファイルの作成　50
　　──再生ソフトウェアによる歩行周期の計測　51
　　──撮影のポイント　50
ピアソンの相関係数　197

ピーク
　　──時間　106
　　──値　106
ピエゾ
　　──効果　4
　　──抵抗型加速度計　69
非恣意性　179
非直線性　12
膝関節
　　──角度変化　52
　　──屈曲モーメント　181
　　──伸展モーメント　120
　　──中心点　183
歪みゲージ　42
　　──型加速度計　70, 71
表面電極　120
標準化　187
標準偏差　22, 35, 193
標点位置計測システム　59, 60
標点マーカー　182

■ふ
フィルター　65
　　──処理　123
フィルタリング　65, 74, 199
フーリエ級数　67
フーリエ変換　67, 106, 116, 117
フォースプレート　95
フットスイッチ　27
　　──の計測システム　29
　　──の構成　29
　　──のセッティング　30
　　──の動作原理　29
フリードマン検定　196
フレキシブル電気角度計　42
プラスチック
　　──角度計　43
　　──短下肢装具　37
プレアンプ　121
プレスウィング　7, 10
不安定な歩行　175
負荷の設定　132

符号検定　36
踏み分け　14
分解能　12, 96
分散分析　195

■へ
平滑化　57, 65
　　——処理　123
平行棒荷重　113
平地歩行　174
変位の位相　110
変形性股関節症
　　——の水中歩行分析　58
　　——の歩行分析　91

■ほ
ポテンショメーター　41
ポリオ　3
歩隔　7, 103
歩行
　　——角　7, 204, 205
　　——区間の設定　25
　　——訓練　173
　　——周期　6, 101
　　——周期時間　20, 26
　　——速度　6, 20, 25, 53, 85, 101, 204
　　——中の関節角度　189
　　——中の関節モーメント　190
　　——中の骨盤姿勢角　188
　　——中の重心高さの変化　166, 167
　　——の各相の健常関節角度　10
　　——の特徴量　16
　　——ピッチ　186
　　——分析の歴史　1
　　——1周期の切り出し　75
歩幅　7, 53, 186, 203
包絡線　123
防水型床反力計　60

■ま
マン・ホイットニー検定　195
曲げセンサー　42

■み
ミッドスウィング　7, 10
ミッドスタンス　7, 10, 20

■も
モーションアーチファクト　122
モーションキャプチャー　4
モバイル型足圧分布計測装置　88
目視による観察　111

■や
矢状面　6
躍度　110

■ゆ
油圧ダンパー　114, 164
有効数字　21
遊脚期　6, 101
床型足圧センサー　87
　　——の種類と仕組み　87
　　——のデータ再生と分析　90
　　——の留意点　90
床反力　76, 205
　　——鉛直方向成分　93
　　——作用線　96
　　——作用点　85, 96, 104
　　——作用点（COP）の表示　106
　　——スペクトル解析　116
　　——データの計測　98
　　——データの表示方法　101
　　——特性値の表示　106
　　——波形の表示　101
　　——ベクトル　167
　　——ベクトル表示　106
　　——リサージュ表示　105
　　——3分力の表示　103
床反力計　3, 4, 95, 139, 205

　　——の特性　95
　　——の並べ方　99
　　——の踏み分け　99, 149

■よ
予見性　179

■り
リード線　122
リサージュ図形　17, 176
力学的因子　103, 111
力積　20
立脚期　6, 101
流体ジャイロ　79
流体抵抗　63
両脚支持期　6, 101
　　——割合　174
臨床指向的トレッドミル歩行分析　171
臨床指向的歩行分析　180
臨床歩行分析　3, 4
臨床歩行分析研究会　5, 150
臨床歩行分析懇談会　5

■れ
連続的漸増負荷法　131

■ろ
ローディングレスポンス　7, 10
ロードセル　95
ローパスフィルター　57, 74
ロッカー機能　166
労災リハビリテーション工学センター　4

■わ
ワイヤー電極　119
渡邊　4

■英数字
1軸型電気角度計　41
1段階負荷法　131

# 索引

10点マーカー法　148
2群間の差の検定　36
2群の検定　193
2次元計測　55
2足歩行　1
2値化　56
3群以上の検定　195
3次元解析システム Kinema Tracer　175
3次元計測　55
　——空間の設定　55
　——の手順　55
3次元座標計測装置　139
3次元動作解析　3
　——装置　3
3次元動作計測システム　142
3次元評点位置計測システム　57
3軸平行四辺形電気角度計　46
A/Dコンバーター　28, 73
AE-300SRC　132
Amar　1
Ampar　1
anaerobic threshold　134
Aristotles　1
Bon-ferroni法　195
Borelli　1
Braune　1
breath-by-breath法　129
Carlet　1
center of pressure　97
central pattern generator　171
coordinate　143
COP　97
CPG　171
da Vinci　1
DACS AFO　164
Demeny　1
DIFF　60
　——Gait　151, 182
　——変換　150
　——フォーマット　5

——プログラム　150
——マーカーセット　182
Direct Linear Transformation (DLT)法　55, 143, 144
Duchenne　1
Dunnett法　195
Eberhart　3
$F$検定　194
F-R特性型　27
F-scan　85
FDM　87
FET型加速度計　71
Fischer　1
Fisher's PLSD法　195
footscan　85
——プレート　87
Gage　3
GaitSolution：GS　164
Games-Howell法　195
Geometric Self Identification (GSI)法　143
GSデザイン　164
Helen Hayesマーカーセット　182
Human Walking　3
Image-J　52
incremental multistage法　131
Inman　3
Integrated Treadmill Gait Analysis：ITGAシステム　175
inverted pendulum　171
jerk　110
Klopsteg　2
Knee motion analyzer CA-4000　46
Lachmanテスト　47
Lissajous　105
MAC3D　141
Marey　1
maximum voluntary contraction：MVC　122

MEMS技術　72
Micro-Electro-Mechanical System　72
Mixing Chamber法　129
Muybridge　1
MVC計測　126
Neumann　3, 6
Nテスト　47
ON-OFF型　27
passive walking　171
PDM　87
Perry　3, 6
Pitch（ピッチ）軸回転　82
Plato　1
Pocket IMU　82
Polygon　153
Qualisys　141
ramp法　131
Rancho Los Amigos National Rehabilitation Center　3
Roll（ロール）軸回転　82
Scheffe法　195
shear force　95
standard deviation：SD　193
Student-Newman-Keuls法　195
Sutherland　3
$t$検定　193
Trendelenburg　1
Tukey-Kramer法　195
VICON　141, 153
——Plug-In-Gait　153
visuo-vestibular conflict　175
$\dot{V}O_2$ max　134
Wave Eyes　151, 153
Weber　1
Wilson　2
Windows Media Player　51
Yaw（ヨー）軸回転　82
zero moment point　97
ZMP　97

【編者略歴】

江原 義弘（えはら よしひろ）
- 1972年　埼玉大学理工学部卒業
- 1974年　神奈川県総合リハビリテーションセンター
- 1994年　工学博士号取得（早稲田大学）
- 2000年　神奈川県総合リハビリテーションセンターリハビリテーション工学研究室長
- 2002年　帝京大学教授
- 2004年　新潟医療福祉大学医療技術学部教授
- 2005年　新潟医療技術大学大学院教授

山本 澄子（やまもと すみこ）
- 1974年　慶應義塾大学工学部卒業
- 1976年　慶應義塾大学大学院工学研究科修士課程修了
　　　　　東京都補装具研究所研究員
- 1985年　工学博士号取得（慶應義塾大学）
- 1997年　東京都福祉機器総合センター主任技術員
- 1998年　東北大学大学院医学系研究科運動機能再建学分野助手
- 1999年　同分野講師
- 2000年　同分野助教授
- 2001年　国際医療福祉大学大学院教授

---

臨床歩行計測入門　　ISBN 978-4-263-21324-7

2008年11月25日　第1版第1刷発行
2018年 1月10日　第1版第6刷発行

監　修　臨床歩行分析研究会
編　集　江原義弘
　　　　山本澄子
発行者　白石泰夫
発行所　医歯薬出版株式会社

〒113-8612 東京都文京区本駒込1-7-10
TEL.　(03)5395-7628(編集)・7616(販売)
FAX.　(03)5395-7609(編集)・8563(販売)
https://www.ishiyaku.co.jp/
郵便振替番号　00190-5-13816

乱丁，落丁の際はお取り替えいたします　　印刷・壮光舎印刷／製本・皆川製本所
© Ishiyaku Publishers, Inc., 2008. Printed in Japan

本書の複製権・翻訳権・翻案権・上映権・譲渡権・貸与権・公衆送信権(送信可能化権を含む)・口述権は，医歯薬出版(株)が保有します．
本書を無断で複製する行為(コピー，スキャン，デジタルデータ化など)は，「私的使用のための複製」などの著作権法上の限られた例外を除き禁じられています．また私的使用に該当する場合であっても，請負業者等の第三者に依頼し上記の行為を行うことは違法となります．

JCOPY ＜(社)出版者著作権管理機構 委託出版物＞
本書をコピーやスキャン等により複製される場合は，そのつど事前に(社)出版者著作権管理機構(電話03-3513-6969, FAX 03-3513-6979, e-mail:info@jcopy.or.jp)の許諾を得てください．

●バイオメカニクスを基礎から感覚的に楽しく学べ,
力学や数式に苦手意識をもった初学者に最適なテキスト！

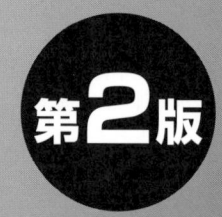

# 基礎バイオメカニクス 第2版
理解が深まるパワーポイント　動画 CD-ROM 付

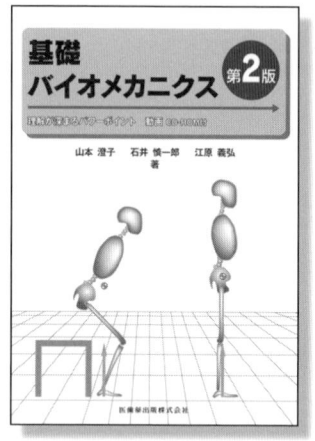

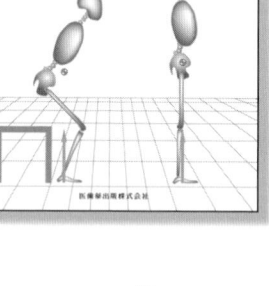

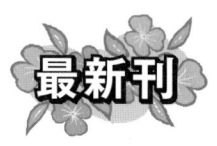

◆ 山本　澄子（国際医療福祉大学大学院福祉援助工学分野教授）
　石井慎一郎（神奈川県立保健福祉大学保健福祉学部リハビリテーション学科教授）
　江原　義弘（新潟医療福祉大学副学長）著

◆ A4判　168頁　定価（本体3,900円＋税）　ISBN978-4-263-21941-6

### ■本書の内容と改訂ポイント

- 本書は「力学や数式が苦手」という学生や，あらためて基礎からバイオメカニクスを学びたいという医療職種のために，力学の基礎から立ち上がり～歩行のバイオメカニクスまでを，感覚的に楽しく理解ができるよう工夫されている．
- 頁の左側にパワーポイントのスライド，右側に解説という構成で，付録のCD-ROMのパワーポイントと併用することでさらに理解が深まるようになっている．最終章では，実際に出題された国家試験問題で理解度が確認できる．
- 付録CD-ROMは，初版では授業などで使用可能なパワーポイントと動作分析アプリソフトが収載されていたが，第2版では動作分析アプリソフトを動画に編集しパワーポイントに埋め込み一本化したことで，利用者の利便性向上をはかった．
- パワーポイントの動画では，計測器で計測された実際の動きをCGを用いて示し，基礎知識に基づいた人の動きが学習できる．

最新刊

### おもな目次

| | |
|---|---|
| Chapter1 | 力の合成と分解 |
| Chapter2 | 生体におけるテコ |
| Chapter3 | 重心の求め方 |
| Chapter4 | 重心の速度・加速度 |
| Chapter5 | 床反力と重心加速度 |
| Chapter6 | 床反力作用点（COP）とは何か |
| Chapter7 | 関節モーメントと筋活動 |
| Chapter8 | 関節モーメントのパワー |
| Chapter9 | ジャンプ動作 |
| Chapter10 | 立ち上がりのバイオメカニクス |
| Chapter11 | 歩き始めのバイオメカニクス |
| Chapter12 | 歩行のバイオメカニクス1<br>重心と床反力作用点 |
| Chapter13 | 歩行のバイオメカニクス2<br>重心の動きを滑らかにする機能 |
| Chapter14 | 歩行のバイオメカニクス3<br>歩行の観察—OGIGの方法 |
| Chapter15 | 演習問題 |

医歯薬出版株式会社　〒113-8612 東京都文京区本駒込1-7-10　TEL03-5395-7610　FAX03-5395-7611　http://www.ishiyaku.co.jp/